ALLERGIC

Our Irritated Bodies in
a Changing World

泰瑞莎・麥克菲爾◎著　張瓊懿◎譯

Theresa MacPhail

目　錄

PART 1
診斷 DIAGNOSIS

▶過敏簡史　▶今日如何定義過敏　▷免疫系統入門介紹　▷發現IgE
▷完全以IgE來定義第一型過敏會有什麼問題　▶（大致上）簡單的說明過敏
我們平常說的「過敏」其實是包含了多種狀況的大雜燴，它們唯一的共通點，
是都對一個本質無害的物質（過敏原）產生了過度的免疫反應。想要完全理解
過敏是什麼，必須先了解它的定義在過去這個世紀有過什麼轉變。過敏理論的
歷史僅僅一個世紀多一點，它來自對哺乳動物免疫系統的早期研究。往下讀你
或許會發現，以引發過敏的生物作用來定義「過敏」，是最合適的。

▶典型的非典型診斷　▶簡述漫長悠久的過敏檢測史
▶二十一世紀以現有的工具盡力診斷　▶好的、舊的、壞的、新的檢測方式
▶患者與醫生都備受困擾
作者以自身接受過敏診斷的經歷，詳細解說皮膚測試、血液測試等診斷工具的
應用方法與各自的局限，藉以點出即使到了現在，過敏診斷依舊很不容易，是
一門倚重醫生經驗和直覺的醫學專業。文中亦深入淺出介紹我們的免疫系統，
以及它對常見過敏原的反應背後的基礎科學，並藉由探討局部性過敏和全身性
過敏的差異，呈現如何解讀檢測結果，以凸顯醫生在診斷過程中扮演「偵探」
角色的重要性。

▶ 不確定的流行病學數據　▶ 數據揭露了什麼，又有什麼局限
▶ 數據偵探　▶ 惡化中的疫情

本章探討了收集與解讀過敏的流行病學數據面臨什麼困難，分析了不同研究對過敏的定義有何差異，以及這些差異如何影響數據的準確性。由於過敏的症狀經常與其他疾病相似，患者的自述有其局限，而官方統計數據往往僅基於問卷調查或患者自述，缺乏客觀的醫學診斷，這導致其統計的過敏患者人數與實際情況有巨大落差。儘管如此，絕大多數過敏專家和公共衛生流行病學家都認同：過敏的整體發生率在過去兩百年持續上升，而且沒有趨緩的跡象。

PART 2
理論 THEORIES

▶ 發現免疫功能的黑暗面　▶ 患者的家族病史　▶ 過敏的遺傳學
▷ 基因案例：屏障假說　▷ 與基因不符的案例　▷ 遺傳上的意外變數
▶ 毒素假說　▶ 現實世界中的基因遺傳：典型的過敏家族　▷ 基因＋？＝過敏

本章探討過敏的成因中，遺傳因素與環境因素，以及基因與環境的交互作用。例如：以FLG基因突變為例，解釋基因缺陷如何影響「皮膚屏障」功能，進而增加過敏風險；探討寵物過敏現象，指出寵物也和人類一樣飽受過敏之苦，意味著環境因素可能在過敏的發生過程中扮演要角；此外亦探討 α- 半乳糖過敏這種新型過敏的成因。單一因素無法完全解釋過敏的發生率為何逐年攀升，但總結來說，工業化與隨之而來的環境與生活型態變化，似乎是關鍵。

▶ 三座城市的故事　▶ 英國曼徹斯特：工業革命與花粉的歷史

▶美國俄亥俄州辛辛那提市：花粉和微粒　▶印度昌迪加爾：
微粒、花粉和黴菌孢子　▶人類的免疫系統和改變中的自然環境

本章聚焦於環境因素對過敏的影響，尤其是空氣汙染。除了回顧早期科學家如
何透過研究花粉與過敏之間的關係，確立花粉是導致花粉熱和氣喘的主因，還
介紹現代空氣品質監測技術的發展，以及如何透過人工計數花粉數量。作者亦
探討了微粒物質對呼吸道健康的衝擊，指出柴油廢氣等空氣汙染物會加劇過敏
和氣喘。最後，本章還提到氣候變遷對過敏的影響，指出全球暖化導致天氣變
得更溫暖潮濕，進而加劇真菌過敏等問題。

▶從前從前，有個神經質的白富美：將過敏怪罪於焦慮和壓力的歷史　▶衛生
假說證據不足　▶微生物群與食物過敏　▷簡短說明飲食與營養　▶人造化學
物質與科學進展的負面影響　▶維生素D和長期久坐的室內生活型態
▶過敏礦坑中的金絲雀　▶α-半乳糖過敏神祕崛起　▶更美好的生活：
給父母或未來父母的建議　▶過敏的原因沒有簡單的答案，只有困難的問題

這一章探討了過敏在全球各地的流行趨勢，並以印度昌迪加爾為例，說明都市
化、空氣汙染和生活方式的改變，如何影響過敏的發生率。作者指出，雖然過
敏性疾病在低收入國家的鄉村地區比較不盛行，但這些地方的過敏性敏感發生
率，卻與發達國家或城市並無二致。這意味著隨著全球化，過敏問題將持續在
全世界擴散，而環境汙染和生活方式改變，將進一步加劇過敏的嚴重程度。

PART 3
治療 TREATMENTS

▶關關難過，關關過：艾蜜莉・布朗避開食物過敏原的冒險旅程
▶改變的事物愈多，治療方式就愈維持不變——過敏治療的過去與現在
▷呼吸道過敏與氣喘　▷食物過敏　▷異位性皮膚炎或濕疹　▶明日的療法？

即將實現的新技術　▶替代療法、安慰劑效應，以及緩解過敏的種種做法
▶不同地區、不同種族與社會階級的人得到優質照護的機會

本章回顧了過敏療法的歷史演變，並介紹現代醫學針對不同類型的過敏所採取的治療方法，包括藥物治療、免疫療法和另類療法。作者以三名虛構人物為例，分別講述了呼吸道過敏、食物過敏和異位性皮膚炎的治療方式。然而，過敏治療雖然在過去一個世紀取得了長足進步，但仍存在許多挑戰，例如治療費用昂貴、療效因人而異、副作用難以避免等。文中還探討了口服免疫療法的發展和應用，以及其潛在的效益和風險。

▶事件一：EpiPen價格醜聞　▶事件二：Dupixent帶來的希望與它的價格
▶事件三：商業界中的學術　▶錢、錢、錢，研究基礎科學的資金怎麼運用？

本章分析過敏治療產業的發展，探討製藥公司、學術研究機構和政府監管機構之間錯綜複雜的關係。作者以EpiPen價格醜聞為例，揭露製藥公司如何在追求利潤的過程中，將救命藥物的價格哄抬到令人難以負擔。文中也以Dupixent這種新型生物製劑為例，說明它在治療濕疹方面取得的突破性進展，以及高昂價格引發的爭議。最後，作者探討了基礎科學研究與應用科學研究之間，如何取得平衡，以及如何將科學發現轉化為實際治療方案。

▶真實案例一：以口服免疫療法治療食物過敏　▷觀點一：患者的觀點
▷觀點二：專家的觀點　▷觀點三：製藥公司的觀點　▶真實案例二：以JAK抑制劑治療異位性皮膚炎　▷觀點一：患者的觀點　▷觀點二：專家的觀點
▷觀點三：製藥公司的觀點　▶再回頭談談究竟什麼是「有效」？

過敏治療的效益與風險之間的權衡，向來是患者與其照顧者的難題。本章以口服免疫療法為例，說明在選擇治療方法時需要考慮哪些因素，比如：口服免疫療法雖然能提高患者對過敏原的耐受性，但治療過程存在風險，可能引發嚴重的不良反應。此外作者還探討了過敏霸凌現象，以及過敏如何影響患者的心理健康。本章強調患者在選擇治療方案時，需要充分了解各種療法的優缺點，並

與醫生充分溝通，才能做出最適合自己的選擇。

▶美國文化中的過敏患者形象　▶美國人怎麼看待過敏
▶過敏政策、法規與法律概況　▷社會變遷的規範：食物標籤法與食物過敏
▷環境變遷的規範：景觀綠化與呼吸道過敏　▶過敏的未來

本章藉由探討社會對過敏的認知與態度，並分析美國人對過敏的看法，來檢視
法規、政策與環境上，如何因應占人口極大比例的過敏患者。作者指出，雖然
大多數美國人對過敏問題日益嚴重有共識，但他們對過敏患者的同情程度有
限，甚至懷疑部分患者誇大症狀。此外還探討了過敏如何影響景觀設計等領
域，以及如何創造對過敏者更友善的環境。結尾呼籲社會大眾正視過敏問題，
並促進對過敏患者的同理心和包容度。

▶我父親的死，不是表面看來那麼簡單⋯⋯

新冠肺炎疫情，凸顯出免疫系統對我們人類健康的重要性。作者以自身經歷和
專家觀點，引導讀者反思，現代生活方式和環境變化如何影響我們的免疫系
統，導致過敏問題日益嚴重。文中提出了多種可能導致過敏問題加劇的「現代」
生活因素，呼籲讀者反思自身生活方式和行為，並提出一些改善建議，鼓勵讀
者一起從自身做起，集結眾人之力改善我們所處的過敏溫床。

前言　引發過敏的一切事物
Prologue: Everything that Irritates Us

　　1996年8月25日，我父親在新罕布夏某個小鎮的主要街道上，開著他平日拜訪客戶用的四門廂型車。他和交往多時的女友派翠夏準備前往海邊玩一天。那時是上午十一點二十分，太陽朝它的最高點緩緩升起，天氣也愈來愈熱。照例，我父親搖下了車窗。他愛抽萬寶路淡菸，所以除非熱到受不了，否則是不會開冷氣的。畢竟我們是從新英格蘭來的，什麼都能忍，就是忍不了炎熱的天氣。

　　父親前臂靠在車門微微發燙的金屬上，指間夾著菸，手懶洋洋的懸在車窗外。收音機正在播報波士頓紅襪隊的比賽。我父親熱愛棒球，幾乎每一場比賽都聽，沒有比賽時就聽先前的球賽分析，或是接下來的比賽預測。青少年時期的我對狄更斯的小說更感興趣，而且癡迷於杜蘭杜蘭（Duran Duran）的流行音樂，很受不了他對運動這麼狂熱，尤其是聽賽事廣播這件事。多數時候我會在後座試著專心看書，然後在厚厚的書本後方對他翻白眼。有時，我會僅僅為了激怒他而故意為敵隊加油，直到他威脅要靠邊停車，讓他的獨生女走路回家。

　　但是1996年時我已經二十四歲。那年8月的那個星期日，我沒有搭父親的車。後來我從三個管道得知發生了什麼事：由於我是父親最近的親人，州警通知我說他不幸過世了；我打電話給當地殯葬業者詢問父親的遺體安置在哪時，對方告訴我，他同事曾說我父親的遺體有些不尋常

的狀況；還有二十五年後，派翠夏和我在父親喪禮過後的第一次交談。然而，我父親是個一成不變的人，因此我完全可以想像事發經過。閉上眼睛，我可以看見他坐在駕駛座，杯架上放著一個裝著咖啡的保麗龍杯，他將手慵懶的擱在方向盤上。

　　成長過程中，我和父親處得並不好。父母在我剛滿兩個月時便離婚了，我整個童年見過他的次數寥寥可數。1986年，我母親死於一場車禍，之後我們父女的關係更緊張了。我十四歲時從印第安納州鄉下，搬到新罕布夏跟父親和派翠夏同住。每次我向剛認識的人或朋友解釋家中狀況時，都是以「疏離」委婉表達我們的關係。我有父親，我愛他，只不過從來不跟他交談。

　　那天父親開車時，一隻蜜蜂在牠平常採集花粉的路上徘徊時，飛行軌跡恰好跟我父親敞開的車窗交錯。那隻蜜蜂在困惑和情急之下，在我父親耳朵旁的脖子處螫了一下。父親雖然受到驚嚇，但仍保持冷靜，繼續開車。

　　接下來發生的事肉眼就看不見了。事態發展轉到了我父親體內的顯微層級，生物學在這裡接手了。

　　蜜蜂這一螫，將混了水、組織胺、費洛蒙、酵素和各種胺基酸與蛋白質的毒液，注入我父親脖子皮膚下的脂肪組織。由於頸部血管密布、血液循環發達，毒液很快就擴散到我父親全身。他的一部分免疫細胞——例如肥大細胞（mast cell）和嗜鹼性白血球（basophil）——很快檢測到毒液中的特定成分。

　　肥大細胞和嗜鹼性白血球之類白血球細胞，是在人體的骨髓中製造的，它們會進入血液循環中，藉由吞噬病毒、細菌和癌細胞等外來或有害物質，來抵禦發炎或疾病。肥大細胞位於皮膚底下的結締組織、呼吸

道和腸道內襯，以及淋巴結、神經和血管附近的組織；嗜鹼性白血球則位於血流中。這表示，人體內幾乎到處都有肥大細胞和嗜鹼性白血球。它們的工作，簡單的說就是啟動並放大我們的免疫反應。你可以把它們想像成免疫系統的指揮官，能透過釋放各種蛋白質和化學物質，來調節免疫系統的反應。

蜂毒不是人體可以反應良好的天然物質，即便對它沒有過敏的人也是如此。蜜蜂毒液是出血性的，會致使遭破壞的紅血球流出小血管。但即使這樣，在大多數人身上，蜜蜂和黃蜂的毒液除了造成疼痛和局部腫脹，危害不算嚴重。每個人的免疫細胞都會對毒液產生反應，但是我父親的反應過於劇烈，導致他的免疫系統進入「急性嚴重過敏」（anaphylaxis）的致死性惡性循環。世界衛生組織將急性嚴重過敏定義為「嚴重、威脅性命的系統性過敏反應，特點是發病迅速，並且伴隨致命的呼吸道、呼吸或循環系統問題」。用白話來說，就是我父親對蜂毒過敏，而且很不幸的他沒料到這個過敏反應有多嚴重，等他意識到時，已經太晚了。

就在幾個星期前，我父親在一家超市的停車場也被蜜蜂螫過。他回到家後告訴派翠夏他不太舒服，然後吃了Benadryl（這是一種藥房買得到的常見抗組織胺，經常用來對付輕度的過敏反應），沒多久便覺得好多了。但是派翠夏懷疑他對蜜蜂過敏，不斷催他去看醫生，可是被我那位向來不怎麼照顧身體（抽太多菸、喝太多威士忌、吃太多頂級牛肋排）的父親拒絕了。

反覆受刺激會導致過敏反應逐漸增強。我父親第一次被螫時，過敏反應可能只出現在蜜蜂螫咬處的周圍，但是第二次甚至第三次被螫時，由於他體內的免疫細胞已經記住這個引起過敏反應的物質，所以反應會

更迅速、更激烈，引起的過敏反應也跟著變嚴重了。我父親的身體，早在他不知不覺中準備好背叛他了。

急性嚴重過敏的發生過程，從抗原（antigen，指任何會啟動免疫反應的物質，像是蜂毒）與肥大細胞和嗜鹼性白血球相遇開始。從我父親在車裡被螫，到肥大細胞與嗜鹼性白血球接觸到毒液裡的蛋白質、開始釋放組織胺，不過短短幾秒鐘便能引發急性嚴重過敏。組織胺是人體製造的有機化合物，在正常免疫反應中扮演關鍵角色。細胞受傷或受到壓力時，組織胺可以使血管舒張，增加血管壁的通透性，好讓抵禦感染的白血球更容易從血管進到受影響的地方。另外，組織胺出現對鄰近細胞還是一種訊號，會促使它們釋放更多組織胺。你可以把組織胺想像成身體的化學警報系統，一旦警鈴響了，整個免疫系統就會啟動。這個體內警報系統會使你有什麼感覺呢？組織胺會和細胞上的受器結合，引起發炎、發紅、瘙癢、腫脹和起疹子。

很不幸的，由於我父親選擇繼續待在車子裡，坐姿使得缺氧的血流回心臟時受阻，最終導致心跳停止——這就是他過世前的狀況。過多組織胺會進一步迫使全身血管裡的液體流往組織，導致包括頸部在內的身體組織腫脹。為了保護下呼吸道不吸入引發過敏的物質，組織胺還會讓黏膜增厚、增加黏液分泌，並使肺部的平滑肌組織收縮。發生急性嚴重過敏時，呼吸道會在幾分鐘內開始收縮。我父親也感覺到了，於是他把車停靠在路邊，改由派翠夏開車。

由於距離最近的醫院還有幾英里，派翠夏情急之下，決定先開到附近的藥房求助。坐在副駕駛座的父親逐漸喘不過氣，臉色也開始改變。

幾分鐘後，派翠夏將車停在一間小藥房前，衝進藥房請人幫忙。值班的藥劑師解釋，我父親需要施打一劑腎上腺素才可望改變結局，但

由於我父親沒有這樣的處方箋，所以他沒辦法為他注射。我們遇到壓力時，腎上腺會分泌腎上腺素，它能阻斷抗組織胺釋放，使血管收縮來增加血流，藉以中斷急性嚴重過敏的發展；它還會和肺部平滑肌上的受器結合，使它們放鬆讓呼吸恢復順暢。一劑緊急腎上腺素的劑量，遠多於人體在短時間內所能製造的，但是這名藥劑師沒有為我父親打腎上腺素，而是打電話叫了救護車。

救護車終於抵達時，我父親已經因為頸部組織腫脹加上肺部收縮，無法呼吸了。急救人員為他插管，但救護車上也沒有腎上腺素。遺憾的是，藥房的藥劑師仍堅決不讓急救人員使用那劑我父親迫切需要的腎上腺素。在我們看來，這名藥劑師的決定過於殘忍，實則是法律不允許，他也束手無策。1990年代，藥劑師是不能注射腎上腺素的，即使遇到緊急狀況也一樣。寶貴的時間就這樣一分一秒流逝，我父親進入發炎反應的最後階段：休克。

父親被抬進救護車時，派翠夏俯身靠近他，要他如果聽得到就眨眨眼。他輕輕閉上眼睛後睜開。派翠夏緊握著他的手，依舊很害怕，但稍微鬆了一口氣，覺得還有希望。她回到父親的車上，聽著救護車的鳴笛聲逐漸遠去，自己開車前往急診室。

前往醫院的路上，儘管救護人員盡了力，父親的心跳還是停了。

詹姆斯・麥克菲爾（James MacPhail）——一名死忠的波士頓球迷、電腦晶片銷售員、越戰老兵、酷似演員傑基・格里森（Jackie Gleason）的男子、派對上的靈魂人物、貼心的兒子、脫口秀的愛好者、音樂劇的發燒友、我的父親——過世了。

* * *

　　我開始為了寫這本書而做研究時，已經四十七歲，正是我父親過世的年紀。在跟各地專家談論過敏這個謎樣的主題時，我經常想起父親不尋常的死因。因蜜蜂螫咬引發致死的急性嚴重過敏，非常罕見。每年大約有3％的成人會因為被昆蟲（例如蜜蜂、黃蜂、虎頭蜂等）螫咬，而引發威脅性命的反應，但是絕大多數的人都會存活下來。[1]在我父親過世後這二十年，每年只有六十二名美國人（僅占總人口的0.00000002％）因為昆蟲螫咬過世。[2]我父親的死是特例、是個不幸的意外，對他的所有朋友和家人而言，則是個改變生命的事件。

　　但我愈是探究過敏，就愈好奇。為什麼是我父親呢？是他的基因組成使然（我也繼承了一部分他的基因），導致他的免疫系統原本就會反應過度？還是他在波士頓的成長環境或者生活方式造成的？理論上，我父親確實有可能因為「反覆」遭螫咬（也許是在他小時候、或是在越南服役的兩年期間），而對蜂毒更加敏感。又或者他就是倒霉透頂，因為一個月內被蜜蜂螫了兩次就喪命了。然而，我現在這麼寫時（已經做過研究，也比父親當年長三歲），我知道這件事沒有絕對的答案，因為過敏就是這麼複雜。

　　我可以從生物學的角度，準確解釋父親生命結束前那一刻發生了什麼事。從許多角度來看，背後的生物學機制是這個故事中最好理解、也最容易描述的部分：我父親的免疫系統反應過度了。希臘文「anaphylaxis」（急性嚴重過敏）字面的意思是「反向防禦」。我父親的免

1　David B. K. Golden, "Insect Allergy," in *Middleton's Allergy Essentials*, ed. Robyn E. O'Hehir, Stephen T. Holgate, and Aziz Sheikh (Amsterdam: Elsevier, 2017), 377.

2　Centers for Disease Control, "QuickStats: Number of Deaths from Hornet, Wasp, and Bee Stings, among Males and Females—National Vital Statistics System, United States, 2000–2017," *Morbidity and Mortality Weekly Report* 68, no. 29 (July 26, 2019):649.

疫系統原本是用來保護自己的，它功能正常，只是過於敏感，把一個相對無害的自然物質誤認成直接的威脅了。一旦免疫系統的過度反應被啟動，幾乎沒有辦法能讓它停下來。這對那些患有嚴重過敏的人是件很矛盾的事，旺盛活躍的免疫系統一方面能保護你不受病菌和寄生蟲侵害，

另一方面又可以殺了你——就像我父親遭遇的狀況那樣。

一直很困擾我、也讓我難以面對的，是父親無助的看著自己的身體逐漸衰竭時，心裡在想什麼。那是什麼感覺呢？在感到喉嚨腫起、肺部緊縮，開始無法呼吸那一刻，他有多害怕？發覺胸腔裡的心跳逐漸慢下來時，又有多恐懼呢？因為免疫系統過度活躍，一步步迅速走向死亡，是什麼樣的感覺？父親知道自己的身體發生了什麼事嗎？在最後一刻，當他的心跳停止時，他有機會想想奶奶、想想我，或是他的女友嗎？他知道我們日後會多麼想念他嗎？

*　　*　　*

這聽起來或許很奇怪，但是我之所以開始研究過敏，並不是由於父親的緣故。隨著日子一天天過去，我已經能平靜看待他過世一事，也愈來愈少去想它了。好些年來，唯一會令我想起父親生命結束那一刻的，只有坐在戶外野餐桌旁或經過花園時，聽到熟悉的嗡嗡聲那時。看到蜜蜂會讓我心跳加速或停下腳步，但是除了和黃蜂、虎頭蜂、蜜蜂偶遇的這些時刻，我其實鮮少想到過敏的事——直到有一天，我自己也被診斷出患有過敏。

2015年時，我還是個忙碌的新進助理教授，除了忙著教課，還試著寫一本講流感的書。諷刺的是，我自己卻不斷生病，而且病得不輕。在我一年內患了四次呼吸道感染後，我的醫生把我轉診給一名耳鼻喉科

醫生。後者表示我的鼻腔「管道」一定有些問題，他聽了我的主訴、看了先前的醫生做的病歷紀錄後，用內視鏡觀察了我的鼻腔和喉部。

「你的鼻腔受到嚴重刺激，」他一邊往我的鼻腔深處探、一邊說道，「不像單純的感染造成的。我看是過敏，那才是你真正的問題。」

這對我是全然陌生的消息。我從來沒有打噴嚏或鼻塞問題，也沒有眼睛紅腫、皮膚搔癢、起疹子、刺痛，或是胃不舒服。就我自己的了解，我並沒有過敏，但是現在這位有多年臨床經驗的專家卻告訴我，我其實是美國數百萬名過敏患者中的一員。而這些過敏反應使我的免疫系統疲於奔命，無暇應付日常生活中遇到的真正敵人——季節性病毒和細菌。我的免疫系統對錯誤的刺激產生了反應，錯把無害物質當成有害的，且因過度反應導致我產生了種種不適。

我終究是父親的女兒，雖說我還不知道自己是否對蜜蜂過敏（晚一點會提到），但已知和他一樣擁有過於敏感的免疫系統。接下來幾個月，在我慢慢接受這神祕且令人受挫的過敏，開始把自己當成過敏患者時，因為發現「我並不孤單」而得到了一些安慰。在將這個令我震驚的診斷公諸於世後，周圍的人紛紛談起他們自己的食物過敏、皮膚過敏或呼吸道過敏等。突然間我感覺自己認識的所有人幾乎都有過敏症狀，只不過沒有公開說過而已。就是這個時候，我發現過敏這個問體遠比我想像的還要嚴重。

堅果過敏、花粉熱、氣喘、濕疹，你要不是本身患有傷腦筋的某種過敏或過敏症狀，就是認識的人有這種情形。關於過敏的最新統計資料也發人省思。過去十年來，診斷出患有輕度、中度或重度過敏的成人和小孩一年比一年多。據估全世界人口的30％到40％（相當於數十億人）患有某種型態的過敏，其中有數百萬人的過敏嚴重到會危及健康。並非

只有會致命的過敏才會嚴重影響患者的生活。患有輕度、中度和重度，但不至於致命的過敏的人，還是得花大量時間、金錢和心力來處理他們的狀況；換言之，即使對生命沒有威脅，也依舊是負擔。由於過敏通常不會使人喪命，因此一般人並不會特別重視它，甚至可能會拿患有麩質不耐症或花粉熱的人開玩笑，沒有考慮到他們的感受。患有過敏的人通常比較焦慮、容易疲倦、壓力較大，專注力和體力較弱，生活品質通常要比沒有過敏的人差。

或許你有某種過敏症狀，所以知道那種感覺，而可能也已經習慣了，所以過敏症狀對你而言不痛不癢。換句話說，你不再期待感覺「很好」，而是多數時候安於感覺「還好」的狀況。只不過，即使過敏患者已經找到忍受這些症狀的方法，有時候它們還是難以忽視。今天可能是花粉過敏特別嚴重，明天是皮膚上出現搔癢難耐的紅疹，有時則是所有狀況一起發作——有些事只有受過敏所苦的人才知道。我們的身體不斷與生活周遭無數看不見的微粒、微生物、化學物質、蛋白質碰撞；我們的免疫細胞每天都必須做無數個瞬間決定——選擇接受或拒絕接觸到的物質有哪些可以是我們的一部分（食物）、有哪些可以跟我們共存（某些細菌、病毒和寄生蟲），以及哪些東西是我們可以忍受或忽略的，而哪些則不行。

對日常接觸到的天然或人造過敏原，我們的免疫系統顯然愈來愈敏感，但是研究過敏反應機制的免疫學專家仍無法確定問題出在哪。日趨嚴重的食物、皮膚、昆蟲、藥物和呼吸道過敏，將是二十一世紀迫切需要解開的醫學之謎。為什麼我們會這麼容易就過敏呢？

* * *

　　我在自己經診斷患有過敏後，開始尋找更多這方面的資料。我希望從個人乃至更廣泛的歷史、經濟、社會、政治和哲學層級尋找答案。

- 過敏問題存在多久了？這個問題是由來已久，還是相對新穎呢？
- 過敏問題是否愈來愈嚴重？如果是，原因是什麼？
- 過敏是遺傳問題、環境問題，還是人為產生的呢？
- 我們可以怎麼做呢？我們能「解決」過敏問題嗎？

　　我研究了幾個星期後，還是沒有找到我滿意或接受的答案。於是，這些問題演變成了這趟二十一世紀尋求了解過敏問題的個人與科學之旅。這本書記錄了這趟旅程，完整檢視了自1819年現代醫學首次描述過敏以降，到最近以生物製劑發展治療與免疫療法預防過敏的現象。

　　我試著在這本書談的，是二十一世紀關於過敏的完整故事：有哪些過敏？我們為何會有這些過敏？全球各地的過敏情況為什麼愈來愈糟？以及，在現今快速變遷的世界中，這對於人類的命運意味著什麼？書中結合了最新的科學研究、過敏的歷史，以及患者和醫生如何面對過敏的個人故事，藉以探索我們與環境間複雜的關係。

　　首先，我們得定義什麼是過敏、以及什麼不是。隨著我們對免疫學（關於各物種免疫系統的研究）有了更深入的認識，我們也更清楚哪些反應屬於過敏反應、哪些不是。就像接下來會發現的，過敏並不是那麼容易分類、診斷或清點計算。我們從保險理賠、調查統計和醫院取得了最好的統計依據，但是不管我們怎麼算，過敏的人數每一年都在增加，而且看似沒有盡頭。

　　對過敏有了基本的認識之後，我們將探索各種探討它的成因的理

論。根據你對過敏反應的定義而異，這些理論有可能很古老（像是埃及法老王美尼斯〔Menes〕被認為死於蜜蜂或黃蜂螫咬），也可能很新穎。關於過敏反應最早的臨床描述，來自兩百多年前一份對花粉熱病例的分析。證據指出，在工業革命開始前呼吸道過敏還不普遍，至於過敏發生率為什麼在那之後不斷攀升，有過很複雜而激烈的爭議。如果你想要一個簡單的答案，在這裡恐怕找不到，但是你會從本書知道最可能的罪魁禍首組合。

最後，我們會看看目前對過敏有哪些治療方式，以及過敏醫學未來的發展。過去兩百年來，過敏的治療方式改變不大，但是有一類新型生物製劑可望為嚴重的過敏症狀提供更好、更穩定的緩解方式。同時，有關過敏免疫反應的科學新認知，或許能協助我們制定更好的政策與法規。了解過去和現在的過敏源分別是什麼，或許能促使我們一起努力，創造更好的未來環境，讓當中的每個人都能自在呼吸。

我要將這本書獻給我的父親。他是個熱愛看書，終身都在學習的人。雖然他連大學第一年都沒讀完，卻是個天生的自學者，直到生命結束前都還樂在探索世界新知，我在這方面獲得了他的真傳。我不但遺傳了他的過敏體質，還擁有跟他一樣的好奇心，以及對真相的求知欲──不管那個真相有多麼晦澀難懂。

我認為這本書裡所談的過敏故事，會讓他覺得精彩有趣，並且帶給他啟發。親愛的讀者，不管是你本身或是你的親人患有過敏，我希望你在讀完這本書後，除了更加認識過敏，還會對我們不可思議的免疫系統、以及它與我們共享的環境間複雜的關係，有一些新的見解。謝謝你願意跟我一起踏上這趟旅程，我們出發吧！

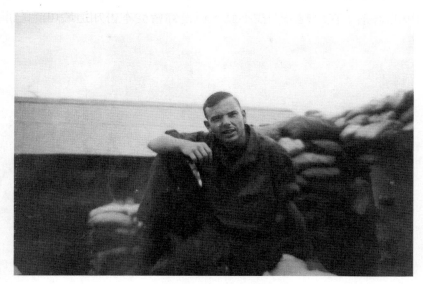

我的父親攝於越南服役期間。

PART

1

診斷
DIAGNOSIS

　　在試著進一步了解二十一世紀的過敏時，第一步是對目前已知的所有過敏症狀有通盤認識。在本篇我們將分析最新的統計數據，並聽聽那些患有花粉熱、過敏性氣喘、過敏性皮膚炎或濕疹、食物過敏和昆蟲過敏的人描述自身情況，來掌握當今的過敏問題。

　　過敏問題之所以如此複雜，是因為它難以診斷，或說將它和不耐症或敏感正式區別開來並不容易。人類的免疫系統功能複雜，而過敏是一連串程度不一的免疫反應，從輕度到完全爆發，或是完全可以耐受到中度刺激。想要更了解什麼是過敏、什麼不是，就得先探索免疫系統的歷史。

1 什麼是過敏，什麼不是？
What Allergy Is (and Isn't)

　　我在開始為了寫作這本書進行研究前，對過敏這個問題的影響範圍有多廣全然不知。有過敏問題的人大約占全世界總人口的40％[1]，專家預估到了2030年將增加到50％。在深入探討這些數字背後的意義，以及為什麼認為過敏問題在接下來幾十年會日益嚴重前，得先回答一個更基本的問題：究竟什麼是過敏？

　　剛開始要訪談科學家和過敏專家時，我以為我已經知道過敏是什麼了。如果有人問我，我會很有把握的回答：「過敏是一個人對他吃下的、碰到的或吸入的東西產生的負面身體反應。」要是被追問道更多細節，我可能會搬出多年前在基礎生物學這門課學到的知識：人類的免疫系統類似一種防禦系統，它會對外來物質（像是病毒、細菌和寄生蟲等）做出反應，幫助我們抵禦感染。但是過敏患者的免疫系統對環境中一些無害的東西，像是花粉、牛奶、金屬首飾中的鎳等，也會產生反應。然後我會列舉打噴嚏、鼻塞、流鼻水、咳嗽、蕁麻疹、皮膚紅腫、起疹子，以及呼吸困難等做為過敏的可能症狀。

　　每當我請一般人（非科學家或生物醫學專家）解釋什麼是過敏，得

1　Ruby Pawankar, Giorgio Walkter Canonica, Stephen T. Holgate, Richard F. Lockey. "White Book on Allergy 2011-2012 Executive Summary," *World Allergy Organization*. https://www.worldallergy.org/UserFiles/file/WAO-White-Book-on-Allergy_web.pdf.

到的答案通常跟我自己的初步認識大同小異。不同年齡層和背景的人對過敏和過敏原的看法，都像這位本身沒有過敏的年輕人向我描述的：「某種進入體內的東西所造成的失調。這東西跟你的身體合不來，所以身體會想盡辦法要擺脫它。」另一個人則說：「過敏是身體不知道該怎麼應付像是花粉或特定食物而啟動的『自我破壞』」。在一次令我印象深刻的訪談中，一位在靠近美國德州邊境的墨西哥奇瓦瓦（Chihuahua）長大，患有多種過敏症的人卻正面看待過敏，他認為這代表他的身體一直處於防禦狀態，所以他被保護得很好，並表示他的身體只是比那些沒有過敏的人更「小心」、更警覺而已。這些關於過敏性型免疫反應的描述多少是正確的，也說得過去……，直到有一天這些說法再也行不通。

就算是有過敏的人也不見得能準確說出過敏是什麼，或是把它們跟症狀相似的非過敏性疾病區分開來。

以克麗西為例[2]，她是我在寫這本書早期訪談的過敏患者。我們見面時，克麗西已經跟呼吸道過敏、蕁麻疹、偶爾的眼睛浮腫，以及經常性的胃部不適搏鬥多年了。她被診斷出患有花粉熱或季節性的過敏性鼻炎，偶爾會在症狀改變或加劇時到耳鼻喉科治療。她也發現自己不小心吃了含有牛奶或麩質的食物時，會有消化道症狀、皮膚會起疹子。多年前，克麗西去看了一位過敏專科醫師，針對一些最常見的過敏原進行了測試。她的皮膚對所有食物過敏原都沒有反應，過敏專科醫師告訴她，她的那些症狀是食物引起的機率極低。克麗西的耳鼻喉科醫生一直鼓勵她重新做一次測試，但是她有沒這麼做，而是上網研究自己的症狀，從中尋找可能的治療方法。

2　為了保護患者隱私，書中舉例的多數過敏患者的名字都經過修改，不過有少數例外在文中會使用真名，這種情況會同時列出姓氏和名字。

被問到怎麼定義過敏時，克麗西說那是一種身體無法應付某個東西時的反應，特別發生在太常接觸這個東西、或是接觸的量太大的時候。她解釋道，重複暴露於這個東西一段時間，最後身體處理不來了，就會出現像她那樣的症狀。她不相信她的過敏原皮膚測試結果，堅信自己對某些食物過敏。由於大部分食物都含有小麥和乳製品，她推測在食用這些東西數十年後，她的身體學會了抵抗它們。

我用克麗西的故事——她對過敏的誤解，以及明顯的困惑和挫折——來傳達我們對過敏正確和錯誤的理解。克麗西提到她的呼吸道過敏時，認為那是她的身體反覆接觸某種物質做出的反應，這部分是對的，但認為她的身體對花粉處理不來則是錯的。（我們很快就會知道，事實上更像是她的身體無法忍受或忽略花粉。）

她不是真的對食物過敏，即便她的症狀很具說服力，但是皮膚測試證實她並沒有對牛奶或麩質過敏。換句話說，她的免疫系統反應的並不是她吃的食物，而是造成她的花粉熱的花粉。克麗西最困惑的，是不耐症（這裡指的是對特定食物不耐，有可能是大腸激躁症所引起，也可能是缺少乳糖酶，以致無法消化乳製品中的乳糖）和過敏反應（空氣中的過敏原引起的）之間的差異。但這實在不能怪她，即便像我這樣對免疫學有一定了解的醫療人類學家，要找到這當中的區別都不容易。

我讀愈多關於過敏的科學文獻，愈和過敏專家和免疫學家交流，就覺得愈混淆。令我驚訝和挫折的是，我愈深究免疫系統的錯綜複雜，就愈搞不懂我們的過敏反應。我發現我們平常說的「過敏」其實是包含了多種狀況的大雜燴。它們唯一的共通點，是都對一個本質無害的物質（過敏原）產生了過度敏感的免疫反應。過敏的症狀會因為過敏原進到體內的途徑（皮膚、呼吸道或腸道）、個人的基因，以及過敏原啟動的

過敏途徑（allergic pathways）而異。

那麼，什麼是過敏？它是一種對無害的過敏原（任何會啟動免疫反應的毒素或外來物質）產生的有害免疫型過敏反應（hypersensitivity）。這是字面上的科學定義，對你來說意義可能不大。想要完全理解過敏是什麼，必須先了解它的定義在過去這個世紀有過什麼轉變。過敏理論只有一個世紀多一些的歷史，它來自對哺乳動物免疫系統的早期研究。

最後，誠如你很快就會讀到的，我發現或許以引發過敏的生物作用來定義它是最合適的。

過敏簡史

在深入探討過敏與我們對免疫系統的理解之間，錯綜複雜的歷史之前，我想強調過敏並非一個「東西」，至少並不像桌子、病毒或貓那樣具體。相反的，我們應該把過敏視為「牽涉到免疫系統裡眾多元素之交互作用的一個複雜生物過程」。過敏，是人類的免疫細胞決定如何採取行動的過程，而不單只是這些行動帶來的症狀。這個我們在免疫知識上有所進展，從而發現過敏反應的故事，發生在邁入二十世紀之際。

不論是過去或現在，我們對免疫系統的了解有很大一部分要歸功於早期對於微生物的認識。十九世紀末的著名科學家，像是路易斯・巴斯德（Louis Pasteur）[3]、約瑟夫・李斯特（Joseph Lister）[4]和羅伯特・柯霍（Robert Koch）[5]，都極力想要以實驗證明那些看不見的微生物（像是炭疽

3　譯註：法國微生物學家，提倡疾病細菌學說，證明狂犬病是細菌引起的。
4　譯註：現代外科醫學之父，發明並推廣外科手術消毒。
5　譯註：德國生理學家，發現霍亂弧菌、結核桿菌等。

桿菌、結核桿菌、霍亂弧菌等）是導致我們生病、傷口感染和食物敗壞的原因。這個對傳染和微生物作用的新認知，通常被稱為疾病的「細菌致病論」（germ theory），是它孕育出了現代醫學的免疫概念，也就是「生物本身具有抵抗疾病的能力」這個概念。

免疫力是指對於任何特定外來生物具有防禦自保的能力，在整個十九世紀晚期到二十世紀早期，免疫力背後的生物機制成了科學研究的焦點。到了 1900 年代，科學家專注於了解動物在接觸了像是炭疽桿菌等會引起疾病的生物後，導致生病或產生免疫力的基本生物機制。這些早期免疫學家的最終目標，是找出誘導免疫力生成的方法。當時的醫療院所已經懂得使用含有微量改造後微生物或抗體的疫苗或血清，來預防或治療天花、白喉或破傷風等常見疾病，但是關於它們的作用機制幾乎完全是個謎。

受到這些早期疫苗或血清的成功激勵，科學家和醫生堅信，只要弄清楚動物發展出免疫力的原理，他們就能誘發免疫力來抵禦所有感染疾病和毒素。而就是在這個全球通力發展免疫力，以治療各種疾病的過程中，意外發現了過敏現象。

過敏的英文「allergy」字面上的意思是「異常的反應」，它結了兩個希臘文的字根「allos」（其他）和「ergon」（工作），為它命名的是十八世紀末至十九世紀初，在奧地利維也納某個小兒科診所工作的克萊門斯・皮奎特（Clemens von Pirquet）醫生。皮奎特和同事貝拉・席克（Béla Schick）注意到，有些孩子在接種由馬的血清所製成的天花疫苗後（當時常見的醫療措施），在接種第二劑疫苗時會有嚴重的不良反應，注射的地方會長疹子、皮膚會瘙癢、發炎，或有發燒的情形。他們推測這應該是血清中的某個成分引起的負面生物反應，於是開始規律地觀察患者重

覆接種天花疫苗後的情形。

　　一開始，皮奎特用「異常的反應」（allergy）來指接觸到外來物質（像這裡的血清）後，不管是好是壞的任何異樣生物狀態。[6] 皮奎特認為起疹子或發燒等都屬於負面狀態或反應；發展出免疫力則是正面狀態或反應。所以在原始的設定中，過敏同時有免疫力和過度敏感兩個意思，它是個中性術語，意思是某個東西誘使患者的生物狀態發生了改變。

　　1906年，皮奎特發明「過敏」這個詞時，免疫力也還是個相對新穎且非常局限的概念，單純指身體對抗疾病時的自然防禦能力。[7] 免疫力觀念起源於政治領域，而非醫學，原本用來指免受法律懲罰或義務的特權。[8] 早期科學家借了「免疫力」這個詞，並稍稍修改了它的意思。在醫學領域，免疫力指的是對傳染病具有天然豁免力，可以完全不受疾病甚至死亡的「懲罰」。「免疫系統」也是依據免疫力這個說法命名，那時這還只是個初步設想，意指體內所有參與免疫機制的生物作用。當時認定免疫系統唯一的作用就是防禦，別無其他功能。在發現原本可以製造免疫力的物質在某些患者身上會引起負面反應時，皮奎特和席克等早期臨床醫生以為那是抵禦機制系統性發展的過程，認為起疹、發燒、瘙癢是疫苗或血清正在發揮作用的證據——它們正在啟動患者的防禦機制。

　　但如果免疫系統會出錯呢？皮奎特和席克開始意識到這一點。如果我們的免疫系統能保護我們，但也能使我們生病呢？如果會使我們生病

6　第四章將更深入探究過去把基因、遺傳和過敏視為「正常」免疫反應的一段歷史。

7　J. M. Igea, "The History of the Idea of Allergy," *Allergy* 68, no. 8 (August 2013): 966–73.

8　Warwick Anderson and Ian R. Mackay, *Intolerant Bodies: A Short History of Autoimmunity* (Baltimore: Johns Hopkins University Press, 2014), 28.

的不只細菌和毒素，還有免疫系統本身呢？

這個想法很具革命性，甚至被認為是異端，至少一開始是被大家厭惡排斥的。那些研究免疫學的早期科學家根本無法相信，免疫系統居然可能帶來傷害。人體的「抗體製造」[9]，亦即免疫系統以特化細胞抵抗入侵生物的能力，一直被認為是百分之百有利於人體。抵禦細菌的免疫系統也是對馬的血清和花粉過敏的始作俑者，這跟他們過去幾十年來的研究內容相悖。皮奎特的過敏理論直接挑戰了免疫學這個新興領域的基本原則，下場當然是遭到大肆抨擊。還要再過十多年，科學家才會發現，皮奎特的理論不但是對的，還可能有很高的醫學價值。

隨著臨床和實驗室證據愈來愈多，科學家慢慢意識到，皮奎特提出的過敏反應比他們預期的普遍得多。同時，醫生們也開始發現很多慢性病症，像是週期性的濕疹、季節性的花粉熱、反覆發生的蕁麻疹等，都可以用「過敏反應」來解釋。幾年下來，愈來愈多人接受了這個理論。原本致力於治療一些疑難雜症的醫生開始把「過敏」當成一種診斷，發現這樣至少可以部分解釋患者的經歷。到後來，「過敏」也變成專指免疫系統對原本無害的物質產生的過度反應。[10]

一直到1920年代中晚期，過敏這個新興領域才開始專業化，成為免疫學底下的科目。[11]「過敏」一詞也經常和「敏感」（sensitivity）、「超敏」（hypersensitivity）和「過度刺激」（hyper-irritability）等詞語交換使用，

9　抗體可見於顯微鏡之下，從而使科學家了解到它們在抵抗細菌方面所發揮的關鍵作用。然而，1990年代早期的「抗體」一詞與我們今天所知的概念大不相同。

10　隨著「過敏」（allergy）一詞越來越流行，皮奎特對他原本的用詞「超敏」（hypersensitivity）或「過度反應」（overreaction）的混淆使用，感到愈來愈沮喪。皮奎特認為將過敏視為一種超敏的免疫系統反應是錯誤的，因為這改變了他對過敏本身的基本理論。厭倦了反覆嘗試糾正同行科學家同行的用法，皮奎特最終完全放棄了這個用字，也使得「過敏」的意思不再指免疫等正面的生物反應。

都是指免疫系統對於原本「無害」的物質過度反應。當時首屈一指的過敏專家華倫・佛漢（Warren T. Vaughan）將過敏定義為「部分神經系統受到過度刺激或不穩定」。[12]佛漢是醫生，也是熱衷研究的科學家，他對於不同患者對過敏原反應各不相同的現象感到很困惑。他找不到模式可循，也無法解釋為何在控制了所有變因後，兩個人對於相同的過敏原反應可以如此迥異；更令他困惑的是，同一位患者在同一天的不同時間或不同場合，也可能對同一個刺激有不同的反應。這些過敏反應彷彿完全不遵守任何生物規則似的——至少沒有佛漢可以輕易辨識的規則。

到了1930年，佛漢推測哺乳動物免疫系統的終極目標，是維持個體與環境之間的某種「平衡」關係。過敏患者的症狀只是個人和其餘生物世界間暫時或長期不平衡的表徵。佛漢認為過敏反應屬於細胞層級，而不是體液或整個個體的層級（事後證明他的看法是對的）。過敏者的細胞接觸到外來物質或受到外來刺激時，會反應過度，導致他們的生物系統暫時或長期失去平衡。所以過敏專科醫師的目的，在幫助患者回到「平衡的敏感狀態」，並讓他們保持在這種狀態。佛漢認為，這個「正常」與「過敏」之間微妙的平衡，可能會被患者生活中的任何壓力因素給打破，例如：呼吸道嚴重感染、溫度突然改變、荷爾蒙變化，或是患者的整體焦慮程度。

早期另一些過敏專家也以相似的內容定義了這種身體不適，並提

---

11 第一本專門研究過敏的科學期刊是《過敏雜誌》（*Journal of Allergy*），其於1929年開始出版。至今，它依然是過敏研究領域的權威出版物，現改名為《過敏和臨床免疫學雜誌》（*The Journal of Allergy and Clinical Immunology*）。

12 Warren T. Vaughan, *Allergy and Applied Immunology: A Handbook for Physician and Patient, on Asthma, Hay Fever, Urticaria, Eczema, Migraine and Kindred Manifestations of Allergy* (St. Louis: C. V. Mosby, 1931), 43.

出許多導致其患者發病的相同原因。英國醫生喬治‧布雷（George W. Bray）將過敏定義為「對原本無害的外來物質或物理因素過度敏感的狀態」。[13] 他認為過敏和急性過敏都應該視為「防禦過程中的意外事件」。

　　威廉‧湯瑪斯（William S. Thomas）醫生則將過敏定義為一種「反應上的改變」[14]，並懷疑過敏與反覆遭受細菌或病毒感染後的免疫力發展有關（稍微呼應了皮奎特最初提出的免疫力與超敏反應方面的論點）。[15] 在湯瑪斯發表其論文的1930年代，研究過敏的學者已經注意到氣喘經常是肺部遭受細菌感染所引起，於是提出患者出現過敏與先前患有呼吸道疾病有關。在一篇寫給醫療相關人員的文章中，G‧H‧歐里爾（G. H. Oriel）醫生主張人類的免疫系統功能只有三種可能狀態：正常（既非過敏，也不是免疫的中性狀態）、過敏和免疫。[16] 到了1930年代末期，過敏這個詞已經從「無害的外來刺激引起的任何生物狀態改變」這樣的中性含義，斷然演變為只包含部分生理反應的負面含義。到了1940年代，做為醫學術語的「過敏」已經徹底成了「免疫黑暗面的代表」。[17]

　　1950年代晚期，著名的免疫學專家法蘭克‧麥克法蘭‧伯內特（Frank Macfarlane Burnet）的發現，再度強化了過敏做為「免疫黑暗面」代表的負評。他發現某些疾病（例如紅斑性狼瘡和類風濕性關節炎等），都是人類免疫系統無法辨別「好」細胞與「壞」細胞，或說無法區別「自身」與「非自身」所導致。伯內特發現，免疫系統的主要功能並不是抵禦具感染性的外來侵略者，而是識別自身細胞與其他物質，在這之後，自體

13 George W. Bray, *Recent Advances in Allergy (Asthma, Hay-Fever, Eczema, Migraine, Etc.)* (Philadelphia: P. Blakiston's, 1931), 5.

14 William Sturgis Thomas, "Notes on Allergy, circa 1920-1939." 這兩本活頁夾裝訂的私人筆記目前收藏在 New York Academy of Medicine 的 Drs. Barry and Bobbi Coller 善本閱覽室，非常感謝善本閱覽室的圖書館員幫我找到它們並引起我的注意。

15 事實上，在十九世紀，花粉熱一開始被認為是某種傳染病，類似一般感冒，但沒有人能

免疫疾病（身體攻擊自己）也成了免疫學研究的核心。免疫系統在接觸到周圍環境中的特定物質時，可以選擇接受這個外來或「非自身」的物質（就像我們吃的大部分蛋白質），或是攻擊它（像是許多病毒和細菌）。但是在患有自體免疫疾病的人，免疫系統犯了一個很基本的錯誤：以為自己的細胞是外來的，並對它們過於敏感或反應過度——也就是說，免疫系統會對自身的組織啟動免疫反應。

伯內特關於自體免疫的見解，為二十世紀的免疫功能科學研究奠定了基礎，這時的免疫學已經愈趨著重於理解免疫耐受性的發展，而非它的防禦功能。現在，過敏和自體免疫大多被視為同一個主題內的議題，而不是完全不相干的問題；兩者都強調人類對抗疾病的免疫力，以及對天然或人造物質的耐受性背後的生物機制可能會出錯。到了二十一世紀，皮奎特當初提出的「我們的免疫系統可以保護我們，但也可以輕易傷害我們」不再被視為異端邪說了，而是人們對整體免疫功能（與失能）的普遍認識。

更近代的免疫學研究焦點再次轉移，這次從伯內特的「自身／非自身」模式，轉換到我們對位於腸道、鼻腔和皮膚，以及數以兆計的非人類細胞、微粒和化學物質相互作用的理解。**我們的身體怎麼決定哪些東西要容忍、哪些要抵抗呢？** 換句話說，免疫細胞需要判斷我們的身體是否受到環境中的物質危害，但它們究竟怎麼辦到的，仍是個謎。

任職美國國家衛生研究院（National Institutes of Health，簡稱 NIH）的

夠用柯霍氏法則（Koch's postulates；也就是致病的微生物必須僅在患者個體中發現，且必須從患者個體的樣本中培養，同時這些致病微生物應該也可以在健康個體中引起疾病）複製過敏原，藉此以科學的方式來證實這是一種由活的微生物所造成的痛苦。

16 G. H. Oriel, Allergy (London: Bale & Danielsson, 1932), 5.

17 Igea, "History of the Idea of Allergy."

潘蜜拉・古埃雷羅（Pamela Guerrerio）醫師，是食物過敏研究員及臨床醫生中的領導者，她解釋道：「老實說，我們還不了解免疫耐受性背後的機制，也不知道為什麼有些東西我們能忍受，有些則不能。」康乃爾大學的艾弗里・奧古斯特（Avery August）博士告訴我，大家對免疫細胞的終極功能仍有爭議。我們很清楚身體受到感染時，免疫細胞可以提供保護，但是奧古斯特更傾向於把免疫細胞視為體內的「看守者」，它們不斷在監測我們遇到的東西，每天做數百萬個細小決策來決定哪些東西可以與我們共存，哪些不該存在我們體內。關於免疫系統，我們唯一可以確認的，似乎就只有它在二十一世紀受到的刺激愈來愈多、耐受力愈來愈差，甚至連環境中對我們「有益」的東西都無法忍受。

▌今日如何定義過敏

就像我們看到的，過敏的定義從開始以來就是個爭議。1931年，著名過敏專家亞瑟・科卡（Arthur Coca）醫師指出，把「過敏」當成醫學名詞並不是很有幫助，因為臨床醫師和其他非專家很容易把什麼東西都歸類為過敏[18]；它現在就像個「雜物區」似的診斷，當其他診斷和治療方法失敗時，就用它來安撫患者。

我訪談過的過敏專家和科學家大多認同科卡的感嘆：他們所面臨的常見棘手問題之一，是大家普遍對「究竟什麼是過敏」有誤解。訪談過程他們一再提到中，一般大眾常不分青紅皂白的使用這個術語來描述他們感受到的各種身體不適，好比如果飯後經常覺得消化不良或疼痛，可

18 Arthur F. Coca, *Asthma and Hay Fever in Theory and Practice. Part I: Hypersensitiveness, Anaphylaxis, Allergy* (Springfield, Ill.: C. C. Thomas, 1931), 4.

能會歸咎為對他們吃的某種食物（像是乳製品）過敏造成的，儘管他們從來沒有找過敏專科醫師來確認或排除這些懷疑。

過去這一百年，過敏已經成了一個普遍且非常廣泛使用的醫學概念，但不見得是正確或有效的應用。**過敏專家和免疫學者希望大家明白過敏跟敏感、不耐症或自體免疫疾病是不一樣的，其主要差別在於它們啟動的生物作用或免疫機制不同。**

◎ 免疫系統入門介紹

首先，要知道人類的免疫系統其實是由兩個系統搭配組成。一個是在我們出生時功能就已經完備的先天免疫系統，它是我們抵禦病原體等外來入侵者的第一道防線。這是一種相對粗暴的力量，不管入侵的是什麼物質，它的反應都一樣，所以又被稱為「非專一性」的防禦系統。你的皮膚和黏膜（也就是身體表層和內襯）都是先天免疫系統的一部分。如果有東西突破了這道屏障，先天免疫系統會引起發炎來抵禦這些微小的入侵者。肥大細胞和（先前在急性嚴重過敏中提過的）嗜鹼性白血球都參與了這個過程。另外，被稱為「吞噬細胞」（phagocyte）的免疫細胞可以吞噬或「吞入」細菌、將它們殺死，「自然殺手細胞」（natural killer cell）則是以毒素來破壞那些已經被病毒感染的細胞。正常情況下，先天免疫系統的這些成員就足以抵禦感染，然而，當先天免疫系統不足以應付威脅時，適應性免疫系統便會介入。

在本書中，我們主要關注適應性免疫系統，因為它是超敏反應（包括自體免疫疾病和過敏）背後的原因。做為第二道防線，適應性免疫系統具有「專一性」，它可以把接觸過的特定物質記下來，並在之後再度接觸時迅速做出反應。

在骨髓中製造的T淋巴細胞是白血球的一種，它們的細胞表面具有偵測細菌等外來入侵者的功能。在與特定的外來入侵者接觸後，部分T細胞會變成「記憶」T細胞，待下次再遇到相似的入侵者時，它們便可以更快速啟動適應性免疫系統。B淋巴細胞是另一種在骨髓生成的白血球細胞。B細胞在被T細胞觸發後，會迅速製造大量抗體，並將它們釋放到血液中來抵抗外來物質。抗體是一種形狀呈Y形的蛋白質，它們在血液中流動，以中和病毒和細菌之類的外來物質。它們藉由跟外來微生物結合，可以防止這些微生物與細胞壁結合，或是穿過細胞壁。除此之外，抗體還可以跟其他免疫細胞結合來活化它們，進一步提升免疫系統的整體反應。抗體之於製造它們的B細胞以及啟動生物作用的T細胞，具有專一性，它們是我們的免疫系統「事先做好的預備」，目的是抵禦那些曾經入侵我們的身體、而且被「記住」的外來物質。

我們的身體可以製造五種類型的抗體：IgM、IgD、IgG、IgA和IgE。我們會再次提到IgG和IgE，但是本書的焦點會在IgE。雖然不是所有第一型過敏反應都是IgE誘導的，但大部分過敏反應都跟IgE活化有關。另一方面，包含葛瑞夫茲氏症（Graves' disease）[19]，以及紅斑性狼瘡、類風濕性關節炎之類的自體免疫疾病，則屬於IgG誘導的第二型和第三型超敏反應。不論好壞，IgE抗體反應儼然已成為過敏型免疫的指標，與過敏畫上了等號。另外，我們稱因為遺傳關係，身體特別容易對環境中的過敏原產生IgE過敏反應的體質為「異位性體質」（atopy），所以異位性體質和過敏是不一樣的，過敏不一定是IgE反應誘導的，但異位性反應一定有IgE參與。（這一點在稍後很重要。）

19 譯註：葛瑞夫茲氏症是一種甲狀腺亢進的疾病。

IgE與異位性反應間的關聯這項重要發現，對我們研究和治療過敏反應都是一大助益。然而，它也讓我們在區別過敏、異位性反應和不耐受性或敏感時，產生了極大的困惑（這部分在第二章討論診斷時會看到）。有鑑於IgE在過敏反應中做為指標的意義重大，我這裡先快速介紹一下這個抗體的發現經過。

◎ 發現IgE

在1906年創了「過敏」一詞後，克萊門斯・皮奎特提出一個假設，認為過敏原會啟動患者體內的抗體反應（事後證實是正確的）。1919年，馬克斯米利安・拉米瑞茲（Maximilian Ramirez）醫生表示，他的一位患者在接受對馬皮屑過敏的人輸血之後，也出現了過敏。[20]這證實了皮奎特醫生的猜測，血液中有個東西傳遞了過敏反應，或許是某種新型抗體。接著在1920年代，本身對黑麥草過敏的德國醫師卡爾・普羅斯尼茲（Carl Prausnitz）試圖將他的花粉天然過敏，轉移給對煮熟的魚過敏的助理海因茲・庫斯特納（Heinz Küstner），同時也反向操作。

這時大家已經知道，可以用皮膚測試來測量對各種過敏原的敏感度（第二章會再詳述），但是對它背後的生物機制仍不清楚。普羅斯尼茲將庫斯特納的血清注入自己的手臂，再進行皮膚測試時，發現他也對魚過敏原產生了反應。不過，儘管接受了幾位對黑麥花粉過敏更嚴重的患者的血清，庫斯特納的花粉皮膚測試反應仍一直呈陰性。然而，普羅斯尼茲自己對魚蛋白質呈陽性反應，便足以證明過敏反應可以透過血清

20 Thomas A. E. Platts-Mills, Peter W. Heymann, Scott P. Commins, and Judith A. Woodfolk, "The Discovery of IgE 50 Years Later," *Annals of Allergy, Asthma & Immunology* 116, no. 3 (2016): 179–82.

輸送傳遞。他們兩人的研究後來發展成「普羅斯尼茲－庫斯特納反應」（Prausnitz–Küstner reaction，或稱P-K過敏檢測），被過敏專科醫生廣泛採用了幾十年。雖說這個測試背後的生物機制是個謎，但對過敏的免疫學研究仍相當有幫助。免疫學專家經過數十年的科學調查，認為P-K檢測中的敏感性有可能是某種抗體所引起的，只不過大部分已知抗體都被排除在外了。

IgE登場的時候到了。

1960年代，兩位日本研究員決定要研究對花粉過敏的人其血清在P-K檢測的反應。當時的免疫學家懷疑P-K皮膚測試反應跟IgA抗體有關。但是石坂公成和石坂照子醫生做過數個實驗後，證實他們觀察到的生物活性並非來自已知的IgM、IgA、IgG或IgD抗體，而是一個全新的抗體引起的，他們把這個抗體命名為IgE。這個抗體會與肥大細胞和嗜鹼性白血球結合，協助驅動過敏反應。石坂夫婦接著針對IgE的功能做了詳細的科學研究，確認IgE正是造成大部分過敏，或說對原本無害的抗原或過敏原反應過度的抗體。

抗原是指任何會啟動免疫系統反應的物質；過敏原則是指會啟動IgE抗體誘導型免疫反應的抗原。這類反應中，體內的免疫細胞會啟動第一型過敏「途徑」（這也是為什麼研究人員會稱過敏為第一型免疫反應），這時，免疫細胞中的CD4+ T細胞（一種白血球細胞，又稱為第二型輔助性T細胞〔T helper cell type 2，簡稱Th2細胞〕）會傳遞訊號給B細胞（另一類白血球細胞），讓它們開始製造IgE抗體。哺乳動物體內的五種抗體中，IgE是唯一已知會和過敏原結合並啟動免疫反應的。不像其他抗體會出現在血液、淋巴液、唾液和鼻腔液中，IgE抗體只出現在人體的組織裡，而且會和肥大細胞（免疫系統中的第一現場急救員）緊

密結合。IgE抗體主要負責和腸道中的寄生蟲結合，但是在過敏反應中，它們會促使肥大細胞和嗜鹼性白血球（另一位第一現場急救員）釋放組織胺，以及引發過敏反應時的發炎等症狀的化合物。有異位性體質或過敏體質的人不但體內的IgE濃度較高，肥大細胞上的IgE受器也較多，而這可能是他們對環境中的物質較為敏感，容易對多種過敏原產生反應的主要原因之一。然而，非異位性體質的人——也就是沒有過敏體質的人（第四章會更詳細討論兩者間的差異）——在歷經重複接觸後，還是會產生過敏反應，像是對蜂毒或盤尼西林的反應。

發現IgE為研究特定機制或是造成免疫反應過度活躍的「免疫途徑」修直了道路。當今科學家和臨床醫師將過敏分成IgE誘導型過敏（比如過敏性鼻炎、食物過敏、異位性濕疹）和非IgE誘導型過敏（例如藥物過敏、血清病〔serum sickness〕）。但本質上為了方便，二十一世紀的我們用「過敏」這個詞來表示任何由IgE抗體驅動的負面免疫反應，同時，暴露於抗原後會產生IgE也成了第一型過敏的認定標準。

◎ 完全以 IgE 來定義第一型過敏會有什麼問題

然而，單純以IgE存在與否來區分過敏類型，很快就出現了問題，因為有些患者的抗體濃度原本就很低，而且還可能錯過非IgE誘導型的過敏，像是嗜伊紅性食道炎（eosinophilic esophagitis，簡稱EoE）和非過敏型濕疹。事實上，血清病或克萊門斯·皮奎特在他的兒童診所觀察到並命名為「過敏」的反應，也屬於非IgE誘導型過敏。這些接觸到過敏原後所產生、與IgE無關的氣喘或異位性皮膚炎等過敏反應，可以歸類在「第一型過敏性疾病」，因為它們有相同的核心生理反應，但如果以IgE為唯一標準，這些症狀嚴格來說不屬於「過敏」。

值得一提的是，有些我在寫這本書時訪問的專家認為濕疹或氣喘也可以算過敏，但也有人堅決反對。有些人認為引起氣喘發作或濕疹的觸發因子比反應來得重要；有些人認為劇烈運動引起的氣喘，和過敏原（例如空氣中的花粉）引起的氣喘不能混為一談。那些主張每一種反應背後的生物機制都一樣的人（因為他們認為生物途徑比觸發因子重要），對於把氣喘和濕疹也歸類在過敏性疾病比較沒有異議。從很多方面來看，目前對於究竟什麼是過敏、什麼不是過敏的爭議，跟二十世紀初時關於過敏定義的爭議可說如出一轍。如果你還是搞不清楚什麼是過敏，或是該怎麼定義它，你並不孤單。

現在的過敏專家對如何區別這些疾病與定義「過敏」，仍然意見分歧。許多我訪問過的醫生都表示希望有更準確的定義或新的用詞。有四十年經驗的世界知名過敏專科醫師休·山普森（Hugh A. Sampson）表示，過敏反應因人而異，而且同一個人在不同時間也可能有不同的表現。幼童的過敏反應影響的通常是皮膚和腸道，而嬰孩對食物過敏的反應可能是嘔吐或皮膚起疹子。但是隨著年齡增長，標的器官可能會改變，他可能會開始經歷氣喘或喘鳴。「過敏指的是一個共同的免疫機制，」山普森解釋道，「只不過每次反應的標的器官可能不同。」

小兒科醫師古爾吉特·「尼魯」·庫拉納·赫胥（Gurjit "Neeru" Khurana Hershey）同時也是一名傑出的教授，以及辛辛那提兒童醫院氣喘研究部主任。他將氣喘定義為一種「全身性或系統性疾病」。在某些人，過敏反應可能只發生在單一部位，例如呼吸道；但是在其他人可能發生在好幾個部位，就像有些人會同時患有氣喘、濕疹和食物過敏。但不論是哪一種情形，它還是屬於系統性疾病。發炎是所有過敏疾病的核心問題，它是這些情況可以歸類在同一個名詞底下的共同點。庫拉納·

赫胥認為，重點在了解為什麼有些患者的反應是局部的，有些患者的反應卻是廣泛的。

　　隸屬NIH的「過敏、氣喘與呼吸道生物學部」主任阿爾基斯・托吉亞斯（Alkis Togias）醫生表示，過敏是一種症候群，或說一群通常一起發生且病因相同的症狀。在他看來，氣喘、花粉熱和食物過敏並非各自獨立的疾病。

　　「我們面對的其實是一種會表現在不同身體部位的症候群，」托吉亞斯這麼對我解釋。他將究竟什麼是過敏、又什麼不是過敏的混淆問題，歸咎於過去這幾十年來醫學過度專業化的結果。肺部專家只負責肺部，所以他們會診斷氣喘，但不見得會注意到或在意患者是不是也有濕疹或食物過敏——即便這是異位性體質的人常有的情形。托吉亞斯表示，我們現在是在同一位患者身上分頭治療這些症狀，儘管這些症狀是同一症候群的不同表現。換句話說，不是每個有過敏疾病的人都是由過敏專科醫師診斷或治療，他們也不會知道自己這些過敏情形是同一個免疫機能障礙的不同表現。

　　任職於丹佛的國家猶太健康中心的著名過敏專家與免疫學專家唐納・梁（Donald Leung）醫師認為，術語是造成混淆的一大原因。過敏通常是依照症狀而不是它們的生物學分類的，例如氣喘的「喘」，或異味性皮膚炎的「癢」。他認為用「異位性」會比用「過敏」好，因為異位性從字面上解釋就是「偏離正道」。患者的皮膚、腸道或鼻腔細胞對過敏原的反應「偏離了原來的軌道」，對原本無害的刺激產生了過度反應。最後，他認為我們的定義應該以免疫系統的根本反應為基礎，而不是只根據患者的症狀或過敏檢測的結果。

|（大致上）簡單的說明過敏

　　那麼，對於像克麗西這樣質疑自己的過敏檢測結果的人；像你這樣有過敏症狀，但從來沒看過過敏專科醫師的人；像我父親，因為非IgE誘導型過敏致死的人；或是像我，有呼吸道過敏的臨床症狀，但是在皮膚或血液檢測都沒發現IgE反應的人（別急，在第二章會進一步探討這個謎題），該如何自處呢？我們這些非專業者應該如何理解過敏？

　　本書接下來會以第一型過敏的定義為出發點。為了讓事情簡單一點，我將用一個規則來定義什麼是過敏，以及什麼不是過敏：如果你的免疫系統和某個抗原或過敏原接觸後出現了反應，就是**過敏**。這通常代表你也出現了IgE反應，但不是絕對，重點在於你的免疫系統對一個原本無害的物質反應過度。但是如果你有類似食物過敏的症狀，可是它們並非免疫系統引起，而是其他身體系統、狀況或機制造成的，那麼你的情形是不耐症，不是過敏。如果你在皮膚測試（在第二章會有更多探討）時有腫起，但是實際接觸到這個過敏原時沒有產生過敏症狀，那麼你是對它敏感，而不是過敏。

　　希望這樣簡單整理我們目前提到的科學知識，會讓你對過敏的定義更理解一些。不過如果你還是搞不太清楚，也不要擔心，因是它確實有些複雜。事實上，就算是臨床醫生，要正確辨識過敏疾病往往也不是那麼容易。所以下一章，我們就來談談如何診斷過敏。

2 過敏診斷的原理（有的未必有效）
How Allergy Diagnosis Works (or Doesn't)

▎典型的非典型診斷

「從某個角度來看，我就像在扮演偵探，」普爾薇·帕里克（Purvi Parikh）醫生說道。我們坐在她的辦公室裡聊著做為二十一世紀的過敏專科醫師是什麼滋味。看診時間結束，一切恢復平靜，黑暗的候診室裡空蕩蕩的。帕里克是紐約大學醫學院（NYU Grossman School of Medicine）的小兒科臨床助理教授，有十多年的過敏專科醫生經驗，她的專長是氣喘照護和兒童氣喘研究，不過在這間位於曼哈頓中城的診所，她是為各種過敏疾病患者做治療。帕里克告訴我，如果我是在夏天而不是寒冬來訪，這時候診室肯定還擠滿了因為季節性呼吸道症狀前來求診的人，但因為是1月，我們才有時間好好交談。

帕里克說她非常喜歡幫助人解決過敏問題，所以才選擇過敏做為專業。她剛從醫學院畢業、擔任主治醫生時，遇過一名接受心臟手術的男性患者在手術臺上休克。沒有人知道為什麼，直到帕里克認為患者可能對什麼東西過敏，於是憑直覺做了些檢測。結果發現患者對術前使用的殺菌溶液嚴重過敏。這位患者從未發生過敏，所以沒想過自己會對什麼東西過敏。手術團隊得知帕里克的發現後，為他換了另一種殺菌方式，順利完成了手術。這是帕里克第一次感受到，解決一個疑難雜症，幫助

患者找到迫切需要的治療方式，原來如此美好。她立刻著迷了。

　　看得出來帕里克熱愛這份工作。但是她也強調，這個工作的挑戰非常大——比非專業人士以為的要困難得多。除了要懂得現代化的診斷工具、了解患者的生物醫學歷史，過敏還是一門倚重醫生經驗和直覺的醫學專業。所以帕里克才會用「偵探」來比喻她的工作。過敏診斷向來棘手，從某個角度來看，就像在解醫學謎題一樣。患有較輕微過敏或「隱藏性」過敏的人，有可能覺得身體不大對勁，但是說不出個所以然，這時只能仰賴過敏專科醫師幫他們找出背後的原因。

　　就像托爾斯泰筆下不幸家庭一樣，每個過敏患者都各有各的苦難。沒有哪兩個過敏病例是完全相同的，可能要花上數小時、數天、數個星期、數月、甚至數年，才能得到正式的過敏診斷。原因在於過敏在生物學上非常複雜，這使得檢測很難有結論，此外一些常見症狀有可能跟其他疾病很相似。

　　「幫助患者得到診斷會令我很開心，」帕里克告訴我。接著她把注意力放在我身上，不只是把我當成來探索她的專業領域的學者，還是個需要她的專業技能協助的人。她很驚訝我居然沒有找過過敏專科醫師，畢竟我有過敏症狀，何況我的父親還死於蜂毒。她很友善的對我微微一笑，說道：「我覺得你真的得約個時間來找我。你需要做些檢測看看問題出在哪兒。」

　　和許多有過敏症狀的人一樣，我遲遲沒有去看過敏專科醫師。這是因為我的症狀很輕微，通常自己買抗組織胺來吃就能緩解，所以便沒有去找更專業的醫生看診。但是我知道帕里克說得沒錯，於是我接受了她的提議——終於。

　　不過待我再度來到帕里克醫師的診間，已經是一年後，當時我的鼻

竇令我非常困擾。我按她的建議約了診，看診時我已經停了抗組織胺一個星期。帕里克簡單問診後，請護理師到檢驗室幫我做了標準的過敏原皮膚測試，還很快做了一個呼吸測試來檢查除了潛在過敏之外，是不是也有輕微的氣喘。

這名護理師跟我一樣都是四十多歲，個子很高、很友善，身上穿著五顏六色的制服。她領我到不是很長的走廊盡頭，那邊有一部肺活量計可以測量我的肺能產生多少氣壓。我用力對著一根管子吹氣，然後看著呼出的氣在電腦螢幕上跑出圖形。重複了三次後，護理師說我的肺活量落在正常範圍：完全沒有氣喘。我跟著她回到檢驗室，幾分鐘後，我穿上一件印有紅色龍蝦、藍色河豚和黃色章魚圖案的紙製外袍。帕里克的患者有不少是孩童，這件色彩鮮豔的袍子可以轉移他們的注意力──就連我這個大人都被吸引了。

護理師拿著三個藍色塑膠托盤回到檢驗室。托盤上放著白色塑膠塗抹器，它們的外形很像蜘蛛，每隻腳的末端都尖尖的，輕壓在我的手臂或背上時會稍微刮傷皮膚，讓微量的過敏原萃取物滲入我的第一表皮層。過敏專家喜歡在手臂上做測試，這樣患者自己也能看到反應結果，而看到皮膚的反應，往往是患者認識自身過敏反應的第一步。我總共做了五十種過敏原測試，包括花草樹木的花粉、雞蛋和小麥等。同時還以正常情況下，不會引發皮膚產生反應的生理食鹽水做為陰性控制組；以及正常情況下，皮膚應該會對它有反應的組織胺做為陽性控制組，來確保測試功能無誤，結果是準確的。護理師在我的手臂上標示了對應的號碼，好讓帕里克能很快看出結果；接著她用抹藥器小心的壓在我的上臂和前臂，輕輕的前後刮。我可以感覺到塑膠尖端扎進了皮膚。我可以感覺到塑膠尖端扎進了皮膚。護理師離開後，我在房間裡對著我的皮膚盯

了二十分鐘，這是皮膚細胞對抗原產生反應平均所需的時間。[1]

我立刻感覺到控制組的組織胺開始作用了。刮痕下的皮膚開始出現從輕微到難以忍受的瘙癢。我很努力克制自己不要去抓它。我盯著我的手臂，看著組織胺滲入的位置出現粉紅色的凸起，就像被蚊子咬了一樣。對過敏原敏感的人，皮膚會立刻有反應，在過敏原注入的位置生成發炎。過敏專家稱它為「紅腫」反應，而肥大細胞釋放的組織胺是引起這種反應的主要推手。一般而言，腫起超過三公釐、直徑超過十公釐就會被視為敏感。不過陽性控制組腫起處如果小於三公釐，可能會改用這個標準來評估其他紅腫。任何大小的紅腫都可以是有過敏反應的證據，當然，小一點的紅腫對實際過敏的預測性比較差。[2]我觀察了手臂上的其他地方，但是只看到過敏原萃取物在我蒼白的皮膚留下的痕跡。指定時間一到，帕里克敲了門探頭進來。接著她仔細觀察我的手臂，「嗯」了一聲後，告訴我我沒有對任何過敏原產生反應。

「這不表示你對這些過敏原一定沒有過敏，」她解釋道，「而是我們需要挖得更深一點，原諒我用雙關語。」

皮膚測試失敗後，通常會進行皮內測試。這時會用傳統的注射筒將少量過敏原注入皮膚。帕里克的護理師這次拿了一個金屬托盤回來，上面放了二十支注射筒。她用酒精擦拭我的兩隻上臂，擦掉原本的標示和殘留的過敏原萃取物。接著，她輕輕捏起我的皮膚，一針接著一

1　Ruby Pawankar, Giorgio Walkter Canonica, Stephen T. Holgate, Richard F. Lockey. "White Book on Allergy 2011-2 012 Executive Summary," *World Allergy Organization*. https://www.worldallergy.org/UserFiles/file/WAO-White-Book-on-Allergy_web.pdf.

2　Anca Mirela Chiriac, Jean Bousquet, and Pascal Demoly, "Principles of Allergy Diagnosis," in *Middleton's Allergy Essentials*, ed. Robyn E. O'Hehir, Stephen T. Holgate, and Aziz Sheikh (Amsterdam: Elsevier, 2017), 123.

針注射。注射結束時，我的皮膚看起來慘不忍睹——有些注射處流出血滴，有些地方開始腫起。接著，我又被單獨留在房間裡二十分鐘。這一次，我盯著我的皮膚時，想起我的父親，以及一個患有嚴重過敏的阿姨。我不知道我的免疫反應跟他們的免疫反應有哪些方面一樣、哪些地方不同。但是除了針孔跟另一個組織胺留下來的瘙癢處，什麼事也沒發生。

又過了二十分鐘，帕里克再度來到檢驗室。她仔細看了我的手臂後，坐下來說：「首先我想要強調，我相信你，你確實有過敏的臨床症狀。」她停頓一會兒，接著用明亮的大眼直視著我。「但是你的皮膚完全沒有反應。有時候會出現這種情形。」

帕里克解釋，有一小部分患者有明顯的呼吸道過敏症狀，但是他們的皮膚細胞對過敏原的耐受性遠高過鼻竇的內襯細胞。換句話說，我確實可能患有季節性花粉熱或持續一整年的呼吸道過敏，但是從我的皮膚測試看不出來；即使皮膚細胞和黏膜細胞接觸到同樣的過敏原，兩者的反應也可能截然不同。不過帕里克很仔細，我的保險也夠充足，所以她決定安排我做血清過敏測試。血清過敏測試是將患者的血清和過敏原混合，檢查是否有抗體反應，如果出現了IgE反應，就代表患者對這個過敏原敏感——如果你還記得，我們在第一章提過IgE和異位性過敏有關。令事情更加複雜的是，標準測試只能用來評估患者是否對某個過敏原敏感，無法預知它是不是一定會發展成過敏。

帕里克醫師填好申請表格後，我離開她的診所，前去附近的一家實驗室，在等了將近一個小時後，抽了三管血。技術人員告訴我，整個檢驗需要一個星期左右。

＊　　＊　　＊

　　我回到家等待檢驗結果，但是一場席捲全球的疫情擾亂了這一切。2020年的2月底，紐約市實施封城來遏止新冠肺炎擴散。等我拿到檢驗結果時，已經是幾個月後了，後續的回診則是在線上進行。5月時，我和帕里克終於再次談話。當時是春天的花粉季，而且情況特別嚴重，我的花粉熱症狀大爆發，眼睛又癢又熱，有時眼淚流得像是我在哭一樣。即使每天吃過敏藥，我依舊成天鼻塞。我迫切想要知道，到底是什麼樹或草讓我這麼不舒服。

　　「你很特別！」電話一開始帕里克便這麼說，像在宣告我中了樂透似的。「檢查結果是你的血液也沒有任何反應。一點反應都沒有。事實上，你各方面的IgE抗體濃度都很低。如果光看這些數據，我會說你沒有對任何東西過敏。」

　　在我倆陷入沉默的短暫時刻，我覺得有點錯亂。如果我做的每項測試（皮膚測試、皮內測試、血液測試）結果都是百分之百陰性，那我真的有過敏嗎？難道眼睛癢和鼻塞是我自己想像出來的？還有什麼因素會導致幾年前我找耳鼻喉科醫生檢查時，診斷出鼻腔明顯受到刺激，而且這種症狀每年春天、夏天和秋天都會出現呢？

　　「我相信你有臨床症狀，」帕里克彷彿知道我在想什麼。「我絕對認為你有過敏。只不過某些患者的過敏不是IgE誘導的，但是要檢測它並不容易。你的身體對某個東西有反應，這是肯定的，但這個反應並非經由IgE途徑。我診斷你罹患的是局部性過敏性鼻炎。」

　　基本上，這表示我的眼睛和鼻腔黏膜在接觸過敏原時會有反應，我的過敏反應有標的性，或說是「局部性」的，而不是系統性或「全身性」的。我的皮膚細胞和它們的抗體，有可能不會對春天空氣裡飄的花粉有反應，但是我的眼睛和鼻腔黏膜會。不幸的是，這也代表沒有方法能找

出究竟是什麼過敏原，造成我有這些症狀。嚴格來說還是有方法，只不過這牽涉到：得將劑量非常低的五十種過敏原，一個一個放在我的眼睛或鼻腔黏膜上，然後等上一段時間，看它們會引發什麼反應。不用說，帕里克醫生和我都不想這麼做。

帕里克用了所有現成的方法後，仍無法偵破我這個案子——找不到導致我過敏的罪魁禍首。她開了每天使用的抗組織胺鼻噴劑和眼藥水給我，因為我的過敏是局部性的，她建議我不要再吃口服的抗組織胺。這些藥有副作用，既然我的過敏不是全身性的問題，就別承受這些藥物帶來的副作用了。她建議對症下藥來治療，效果會好得多。

經過數個月，這個為我量身設計、不太尋常而且複雜的過敏診斷，終於告一段落。診斷依據是幾份陰性過敏檢測的結果，以及患者的自述和醫師的臨床觀察。而我想問的是：我到底有沒有呼吸道過敏？

這個問題的答案取決於兩件事：首先是我們怎麼定義過敏，以及如何將它跟類似的症狀或疾病區分開來。我的 IgE 濃度很低，也沒有全身性免疫系統反應的證據，但是我的鼻腔、眼睛和喉嚨的免疫細胞確實被活化了，所以根據第一章給的定義，我有過敏，或是第一型過敏，但我沒有異位性體質。第二點是我們用來確認過敏反應時採用的證據。光從臨床皮膚和血液的 IgE 測試結果判斷，我沒有過敏的科學「證據」。然而，如果根據接觸到花粉後會有肉眼可見的發炎與刺激為**依據**，那的確有證據證明我有局部性過敏反應。

正如我的故事為大家展現的（而且展現得非常好），二十一世紀的過敏診斷相當令人困惑。從 1865 年發明的皮膚測試，到最近的 IgE 抗體螢光免疫分析法，在沒有親眼目睹反應的情況下，想要診斷或在醫學上確診過敏反應，從來不是件容易的事。反應愈輕微或愈不明顯，就愈難

發現、診斷或「證實」患有過敏。這一章接下來的部分將試著解讀我們的免疫系統，以及它對常見過敏原的反應背後的基礎科學。就像我們接下來會看到的，診斷過敏除了需要依賴嫻熟的技巧和患者的經驗，還要借助免疫科學。

▍簡述漫長悠久的過敏檢測史

過去一個世紀以來，過敏診斷並沒有太大的改變。現今過敏專家使用的方法和檢測（從我的經驗得知），對 2000 年、1970 年、1930 年的臨床醫師都不陌生，甚至回到 1865 年，英國醫師查爾斯・哈里森・布萊克利（Charles Harrison Blackley）發明皮膚測試的時候，也是如此（至少對花粉熱是這樣）。有計畫的現代過敏研究大約始於 1923 年，第一個過敏專家學會成立時，標準診斷方式為：（一）徹底調查患者的病史，包括什麼時候開始出現過敏症狀、過敏發作的時間、患者的職業和家庭背景，以及他們的症狀發生的頻率和時長；（二）進行身體檢查，以排除可能引起相似症狀的其他疾病，並留意是否有類似糖尿病等會影響過敏、導致情況變複雜的問題；以及（三）診斷檢測，這部分因年代和可行的科技而異，但一定包含最常見的皮膚測試。

到了 1930 年代，過敏專家華倫・T・范恩（Warren T. Vaughan）醫師主張為了患者的利益，一般科醫生都應該為他們的患者做過敏檢測。范恩知道，有許多長期症狀或其他診斷無法解釋的病灶，都可能受益於特殊的治療與照護。范恩要患者在自述症狀時必須完全誠實，否則不但有可能診斷錯誤，還可能接受錯誤的處方和治療。他和其他首屈一指的過敏專家都提到了患者自我診斷帶來的危害，呼籲有症狀的人尋求受過訓

練的專科醫師做檢測。[3]

　　范恩在發表於1931年的著作《過敏》（*Allergy*）中提出的呼吸道與皮膚過敏檢測非常詳盡，是當時的標準流程與診斷工具代表。[4]在了解患者的病史並進行健康檢查後，范恩會開始皮膚抓痕測試（scratch test）。1970年代之前，過敏原萃取物還沒有大規模生產，過敏專家會自行設計他們的皮膚測試和免疫療法，一般是以當地的花粉為過敏原代表。如果抓痕檢測失敗，范恩會建議改進行皮內檢測。也有人會採取皮下檢測（刺入更深層的表皮底下）或是眼部反應（將微量花粉放到下眼瞼內側，待兩、三分鐘後洗掉）。如果這些檢測結果都沒辦法得到結論，范恩就會建議進行鼻腔內檢測，將花粉吹入患者一邊的鼻孔，看看有沒有反應。（如果我真想要知道我的過敏究竟是什麼造成的，帕里克會採取的就是類似後兩者的方法。）接著，患者會接受貼布測試，將花粉覆蓋在皮膚上十二到二十四小時。范恩表示貼片測試最適合皮膚過敏的人，因為他們的皮膚經常太過敏感，光是注入過敏原就可能引起反應。1930和1940年代的過敏專家還可能進行「被動轉移」（passive transfer，也就是我們在第一章稍微提過的P-K血清測試），然後對沒有過敏的人（接受血清的人）進行皮膚測試；如果出現了反應，就可以確認原本的患者（提供血清的人）有過敏。P-K血清測試最常用於嬰孩或是皮膚過敏嚴重等，無法進行貼片檢測的人。[5]

3　Samuel M. Feinberg, *Asthma, Hay Fever and Related Disorders: A Guide for Patients* (Philadelphia: Lea & Febiger, 1933), 48.
4　Warren T. Vaughan, *Allergy and Applied Immunology: A Handbook for Physician and Patient, on Asthma, Hay Fever, Urticaria, Eczema, Migraine and Kindred Manifestations of Allergy* (St. Louis: C. V. Mosby, 1931).
5　P-K血清測試的缺點，是可能會將其他血液傳播疾病（例如：肝炎或愛滋病）轉移給非過敏性測試對象，這是該測試方式之所以受到限制和嚴格控制的部分原因。

如果所有方法都失敗，范恩建議過敏專家可以進行細菌學研究。從患者的身上（牙齒、鼻竇、腸道）取得細菌，培養這些細菌樣本，然後把它當成萃取物來進行過敏反應測試。除了細菌，也可以使用氣管「分泌物」或痰進行同樣的檢測。將收集到的分泌物或痰過濾、消毒後，在患者身上進行過敏原檢測。這些檢測已經很徹底了，但仍無法保證能提供過敏的證據。

1920年代早期至1930年代晚期的紐約過敏專家威廉·湯瑪斯在他的筆記本上記滿了他認為「皮膚測試不合理」的例子[6]，像是「凱勒太太在臨床上絕對對羊毛和菸草過敏，但她的皮膚測試反應卻呈陰性」、「馬瑞希先生的皮膚測試對豚草（ragweed）有反應[7]，但是他並沒有花粉熱或其他過敏症狀」。或是「可憐的拉什莫太太對豚草的過敏嚴重，但是用豚草進行皮膚測試時，得到的卻是陰性反應」。另外，山繆·費恩伯格（Samuel Feinberg）醫生在他於1933年發表的一本過敏相關書籍中提到，標準皮膚測試的結果不能做為過敏的診斷依據。[8]他認為皮膚測試結果陰性不代表任何意義；患者有可能結果是陰性的，但仍有過敏情形（就像我的檢測結果一樣）。1931年，過敏專家亞瑟·科卡醫生提出警告，指出皮膚測試受多種因素影響：異常的皮膚狀況、溫度過高或過低、過敏原的濃度、反應的時間、敏感的皮膚、進行檢測的身體位置、過敏原的注入深度，以及不同過敏原注入的位置是否太靠近[9]——很顯然，有

6　William Sturgis Thomas, "Notes on Allergy, circa 1920–1939." 這兩本活頁夾裝訂的私人筆記目前收藏在 New York Academy of Medicine 的 Drs. Barry and Bobbi Coller 善本閱覽室。
7　譯註：豚草是一種雜草。
8　Feinberg, *Asthma, Hay Fever and Related Disorders.*
9　Arthur F. Coca, *Asthma and Hay Fever in Theory and Practice. Part I: Hypersensitiveness, Anaphylaxis, Allergy* (Springfield, Ill.: C. C. Thomas, 1931), 322–29.

很多出錯的機會。

　　食物過敏的診斷檢測就更困難了。1930年代，大部分家醫科醫生仍認為食物過敏多為「心理作用」。[10] 但是早期研究人員卻主張食物過敏比我們以為的更普遍，並認為它可能是其他我們不甚了解的疾病背後的原因。[11] 1931年，阿爾伯特‧羅維（Albert Rowe）醫生發表了一本關於食物過敏的著作，內容提到我們對食物過敏的了解非常有限，且嚴重低估它的盛行率，原因是它不容易診斷，而且大部分患者的皮膚測試都對食物過敏原沒有反應。此外，食物過敏通常也比其他過敏更輕微。（值得一提的是，當時還沒有正式記載提及食物會引起重度過敏。大家認為可能有這種事，但還沒有被證實。不過我們現在已經知道，說食物過敏比起其他過敏「輕微」是錯誤的。）羅維表示，有別於症狀只會發生在呼吸道的「吸入型」過敏，食物過敏可以在身體的任何部位引起反應。[12]（這句話某種程度是對的，因為食物過敏可以導致皮膚反應，還可以使氣管收縮。）這使得單憑症狀來診斷食物過敏更加困難，因為它的症狀和許多疾病相似。

　　只有透過患者的自述和直接觀察到的負面反應，才能「證實」食物過敏的診斷。每一位患有食物過敏的患者都會被要求嚴格執行「過敏原飲食」（elimination diet），並仔細記錄他們的日常飲食內容，以找出導致他們過敏的原因。范恩建議他的患者做詳細的飲食日記，把二十四小時

10 Albert Rowe, *Food Allergy: Its Manifestations, Diagnosis and Treatment, with a General Discussion of Bronchial Asthma* (Philadelphia: Lea & Febiger, 1931), 21.
11 Guy Laroche, Charles Richet, fils, and François Saint-G irons, *Alimentary Anaphylaxis (Gastrointestinal Food Allergy)* (Berkeley: University of California Press, 1930).
12 Rowe, Food *Allergy*, 20.

內吃的東西全記下來，然後在經歷十到十二次身體不適後，把日記帶來分析。大部分患者會持續做四週的飲食日記，除了飲食內容之外，也記錄下症狀，並以「一般日記」來記錄各種事件和他們的情緒。最後，過敏專科醫師會利用這些資訊，來診斷或排除他們的食物過敏。

這些二十世紀中期的診斷工具和檢測雖嫌粗糙，但在過去這幾十年基本沒有改變過。儘管現代版的皮膚測試診斷過敏的能力一般，但仍然是標準操作。

▌二十一世紀以現有的工具盡力診斷

我為了寫這本書而進行採訪時，每當向醫生們問到過敏診斷當前的挑戰，特別是以 IgE 做為標記的檢測遇到的難處時，許多該領域的專家都建議我找休・山普森醫師談一談。山普森醫師是西奈山伊坎醫學院（Icahn School of Medicine at Mount Sinai）的小兒科教授，也是艾略特與羅思琳・傑夫食物過敏研究中心（Elliot and Roslyn Jaffe Food Allergy Institute）的主任。我們於新冠肺炎疫情期間透過電話訪談時，山普森醫生已經在食物過敏的研究、診斷和治療上努力了四十年——也就是說，他對這個領域再熟悉不過了。

我問山普森醫生過去這四十年有哪些改變時，他說：「我剛進入這個領域時，過敏專家是以皮膚測試進行過敏診斷，那時候的問題是⋯⋯好吧，現在也還是⋯⋯患者明明有陽性反應，卻沒有臨床症狀。所以在那個時候，當我們只看皮膚測試呈陽性時，其實只有30％到40％的人會真的對該食物有反應。」

山普森回顧了他剛開始執業並從事研究時，這個領域大致的情形。

1980年代早期，過敏仍處於醫學領域的邊緣；事實上，醫學院學生幾乎沒有受過任何與過敏相關的訓練（現在還是如此，大多數醫生在受訓期間，大約只會花兩個星期學習過敏疾病）。「當時的人甚至認為它並不是一門科學，」山普森解釋道，「他們不相信皮膚測試有任何意義。」

之所以缺乏這樣的信念，是因為要從皮膚測試得到準確的結果不太容易。首先，皮膚測試的施作過程必須正確，必須有陽性與陰性控制組。陰性控制組用的，是配製這些過敏原試劑時使用的溶液，它應當呈陰性反應；陽性控制組用的是組織胺，正常皮膚會對它產生反應（皮膚會腫起）。其次，皮膚測試和皮內測試的過敏原試劑必須正確注入。進行呼吸和食物過敏的皮膚測試時，針頭要扎得夠深才能注入過敏原，但有時刺得過深會導致患者流血，得到偽陽性結果（特別是在皮下檢測時）；抓痕或注射的位置如果靠得太近，則會分不清引起反應的是哪個過敏原，導致結果難以判讀。採用質量標準化的過敏原萃取物是最好的，但是這比我們以為的要困難得多。

皮膚測試的難處之一，是用來做皮膚測試或皮內測試的過敏原，是由好幾家公司製造的，它們的濃度（每單位劑量所含的過敏原多寡）和配製成分（把過敏原混在什麼溶液裡）有很大的差異。由於目前沒有規定要求，皮膚測試用的商業用過敏原製劑要標準化，因此注入的過敏原量可能有所不同，以致不容易確認到底有多少劑量已經滲入皮膚中——太多或太少過敏原萃取物都會影響結果。有時候，過敏原製劑中的非活性成分本身，也可能引起反應，導致偽陽性結果。在皮內測試時注入過多過敏原的風險很高，除了檢測結果可能呈偽陽性，還可能引起嚴重的反應（事實上，所有皮膚過敏測試都應該在臨床環境中進行，以防患者對過敏原出現嚴重反應）。

＊　＊　＊

最近在美國和歐洲，都有針對「商業用過敏原製劑的品質與效能」進行的研究，結果指出「塵蟎、動物皮屑、黴菌及花粉」製劑間的差異尤其大。[13] 澳洲的詹姆斯・庫克大學（James Cook University）則發現用來測試魚類過敏的材料「不可靠」。[14] 溶液中的魚類過敏原數量差異很大，有可能導致偽陰性結果。可以吃的魚類有數百種，但目前只有四種被用來做檢測。進行皮膚測試的過敏原製劑有些只含有一種過敏原，有些則含有數種相似的過敏原（例如用來進行「草類」過敏檢測的試劑裡，就含有多種草類萃取物）。這會讓結果難以正確解讀，特別是試劑缺少患者所在當地常見的植物種類時。讓問題更複雜的是，怎麼收集、平均這些皮膚測試結果，用它們來將抗原萃取物標準化（這有點像在循環論證），進行流行病學和藥理學研究。這也是無法確切得知有多少人患有過敏的原因之一（第三章會有更多探討）。

就算所有程序都正確，也用了高品質的過敏原萃取物，皮膚測試和皮內測試的結果還是有可能受到「個人技巧、測試儀器、膚色和萃取物的效力」，以及「施行檢測的部位、年齡、體脂率、是否使用藥物或過敏原免疫治療、每一天的生理節律、季節性變化、月經週期，以及壓力和焦慮」影響。[15] 服用抗組織胺、類固醇、抗憂鬱症藥物和鎮定劑等藥

13　Chiriac, Bousquet, and Demoly, "Principles of Allergy Diagnosis," 120.

14　T Ruethers, AC Taki, R Nugraha, R, et al., "Variability of allergens in commercial fish extracts for skin prick testing" in Allergy 2019 (74): 1352–1363.

15　Mahboobeh Mahdavinia, Sherlyana Surja, and Anju T. Peters, "Principles of Evaluation and Treatment," in *Patterson's Allergic Diseases*, 8th ed., ed. Leslie C. Grammer and Paul A. Greenberger (Philadelphia: Wolters Kluwer, 2018), 160–62.

物，也可能影響我們的免疫系統，導致皮膚測試失準。正因如此，過敏專家通常會要求患者在接受檢測前，暫停服用藥物數天到一個星期。如果因為某些醫療因素無法暫停用藥，那麼任何陰性檢測結果都應該視為偽陰性，但是陽性結果則依舊視為陽性。

此外，在嬰幼兒身上做皮膚測試也非常困難。在三個月大以前，他們的皮膚不會有反應，即使在那之後，檢測結果的解讀也比成人的困難得多，經常得不到結論。這就是為什麼二十世紀早期的醫生會選擇用P-K血清檢測，來檢測嬰幼兒患者對過敏原的敏感度。

最後，或許也最重要的是，目前沒有一個標準或公認的系統[16]，可以用來解讀皮膚測試或記錄和收集測試結果。一般建議還是有的，但測試的結果還是由過敏專科醫生自行決定如何解讀。這就是為什麼做皮膚測試時，找受過專業訓練的過敏專家進行並解讀，會比找一般科醫生好得多，因為想要正確「解讀」這些檢測可能需要數年的經驗。

除此之外，皮膚測試只適用於「正常」或目前沒有反應的皮膚，否則幾乎沒有進行解讀的意義。因此你可以想像，要在皮膚過敏的患者身上得到正確的結果非常困難。

我和傑出的異位性皮膚炎專家彼得．里歐（Peter Lio）醫生訪談時，他解釋道常見的皮膚測試不適用於皮膚有過敏症狀的患者。在他的診所，皮膚測試相當耗時。他會在患者的背部貼上八十到一百二十個含有過敏原的貼片，並讓這些貼片留在他們身上四十八個小時。

「有些耗時，」里歐說道，「我們星期一幫患者貼上貼布，星期三撕掉，然後在星期五回來讀取九十六個小時後的結果。對患者而言，這樣

---

16 Mahdavinia, Surja, and Peters, "Principles of Evaluation and Treatment," 159.

的檢測侵入性比較高一點，但確實能提供我們重要的訊息。」

一旦完成了最後的解讀，里歐便會根據陽性檢測結果列出要患者避開的東西。有時這些過敏原會藏在像是洗髮精、肥皂等日常用品中，所以找出確切引起反應的過敏原會需要一段時間，患者的皮膚狀況可能要在停止接觸這些東西兩個月後，才會緩解。

對於皮膚測試結果呈陰性的患者，要符合異位性皮膚炎的診斷必須滿足三個條件：（一）必須有濕疹性皮疹或皮膚發炎的症狀，而不是只有水泡或突起；（二）患部會瘙癢；（三）皮疹和瘙癢必須是慢性或反覆發作的，單次發作不算數。異位性皮膚炎通常發生在孩童身上，並隨著年齡增長而好轉，但也有成年後情況反而更糟的患者。[17]里歐向我解釋，目前的研究可望以免疫分型（immunophenotyping，用來研究每個細胞表現出的不同蛋白質的測試）為基礎，發展出可以分別異位性皮膚炎子類型的新診斷法。但是就目前而言，貼布測試確實是找出導致濕疹過敏原的唯一方法。

不論是呼吸道或食物過敏，在皮膚測試的結果沒有結論或不一致時，檢測特定 IgE 抗體的抗原反應是一種選擇。山普森剛開始執業時，過敏專家也會使用放射性過敏原吸附試驗（radioallergosorbent test，簡稱 RAST）來檢視患者血液中 IgE 抗體針對不同過敏原的反應。該測試屬於「放射免疫分析法」（radioimmunoassay，簡稱 RIA），過程中會使用少量有放射標記的抗原和患者的血清混合。如果患者對該抗原過敏，其 IgE 抗體就會跟抗原結合；最後再以伽馬射線計數器（gamma counter）測量游

---

17 有趣的是，里歐醫生告訴我，在他就讀醫學院訓練時，好發於成人的異位性皮膚炎被認為是沒有事實根據的理論，但今日已被廣泛接受。另一方面，過敏性接觸皮膚炎一直被認為好發於成人，因為多半發現是由於職業需求反覆接觸某種物質進而產生過敏狀況，例如醫護人員對於乳膠過敏。

離的抗原（游離的抗原愈少，就代表被活化的IgE愈多，亦即患者對該過敏原愈敏感）。

現今的RAST有一大部分已經被更先進的免疫放射分析法取代，但大家（包括過敏專家）通常還是沿用這個詞來指其他血液檢測。如果你跟我一樣也需要做血液檢測，過敏專家通常會指定你做「酵素連結免疫吸附分析法」（enzyme-linked immunosorbent assay，簡稱ELISA），或更普遍、也更準確的「螢光酵素免疫分析法」（fluorescence enzyme immunoassay，簡稱FEIA）。在ELISA分析法中，有酵素標記的抗原和抗體會跟患者的血清混合，來檢測是否對特定過敏原有抗體反應。ELISA做起來快速且便宜，但過敏專家需要靠人力，分別測試單一過敏原或一組過敏原。FEIA分析法和RAST及ELISA相似，只不過它是使用螢光酵素做為抗體標記，來量測對特定抗原的抗體反應。FEIA分析法是全自動的，比較少失誤，而且可以一次篩檢所有抗原。使用標準FEIA（商品名稱為ImmunoCAP）的好處是可以測量特定過敏原的IgE（allergen-specific IgE，簡稱sIgE），而不是血清裡的IgE總量；還能減少（但不是完全排除）因為交叉反應，或是你的抗體對基因組與你真正的過敏原蛋白質相似的過敏原（例如來自同一科的不同堅果）反應，造成檢測結果偽陽性。

然而，即使血清檢測顯示對某個sIgE呈陽性反應，也不代表患者就對這個過敏原過敏，只能說對該過敏原有反應而已。山普森提醒我，倚賴血液檢測來診斷食物過敏是糟糕的做法。他指出，對血液檢測呈陽性的人進行食物試驗後發現，「檢測呈陽性的人遠比吃了這些食物後會產生臨床反應的人多」。事實上，**皮膚和血液的食物過敏檢測結果是偽陽性的比例高達50%到60%。**

＊　　＊　　＊

　　幾十年過去了，過敏研究員終於可以說血液檢測中的sIgE濃度、皮膚測試時的腫塊大小，跟一個人在吃了特定食物，或接觸某種呼吸道或皮膚過敏原後產生免疫反應的可能性之間，存在密切的關聯。但是這樣新的認知同樣讓患者感到困惑：他們經常將血液中的IgE濃度、皮膚測試時的腫塊大小，跟他們的過敏嚴重程度混為一談。[18]在Reddit和臉書之類社交媒體上，患者經常分享他們的皮膚測試結果來告訴大家他們的過敏程度，換言之，他們誤以為這個只是用來檢測他們是否對某個過敏原敏感的檢測，可以準確評估他們接觸到該過敏原時的過敏反應程度。很不幸的，事實並非如此。

　　「皮膚測試時的腫塊大小或抗體量，跟反應的嚴重程度沒有關係，」山普森向我解釋，「它只能告訴我們產生反應的可能性，不能告訴我們反應的嚴重程度。」這也是為什麼不管過去或現在，診斷食物過敏的黃金標準一直是雙盲並以安慰劑為控制組的「食物誘發試驗」（oral food challenge，簡稱OFC）。

　　儘管食物試驗被認為是確認食物過敏最好的方式，但是它們的可行性卻是最低的。造成這個情形的原因不一，幾個最常見的原因包括：（一）成本過高，因為這樣的測試必須在醫院或是有能力處理急性嚴重過敏反應的醫療機構進行；（二）執行時間過長，因為每一種過敏原都

18 Adnan Custovic, "Epidemiology of Allergic Diseases," *in Middleton's Allergy Essentials*, ed. Robyn E. O'Hehir, Stephen T. Holgate, and Aziz Sheikh (Amsterdam: Elsevier, 2017), 54:「多數流行病學研究將過敏致敏化（atopic sensitization）定義為過敏原特異性血清IgE呈陽性……或皮膚點刺測試呈陽性……然而，陽性「過敏」測試僅表示，存在過敏原特異性IgE（在血清中或與皮膚肥大細胞膜結合），不一定與接觸過敏原後臨床症狀的發展有關。事實上，相當大比例的過敏測試呈陽性者並沒有任何過敏性疾病的臨床症狀。也就是說，你可以在不經歷任何反應的情況下獲得臨床上可觀察到的敏感性。某些研究表示，皮膚點刺測試所形成的腫塊大小，加上IgE抗體的存在，更能預測症狀或『過敏性疾病』。」

必須單獨測試，並且需要數日或數週持續增加劑量的時間；（三）測試過程可能會引起嚴重反應，特別是在年幼的孩童身上。[19] 食物試驗會令家長特別緊張，連帶使孩子感到焦慮。在不進行食物試驗的情況下，大部分食物過敏都是結合詳細的病史、身體檢查、皮膚測試和 sIgE 血液檢測來診斷的。（為避免引起嚴重的發炎反應，不建議使用皮內檢測；不建議採用血清 IgE 總量為依據，因為它只能測量一般性、而不是特定過敏反應；不建議採用 IgG 數據，因為每個人吃了蛋白質後，都會製造 IgG；不建議使用任何其他標榜可以檢測食物過敏的測試。）

總而言之，經驗豐富的過敏專科醫師可以準確診斷大部分的食物過敏[20]，但即便如此，只要沒有進行食物試驗，就無法肯定的說某人是否有嚴重的食物過敏。

除了這些挑戰，山普森還指出我們對成人進行的試驗不夠多。大部分的過敏研究，特別是跟食物相關的過敏，都是在孩童身上進行的，因為大部分的人第一次食物過敏發作，都是在嬰孩或幼年時期。而這使得解讀成人方面的研究結果更為困難，容易產生混淆。

食物過敏的診斷之所以困難，還因為它的主要症狀跟其他與過敏無關的消化道疾病或情況相似。另外還有非 IgE 誘導的食物相關疾病，像是食物蛋白質引起的小腸結腸炎（enterocolitis）症候群與直腸結腸炎

19 Scott H. Sicherer and Hugh A. Sampson, "Food Allergy: Epidemiology, Pathogenesis, Diagnosis, and Treatment," *Journal of Allergy and Clinical Immunology* 133, no. 2 (February 2014): 295.

20 Sicherer and Sampson, "Food Allergy," 296. 他們認為，即使不進行食物誘發試驗，標準的皮膚點刺測試和 sIgE 測試也可以「在協助過敏診斷方面發揮很大作用」。

21 美國國家過敏和傳染病研究所的專家小組「確定了四種免疫型的不良食物反應（例如食物過敏），即：IgE 介入、非 IgE 介入、混合型或細胞介入的反應……，有許多疾病不是食物過敏，但可能看起來十分相似。」(Sicherer and Sampson, "Food Allergy," 294)。例如，乳糜瀉是非 IgE 介入的，而皮膚接觸過敏是細胞介入的反應。

（proctocolitis）症候群，以及嗜伊紅性食道炎。[21] 小腸結腸炎症候群是一種免疫誘發型的腸道發炎，牛奶和穀類是常見的觸發因子，患者會有嘔吐和腹瀉的情形。食物蛋白質誘發的直腸結腸炎症候群是一種免疫誘發型的直腸發炎，通常是牛奶引起的，會造成嬰孩血便。嗜伊紅性食道炎是因特定食物導致食道內襯的嗜酸性白血球細胞過多，而引起的發炎反應（第四章和第七章會再詳細探討嗜伊紅性食道炎）。這些罕見的免疫誘發型症狀受影響的人口比例，分別是0.5％、0.12％和0.0005％，它們通常在嬰孩或幼年時期就出現，但不是IgE抗體誘導的。「而且很不幸的，」山普森解釋道，「它們也沒有很好的檢測方式。」

就食物過敏和整體過敏而言，診斷的難處有一部分來自於我們對於這些過敏背後的免疫機制，其實不甚了解——山普森這麼告訴我。換句話說，隨著過敏的盛行率持續上升，我們擁有的診斷工具和眼前的問題大小，不成比例。

皮膚測試就是一個例子。這是用來初步診斷過敏最常見、最容易取得，也最便宜的方法。但是有8％到30％檢測結果呈陽性（或有腫起）的人並沒有任何過敏症狀。[22] 話雖如此，皮膚測試的結果依舊被視為重要指標，因為有30％到60％檢測出對某種過敏原敏感的人[23]，最後會發展成過敏。如果你得從這一整個章記住一個重點，那就是：**血液檢測和皮膚測試只表示受測者對某個過敏原敏感，不能做為過敏的確據**[24]；任

---

22 Chiriac, Bousquet, and Demoly, "Principles of Allergy Diagnosis," 123.

23 Chiriac, Bousquet, and Demoly, "Principles of Allergy Diagnosis," 123.

24 有趣的是，如果想開始接受免疫療法，你的皮膚測試必須呈陽性；然而，皮膚測試不能用於評估免疫療法成功與否或評估何時該停止治療，因為它們僅表示敏感性，而不表示是否有過敏。如果免疫療法有效，患者將不再有症狀或過敏，但會保留敏感性或過敏的傾向。因此，免疫療法永遠不會改變皮膚測試的結果。

何皮膚或呼吸道過敏都應該由過敏專科醫師根據患者的病史，以及患者與過敏原接觸後的症狀來確認。

　　過敏診斷是一門充斥著主觀因素的客觀科學。許多過敏專科醫師是用他們多年臨床經驗培養出的直覺，來解讀檢測結果並診斷是否有過敏。就像帕里克所說的，解讀二十一世紀的過敏檢測結果是一門科學，更是一種藝術。

好的、舊的、壞的、新的檢測方式

　　過去幾年，我的好友大衛一直有一般性的腹痛問題。大約一年前他診斷出罹患疝氣，並且動了兩次手術（第一次沒有成功，這很少見，但不是不可能）。大衛向來健康而開朗，但由於長期不適，加上馬上要四十五歲了，他無法繼續保持樂觀。他努力地做瑜伽，確保自己吃得健康，最後還嘗試了自然療法。為了找出大衛是不是對他吃的某種食物過敏，自然療法醫師提議進行IgG抗體的血液檢測。這名醫師認為，大衛之所以持續感到不適，很可能和過敏有關。

　　大衛一心想恢復健康，於是答應做血液檢測。他知道我正為了寫一本談過敏的書進行研究，於是寫電子郵件向我詢問關於檢驗結果的事。有幾個食物會使他的IgG濃度上升，所以他考慮在飲食中避開這些食物，但是想先聽聽我的見解。

　　過去這幾年我從過敏專家得知，IgG抗體檢測對診斷過敏實際上毫無價值。IgG占血液中流動的抗體的大部分，在正常免疫功能中扮演重要角色，也跟某些自體免疫疾病有關（正如第一章提過的），但是和第一型過敏反應無關。儘管如此，許多人還是跟我的朋友大衛一樣，花錢

做了這項檢測，希望能為各種神祕且令人不適的症狀找到答案。由於這項檢測根本無法提供患者任何跟過敏有關的訊息，過敏專家對於眾人趨之若鶩感到憂心。因為就像山普森解釋的：「問題在於每個人都會對食物反應產生IgG抗體。」

食物進入我們體內後，會先在胃部碾碎並消化，有一部分天然蛋白質可以穿過腸道的屏障，進入血液循環。我們每天所攝取的蛋白質中，可以直接進入血液循環的約占2%，它們被稱為「免疫型」（immunogenic form）蛋白質，意指它們會引起正常的免疫反應，活化抗體。還記得艾弗里・奧古斯特博士怎麼描述我們的免疫細胞嗎？他說，它們就像監管哪些東西可以視為我們一部分的看守者。發現有食物蛋白質進入我們的血流時，IgG就是扮演這樣的角色。

「所以如果你吃蛋、喝牛奶，體內就會有蛋和牛奶的IgG抗體，」山普森說道，「但是從沒有人發現這些抗體與生病有關。」換句話說，IgG並不會導致食物過敏或是第一型過敏疾病。

許多人由於誤解IgG血液檢測結果，而捨棄了基本且營養的食物。待他們再次接受血液檢測時，會發現IgG濃度下降了，從而以為避開特定食物的努力得到了回報，認為自己真的對那些食物「過敏」。然而事實上，沒有任何證據證明IgG對人體有負面影響。從生理學的角度來看，這確實是合理的，你避免吃某些東西，你的身體當然就會停止製造與它們對應的IgG抗體，但是這也表示日後你再次吃它們時，抗體可能會視它們為問題而做出反應。有愈來愈多證據指出，IgG在過敏反應中很可能具有保護作用，因為接受食物過敏免疫療法的患者通常會在過程中製造更多IgG。隨著身體學習耐受微量會引發過敏的蛋白質，其IgG濃度會跟著上升。山普森認為，這是IgG抗體或許在正常健康的免疫功能中

扮演重要角色的有力證據。

「如果你喝了牛奶，但是體內沒有和牛奶對應的 IgG，我會懷疑你的免疫系統出了問題，」山普森說道。他同意同儕的觀點，IgG 檢測在診斷過敏上沒有價值，除非有人證明了它們的診斷價值，否則最好禁止一般大眾使用。我問他為什麼明明缺少證據，卻還是有這麼多人對 IgG 的檢測結果深信不宜。他停頓了一會兒後告訴我，他認為這樣的檢測存在相當大的安慰劑作用，因為它們非常昂貴。依照檢測多少種過敏原，費用可以高達數百元美金。「當你花了這麼一大筆錢，」山普森沉思了一下繼續說，「就幾乎已經認定自己的狀況會好轉。」當一個人認定吃了某種食物會使他們不舒服，事情往往就會朝這個方向發展；這是一種「反安慰劑」（nocebo）效應──其效果與安慰劑效應相反。

＊　　＊　　＊

我寫信告訴大衛，過去這些年我訪談過的所有過敏專家都認為 IgG 檢測沒有意義，甚至會造成危害，但他回信告訴我他信任自然療法醫師的判斷，而且自從他避開食用麩質和乳製品，已經覺得好多了。我一直試著說服他，但他相信自己的直覺，這讓我備感挫折。但是山普森醫師卻表示同情他，而且對大衛的反應一點兒也不覺得意外──這種情況他已經見太多了。

「過去我開始研究食物過敏時，花了很多時間說服患者他們的症狀是食物引起的，」山普森說道，「現在我則花大把時間告訴患者，他們的症狀並非食物所引起。大家都在做這些檢測，各種奇奇怪怪的檢測。問題是，一個人一天會吃東西五、六次，你不可能總是記得你幾點吃了什麼。在這種情況下，歷史紀錄很可能造成誤導。」

然而山普森承認，幾十年前他第一次聽聞口腔過敏症候群（oral allergy syndrome）時，也覺得不可能有這種事。口腔過敏症候群跟季節性花粉過敏有關，它不像食物過敏那麼嚴重。口腔過敏症候群患者在吃了特定蔬菜或水果後，他們的免疫系統可能會發現，這些蔬果的某個分子結構跟會使患者過敏的某種花粉相似，這時他們的嘴巴就會覺得痛或癢。山普森當時認為怎麼可能有這種反應，但確實有這種情形。所以雖然機率非常低，但IgG或許真的在過敏疾病上扮演了小角色。

山普森樂於在研究中證實自己的錯誤，而且這樣的事不只發生過一次。他表示，關於過敏免疫反應，我們還有不懂的地方，可能尚有我們不知道的情況或觸發因子（就像第六章會討論到的，相對新穎的「肉類過敏」）。但是山普森發現，過去二十年來過敏疾病受到的關注，以及獲得的研究經費，令人鼓舞。他希望持續的研究可以根除所有過敏疾病，但是他也知道這件事不會很快發生——在他的和我的有生之年都不會實現。他表示，我們現在所能做的是降低免疫反應的程度，而不是完全止住它。要做到這一點，我們必須繼續努力開發更好的過敏診斷工具。

患者與醫生都備受困擾

如果你現在還是對目前的過敏診斷工具沒有把握，你並不孤單。就連過敏專家，也經常對他們手上能用的工具感到沮喪，期待有更好、更準確的方法可以檢測過敏反應。西北大學的小兒科醫師及流行病學家露琪‧古普塔（Ruchi Gupta）表示，現有的檢測方法是判斷「沒有過敏」很好的工具，但是拿來預測你是不是有過敏，就沒那麼理想了。

「陰性預測的價值很高，陽性預測的價值則非常低，」古普塔說道，

「陽性預測的價值就跟擲硬幣時擲到人頭一樣。你的結果如果呈陽性，代表你有50％的機率對該食物過敏，而沒有的機率也是50％。」

我知道，這消息不大能撫慰人心。

理想狀況下，我們希望未來有不這麼著重在IgE的過敏檢測方法，**因為有IgE反應不見得代表有過敏，還有許多非IgE誘導型的過敏是現有方法無法檢測出來的。**

過敏診斷檢測的問題，有一部分跟兩個科學研究的根本問題有關：一是科學技術上的限制，人類看得見、能研究的東西有限；二是所有科學知識都是根據我們對平均值的理解。

NIH的阿爾基斯‧托吉亞斯醫生解釋：「我們測試血液時，血液中有數十億個細胞，但是我們檢測血液時看的，只是那些細胞對某個東西的平均反應，或是特定分子的平均表現。這些平均數掩蓋了許多值得學習的內容。例如，在同一名患者身上，可能有一些細胞的反應非常弱。但由於我們看的是平均結果，當然就錯過了其實有兩個細胞群體這件事。」

也就是說，有些細胞對特定過敏原有反應，但是有些沒有。有些細胞的反應可能很強烈，有些細胞則完全沒有反應，但是血液檢測的結果是所有細胞反應的平均值，因此掩蓋了這個事實。這意味著，即使你有一部分細胞對過敏原產生陽性反應，你的血液檢測結果卻有可能呈現陰性，反之亦然。

托吉亞斯也提醒我，往好的方面看，美國國家衛生研究院和世界各地的研究人員，都在努力研發新的生物分子工具來協助診斷過敏。然而這些工具的費用可能比較高昂，限制也比較多，特別對那些沒有足夠醫療保險、而且沒有能力自費做這些檢測的人而言。因此在可預見的未

來，我們還是得仰賴上述檢測來進行大部分的過敏診斷。

　　然而，如果真的像我們在第一章中看到的，過敏本身就是個模糊的術語，而它的診斷又如此錯綜複雜，那麼，我們要如何評估過敏這個全球問題真正的規模呢？

3 大過敏時代——
過敏疾病發生率逐年增長

Our Allergic World—
Measuring the Rise of Allergic Disease

不確定的流行病學數據

過敏遠遠不像它們表面看來那麼簡單；它們難以捉摸，難以診斷，發生率更是難以測量。

準確測量過敏的發生率茲事體大，因為從分配資金到開發藥物，都受到這些數字影響。想要了解過敏問題有多龐雜，以及為什麼它可能是二十一世紀極其重要的慢性病，就必須先鑽入龐大的統計數據中一探究竟。以下是截至我撰寫這本書為止的最新數據，它們顯示出今日過敏疾病有多普遍、表現形式又有多麼多樣：

- 全世界估計有兩億三千五百萬人受氣喘所苦。
- 全球有兩億四千萬到五億五千萬人有食物過敏。
- 全球有高達10%的人與20%的住院患者，受藥物過敏影響。
- 全世界有10%到30%的人患有過敏性鼻炎（花粉熱）。
- 在印度，患有至少一種過敏疾病的人占總人口的20%到30%。
- 33%的印度人患有呼吸道過敏。
- 一億五千萬名歐洲人有某種慢性過敏問題。

- 一半的烏干達人患有過敏。
- 7.7％的中國兒童有食物過敏。

　　由於這些數據涵蓋得很廣，某種程度上我們很難理解它們，然而我們每天都看到這樣的數字。大多數的人對於新聞上的各種圖表、調查結果與百分比等已經習以為常。這些事實和數據確實會引起我們的興趣、甚至令我們吃驚，但久而久之我們就變得無感、覺得無趣。這個年代充斥著大數據、全球科學和Excel表格，據說蘇聯領導人史達林曾經說過：「一個人餓死是悲劇，但是如果有數百萬人餓死，那就只是統計數據了。」倘若用史達林的邏輯來看現今的過敏景況，或許就會更清楚，為什麼大家對於這些驚人的發病率不甚注重：一個孩子由於吃了花生而死於嚴重過敏，或是某個人死於嚴重的過敏性氣喘，這是一場悲劇。但是如果有數百萬人受食物過敏或氣喘所苦，但沒有因而死亡，那他們就只是統計數字。這樣龐大的數字或許能讓我們大致了解全球過敏問題的規模，卻無法從中得知所有我們需要知道的事。

　　我們很難想像受過敏所苦的人如何日復一日的捱過他們所遭受的磨難，而構成前述那類數據的，正是這些磨難。每個人的故事──我父親的、我的，或許還有你的──最後都會消失；重要的細節和背景資訊（數十億名過敏患者的生活經歷），都會在這些數據中遭到忽略。

　　以薇若妮卡為例：她年約三十多歲，很有活力，但是有非常嚴重的呼吸道過敏，只要春天的腳步一近，她就會開始緊張。天氣變暖、白晝變長、地上長出嫩草、枝葉冒出新芽，這時如果她沒有盡早服用醫生開立的過敏藥物，後果將會不堪設想。然而由於氣候變遷，春天一年比一年更難以捉摸，「春天什麼時候到？」對於薇若妮卡來說，就像猜謎遊

戲。她會試著在春天到來的前三、四週就預約看醫生，但就算她對每件事的時間點都抓得很準，她的過敏還是無法預測。如果那年的花粉特別嚴重，花粉量明顯增加或花粉季比以往來得長，薇若妮卡依舊會備受困擾，就算服了抗組織胺也沒用。

「走路去上班時，我一定得戴上我的包覆式太陽眼鏡，」某天午後，我們舒適地坐在她的辦公室裡交談時，她這麼說。「我的過敏引爆點在眼睛。要是我忘了我的戴太陽眼鏡，看起來就會像剛哭過，或像前晚狂歡了一整夜沒睡。不管是哪一種，在工作場合都不太好看。」

薇若妮卡每天一回到家就會先洗澡，沖掉頭髮上沾到的花粉。在花粉特別多的日子，她會避免在戶外活動。每年大約有三到四個月，她會被過敏搞得筋疲力盡。我問她，她的丈夫、朋友和家人能否理解，她點頭說道：「我們全家人都有過敏，所以他們都感同身受。每個人都有自己的過敏藥。」她提還到，最近大家的過敏症狀好像都變得更嚴重了。只要她的藥能發揮作用就還好，但是她很擔心，要是哪天這個最好的處方藥不再有效，該怎麼辦？

＊　＊　＊

我開始查看統計數字時，感到不知所措且困惑。官方數字是怎麼來的？為什麼它們經常改變，而且差異範圍這麼大呢？眾所周知，統計是一種估測，是利用少量具代表意義的樣本進行推算。但是我想要知道是誰在取樣本、怎麼取的。於是我向美國疾病管制暨預防中心（U.S. Centers for Disease Control and Prevention，簡稱CDC）尋求協助，希望能找到一些答案。CDC那邊有追蹤氣喘和食物過敏的發病率，因為這兩種過敏疾病最為致命，也最可能反映在美國國民的死亡率上。然而經過幾

次電話和電子郵件溝通後，我並沒有得到答案。在搜集了更多資料，並訪談過許多過敏研究人員後，我發現要得知確切患有過敏的人數即便不是不可能，也非常困難。同樣的，要回答以下這個大家亟欲了解的問題也非常困難，那就是：「情況正在惡化嗎？」

在我自己確診患有過敏，也開始跟別人討論他們的過敏之後，就非常想知道這問題的答案。過敏專家、醫療保險提供者、製藥公司和生技公司、沒有過敏的人、像薇若妮卡這樣的過敏患者，乃至關心這個議題的人，都想知道：**過敏是不是比過去更盛行，在可見的將來是否會繼續攀升**？這些數字是不是真的比十年前、二十年前、甚至三十年前更糟呢？過敏的發病率是「真的」逐年上升，抑或者是因為公共衛生意識的宣導，加上診斷工具比以往更準確，使我們更容易發現和診斷過敏，才導致這些數字上升？生活在二十一世紀的我們，真的更容易患上過敏、更常經歷它們，症狀也更嚴重了嗎？

我花了五年研究和撰寫這本書，讀了過去關於過敏的資料、訪問過敏專家，也拜訪了研究過敏的科學實驗室。我問我遇到的每個人：是否覺得過敏愈來愈盛行？過敏狀況愈來愈惡化？幾乎所有人對這兩個問題的答案都是肯定的，然而他們也都很謹慎的表示，我們才剛開始用科學的角度看待過敏，現有數據尚未達到應有或可以達到的品質。

那些在這個領域鑽研數十年的專家，也跟我說了一樣的話：準確評估過敏目前的景況不容易，因為我們難以取得可以信賴的患者人數。一方面，我們有無數個說自己有過敏（比如濕疹、氣喘、花粉熱、食物過敏）的人，以及家醫科醫生或過敏專科醫師的臨床紀錄和診斷；另一方面，我們有編纂和彙整過的官方數據。然而，當你深入查看這些流行病學的研究，很快會發現一些顯而易見的問題。

　　首先，我們對過敏的定義——或是更重要的，對於什麼不是過敏的定義——會影響統計方式，進而影響數據的準確性。疾病類別不是實體或什麼「東西」，而是對疾病的典型症狀和生物學徵象的描述。即使是看似很「容易」定義的事（例如氣喘），都比乍看之下來得複雜。自1950年代以來，氣喘的官方定義已經修改過好幾次。流行病學研究不見得都會採用相同的標記，所以在某份研究中被視為氣喘的人，在另一篇研究不見得符合氣喘的標準。在一項整合研究中，研究人員發現有一百二十二篇探討孩童氣喘盛行率的研究，並沒有採用標準的氣喘定義或症狀，這使得這些數據無法採用或比較。[1]事實上，這一百二十二篇研究用了六十種不同的氣喘定義。一旦改採四種最普遍的定義來看這些數據，會發現可以歸類為患有氣喘的孩童人數大幅改變。換言之，根據你採用的定義而異，有高達39％的孩童最後從患有氣喘變成沒有氣喘。

　　那麼，這些研究中的孩童到底有沒有氣喘？由誰判定？是發現孩子在遊樂場玩耍時喘鳴、或睡覺時呼吸困難的家長？是看了家族病史後，用肺功能量計幫孩子測量肺功能的小兒科醫生？還是看了列在氣喘名下的保險理賠、醫生開立吸入器的次數，或是十八歲以下孩童的父母自行填寫的問卷的流行病學家？這就是為什麼關於「究竟有多少人患有過敏」的流行病學數據，會如此難以收集、解讀和撰寫。

　　辛辛那提兒童醫院醫師暨氣喘研究員尼魯・庫拉納・赫胥向我解釋，為什麼過敏性氣喘特別難追蹤。「『氣喘』是個含糊的術語，」她說，「它指的是一種症候群，而不是一個疾病。氣喘的病因與症狀因人而異，它是由一群症狀定義的，而這些症狀有可能由不同原因引起。」換句話

1　Adnan Custovic, "Epidemiology of Allergic Diseases," in *Middleton's Allergy Essentials*, ed. Robyn E. O'Hehir, Stephen T. Holgate, and Aziz Sheikh (Amsterdam: Elsevier, 2017), 52.

說，許多不同的情況都可能引起氣喘，而不是只有過敏。庫拉納・赫胥表示，這就是為什麼單獨評估過敏性氣喘、或說區別它跟運動或其他肺部問題造成的氣喘，會這麼困難。讓問題更複雜的是，即使過敏並非導致患者氣喘的根本原因，它們仍可能是誘發氣喘的環境因素。除非你看了患者的病歷，否則無法分辨誰患有「過敏性」氣喘、誰是「非過敏性」氣喘但有過敏觸發因子。

然而並非只有氣喘有這個問題。

用來彙整全球過敏發生率的各種過敏症狀定義，幾乎都含糊、富有爭議或不斷變動。就連花粉熱（醫學上最早認定為過敏的情形），也沒有一開始以為的那麼容易定義，用來界定它的症狀變異也很大。即使研究相當嚴謹，也有臨床測試或官方診斷做為確診依據（大部分研究並沒有這麼做），最終的數字仍然取決於研究人員一開始是如何定義這個疾病類別。總的來說，這一切都令人困惑而挫敗，且時常導致官方的過敏患者數據與實際狀況之間落差極大。

以下這個例子可以說明，要得知確切有多少人鼻塞、打噴嚏和過敏，有多麼困難。據估計，全球有10％到40％的人患有過敏性鼻炎。以全球的規模來看，10％到40％的差異非常大，相當於多了或少了一整個大洲的人口。造成這個巨大差異的，是對於花粉熱的定義不一樣、用來評估個人狀況和國家調查的診斷標準（像是否流眼淚或經常打噴嚏）不同，以及受評估的族群（調查數據所代表的社會經濟階級和地理區域的群體）不一樣。

首先，並不是每個人都接受過花粉熱的檢測，自行診斷的人也不一定會反映在官方數據中。患有過敏性鼻炎的人在看了一般科醫生之後，不見得會拿到正確的診斷。此外，也不是每個患有過敏的人都知道自己

有過敏、或者認為自己是過敏患者，特別是他們的症狀很輕微、或者接觸到過敏原的機會很低的時候。比如我父親就不知道他對蜂毒過敏，我也不知道我有呼吸道過敏，我們兩人都不會在病歷調查或問卷調查時，勾選「是否患有過敏」這個選項。然而，這經常是我們在調查過敏發生率時，收集資料的第一個方式——直接詢問受訪者或用問卷調查，問他們有沒有過敏。

這是過敏數據是否可靠準確的一大問題。大部分過敏流行病學研究根據的，都是透過網路或電話調查取得的患者自述。我們需要過敏患者正確評估自身症狀並且誠實報告，才能將他們歸到正確的類別和計數中。然而這種做法存在一個明顯的問題，那就是過敏症狀經常與其他疾病相似或相同，因而造成混淆。自述症狀頂多能證明這名患者可能有過敏。缺少醫學診斷、光只有自述症狀，不足以做為過敏反應的確據。

▌ 數據揭露了什麼，又有什麼局限

就算我們決定嚴格看待這些估計，認定全球只有10％的人在一生中某個時刻患有呼吸道過敏，但是我們依舊很難想像全球居然有八億人受此影響。那麼，關於這些數字和它背後代表的人（例如薇若妮卡），我們知道什麼呢？不像食物過敏有時會隨著患者長大而好轉，呼吸道過敏通常會持續一輩子。這表示那些數字在整個世代都不會改變。我們也知道，大部分患有呼吸道過敏的人，會因為他們的症狀而經常得到藥房買藥（四個人中有三個），或是請醫生開藥（占當中一半）。[2]

2　Custovic, "Epidemiology of Allergic Diseases."

美國人每年花在過敏性鼻炎（呼吸道過敏造成的鼻腔發炎）的醫療花費大約六十億美金[3]；因為呼吸道過敏而無法上班和上學的總天數大約是三百八十萬天[4]；患有中度到重度呼吸道過敏的人表示生活品質顯著變差，有睡眠受到干擾、疲倦和注意力無法集中等困擾。[5]事實上，在一份最近的調查中，59％的過敏患者表示鼻塞使他們工作時無法專心，生產力下降。另外，80％的過敏患者因為晚上沒有辦法睡好，白天會感到疲倦。[6]過敏的生理症狀還會引起像是沮喪之類的情緒。

有趣的是，蓋洛普調查發現冬天那幾個月，表示自己因過敏生病的人多過因為一般感冒或流感生病的人；有大約10％的人在冬季有過敏情形。蓋洛普的數據也顯示，表示自己有過敏的女性比男性多——這被認為與過敏症汙名化有關。[7]我們經常認為過敏的人比沒有過敏的人更「虛弱」；收入在最高和最低階層的人表示自己過敏的，要比收入中等的人多；住在美國南部的人表示自己有過敏的，也比其他區域多。

總的來說，現有的過敏數據可以告訴我們許多事情，但是沒辦法解答我們所有的疑問，而且不一定會告訴我們最想（或需要）知道的事。基於許多原因，這些數據的準確性非常重要，所以我們有必要得到更準確的統計。正確的計數可以告訴我們應該將資金集中在哪方面的研究——目前是氣喘和食物過敏，而花粉熱、異位性皮膚炎，以及藥物、昆

3 Custovic, "Epidemiology of Allergic Diseases."

4 Custovic, "Epidemiology of Allergic Diseases."

5 Custovic, "Epidemiology of Allergic Diseases."

6 Custovic, "Epidemiology of Allergic Diseases."

7 Lymari Morales, "More Than 10% of U.S. Adults Sick with Allergies on a Given Day," Gallup News, November 17, 2010, https://news.gallup.com/poll/144662/adults-sick-allergies-given-day.aspx.

蟲和職業過敏相對上則被忽視了。由於資源有限，流行病學家和其他公共衛生人員通常比較重視那些會致命的疾病。然而，像薇若妮卡這樣患有嚴重花粉熱的人，可能會強烈反對這種評估方式，因為他們最清楚有些狀況或許不會致命，但會嚴重破壞生活品質。科學研究的資金通常能讓我們發現新的生物機制，進而發展更好的治療方法。

數據偵探

　　沒有人比露琪‧古普塔更知道數字正確有多重要。她擁有超過十六年研究和治療過敏的經驗，是西北大學公共衛生暨醫學院的食物過敏與氣喘研究中心主任，也是芝加哥安與羅伯魯利兒童醫院（Ann & Robert H. Lurie Children's Hospital）的小兒科醫師。除此之外，她還是一位孩子患有嚴重食物過敏的母親，所以她的研究與她個人息息相關。

　　古普塔的醫學生涯一開始研究的是氣喘，接著才對食物過敏產生興趣。她拿到公共衛生碩士學位後，有機會跟一位研究氣喘的世界先驅一起做研究，於是搬到了芝加哥。最初，她將研究重點放在氣喘的照護差異上。後來，她遇到了一個受各種氣喘和食物過敏等疾病所苦的家庭。這家人抱怨他們缺乏關於食物過敏的資訊，這讓古普塔很好奇，也立刻注意到研究食物過敏的人並沒有很好的數據可以使用。

　　「跟氣喘研究相比，我們對於食物過敏所知不多，」古普塔解釋道。「少到在美國，我們沒有收集它的盛行率方面的數據，所以不清楚有多少人受影響。」古普塔指出，我們看到的，幾乎都是那些有能力去看醫生、住在都市或醫療保健給付充足的人。那些沒有足夠的醫療保健給付或住在較偏遠地區的人，很可能沒有被算在這些官方數據裡，而這些因

素都會使官方數據失準。另一方面，如果是讓大家填寫問卷自述症狀，有些認為自己有過敏的人或許根本沒有過敏。高估或低估是一直以來的問題，對於食物過敏尤其如此。

媒體愈是關注與報導食物過敏，只會愈令一般大眾徒增困惑。由於宣傳活動做得過於成功，現在如果有人吃了東西後感覺下腹疼痛等，往往會歸咎於對某種食物過敏，但事實上，這可能是完全不相干的問題。還有許多疾病也有相似的症狀。

「像是不耐症、口腔過敏症候群、粥狀下痢和克隆氏症（Crohn's disease）。消化道問題太多了，如果你吃了東西後出現不適，很難知道是食物過敏、食物中毒或只是不耐症，」古普塔說道。「我們很難知道身體裡究竟出了什麼狀況。」

古普塔認為，有一部分要歸咎於「過敏」這個術語的定義模糊。它不夠精準，且範疇相當廣，從鼻塞到重度過敏都包含在內，導致大部分的人都搞不清楚。

為了彌補現有數據的缺漏，古普塔和研究團隊設計了一份詳盡的問卷，深入探究受訪者的症狀與日常經歷。他們的回答有助於排除一些明顯不是食物過敏的回應。這個做法雖然保守，但能讓古普塔對收集到的資料比較有把握，儘管她承認這些數字仍可能有誤。雖然沒有做口服食物試驗（這是食物過敏的黃金標準）就無法確定是否真的對食物過敏，但她堅信這些問卷收集到的數據依舊極為重要。

古普塔告訴我，她可以肯定的是過敏問題相當嚴重，而且一年比一年惡化。她的統計分析令人擔心和震驚。根據古普塔2019年發表的最新調查結果，有10.8％的美國人有食物過敏問題[8]；自認有過敏的人則多了一倍，約為19％，不過只有5％的受訪者有經醫生確診為食物過

敏。從最近的研究數據來看，其他受推崇的研究人員推測「有近5％的成人和8％的兒童受食物過敏影響，並有愈來愈多證據證明它的盛行率正在增加。」[9]

談完資料收集的難處後，古普塔問我：「所以你相信哪個數字？」

古普塔希望未來可以有大規模的臨床數據，或是在醫療領域中崛起的大數據研究，來幫助解開過敏謎團，讓臨床醫師更了解問題的規模有多大。至於現在，我們還是受困於大量不足採信的數據，以及已經大肆流行的過敏疾病規模究竟有多大等種種問題。

▍惡化中的疫情

雖然研究人員對過敏的定義、症狀和檢測方法可能意見不一，但有一點他們都認同：過去幾十年來，過敏問題日益嚴重，而且世界各地罹患過敏的人數很可能會持續攀升。從上個世紀的數據來看，花粉熱的發生率在二十世紀中葉開始增加。[10]數據顯示氣喘的發生率在1960年代初期開始上升，在1990年代的某個時期達到顛峰。從那時起，氣喘的發生率就居高不下。至於呼吸道過敏和異位性皮膚炎，因為地域性的差異變小，因此人數很可能逐年成長，例如在迦納，1993年到2003年間的異位性疾病發生率成長了一倍。[11]食物過敏的全球發生率增加得最為

8　R. S. Gupta et al., "Prevalence and Severity of Food Allergies among US Adults," *JAMA Network Open* 2, no. 1 (2019): e185630.

9　Scott H. Sicherer and Hugh A. Sampson, "Food Allergy: Epidemiology, Pathogenesis, Diagnosis, and Treatment," *Journal of Allergy and Clinical Immunology* 133, no. 2 (February 2014): 291–302.

10　Custovic, "Epidemiology of Allergic Diseases," 61.

顯著，從1990年代開始急遽上升後，還在持續增長。

　　紐約市西奈山醫學院艾略特與羅思琳‧傑夫食物過敏研究中心主任史考特‧希雪爾（Scott Sicherer）醫師，在第一線目睹了食物過敏人數增加的過程。1997年他開始在傑夫研究中心工作時，他的團隊和食物過敏與急性嚴重過敏網絡（Food Allergy and Anaphylaxis Network）合作進行了一項研究，結果顯示：每兩百五十名孩童，就有一個人對花生或堅果過敏。到了2008年，希雪爾的研究結果發現，人數高出了三倍以上，來到每七十人就有一名。

　　「一開始我還不相信這份研究的結果，」他告訴我。他以為是研究方法出了錯，直到他看到在加拿大、澳洲和英國的數據也都得到了類似的結果，有1％或更多孩子對花生過敏。現在，希雪爾完全不懷疑過敏發生率在過去幾十年確實增加了。

　　「我們還發現食物過敏不太會隨著年紀增長而自然好轉，反倒新的病例還愈來愈多，」希雪爾說道。「嚴重程度跟二十年前可能差不多，但因為受影響的人變多，就成了大問題。」[12]

　　雖然這些數據都足以採信，但是最能說服人的，或許是過去三十年因為過敏住院的數據。每兩個小時，就有一個人因為嚴重過敏進了急診室。這些數字是過敏疾病正在擴展不容爭議的證據。

　　倫敦帝國學院（Imperial College London）有研究人員仔細研究了過去二十年的數據，發現因重度食物過敏住院的機率從1998年到2018年上

11 Custovic, "Epidemiology of Allergic Diseases," 62.
12 嚴重程度非常難以測量，因為它仰賴患者對過敏的主觀經驗。除了患者自述和臨床觀察之外，目前沒有足夠的方法來衡量過敏的嚴重程度。我採訪的多數過敏患者表示，他們的過敏變得越來越嚴重，其中季節性過敏患者尤其如此。

升了5.7%，死亡率則從0.7%降為0.19%。[13]同一時期，腎上腺素自動注射器（EpiPen）的處方量增加了336%。他們在研究過程中，對重度食物過敏的定義和標準上的變化加以控制，並且認為診斷與處理食物過敏的方法有所進步，是整體發病率提高、但死亡率下降的原因。

在1970年代到1990年代短短二十年間，因氣喘住院的人數增加了三倍，目前數字已趨於穩定。[14]雖然氣喘的發病率在已開發國家已經趨緩，但在未開發國家仍在攀升，以致於在美國等地它的發生率雖然穩定，但全球的總發生率還是節節攀升。

這也是為什麼，專家認為過敏發生率在接下來幾十年會持續上升。與發達國家或城市地區相比，過敏疾病在低收入國家的鄉下較不盛行，但是後者的過敏性敏感發生率和前者並無二致（快速提醒：你有可能對某個過敏原敏感，卻沒有發展成過敏）。換句話說，世界各地的人敏感程度是一樣的，但在貧窮國家的鄉下，活躍的症狀和病例都比較少，也就是國家愈是發達，過敏就愈發盛行。為什麼會這樣？

* * *

我寫下這個結論時，正值布魯克林的夏天。我住的地方離一座美麗的大型都市公園很近，只要沒有下雨、天氣不太熱，或空氣汙染沒有很嚴重，我就會到公園散步。有時候，我完全沒有過敏性鼻炎的症狀，可以恣意享受美景，但有時候則招架不住，回到家時眼睛又痛又癢。如果我膽敢去碰、去揉它們，就會開始打噴嚏，有時候要折騰三十分鐘才停

13 A. B. Conrado et al., "Food Anaphylaxis in the United Kingdom: Analysis of National Data, 1998–2018," The BMJ 372 (2021):

14 Custovic, "Epidemiology of Allergic Diseases," 61-62.

下來。有時我的眼球表面會灼熱得令我忍不住閉上眼睛，結膜不斷分泌大量淚水，使我看起來像情緒失控在大哭一樣。

狀況不佳的日子，我會打開手機的天氣應用程式，看看花粉量如何，然後做些半吊子的科學探索，希望找出究竟是什麼東西讓我這麼痛苦。每一回的答案都一樣：草類花粉的量非常高。我猜我應該是對居住地的某種草類過敏，只不過不知道是哪一種。

我寫到這裡時，全球正深陷新冠肺炎疫情之中，相較下大多數過敏反應都顯得微不足道了。每當我多打幾下噴嚏，或是喉嚨覺得癢癢的，就會感到一陣恐慌。這兩者都是季節性呼吸道過敏常見的症狀，但我會開始想：「這是過敏嗎？還是我感染了更可怕的SARS-CoV-2？」正常的過敏症狀現在看起來，一點兒也不「正常」了。不過，它們從來就不是真的正常──過敏症狀一直是某種異常狀態的徵兆。

所有的過敏症狀（諸如流鼻水、眼睛癢、皮膚紅腫、胃不舒服、腸道不適、食道腫脹、肺部受刺激、呼吸困難等），其實都在向我們傳達一些，關於二十一世紀人類整體的免疫系統健康的重要訊息；也透露出我們如何生活、以及我們的細胞常受到環境衝擊。雖然過敏的科學定義從它誕生的一百年前至今，早已經過多次修改，但不變的事實是：全球有數百萬人因為這些症狀，以致生活品質大受影響。隨著我們更加認識免疫功能，我們探討、分類和治療過敏疾病的方式也在進步。比過去任何時候，如今我們都更了解過敏疾病和免疫系統，然而還是有許多基本的免疫功能我們尚未了解。過去一個多世紀，我們用來診斷過敏的工具大致上沒什麼改變，我們只能用它們盡力而為。即使在疫情威脅的當下，世界各地的科學家仍在努力研究，想了解人類細胞如何忍受每天出現在我們周圍，那無數看得見和看不見的東西。每一項新認識都能使我

們更加理解過敏，或許還會發現以往沒想到的新型過敏性疾病。這些新知識可以幫助生物醫學工程師開發新的診斷測試，或是改良現有的測試，使結果更精確。可以期待的是，將來的過敏藥物會跟過去和現在的藥物非常不一樣。（在這本書接近尾聲時，會更深入探討這些可能性。）

　　儘管過敏的定義和診斷方式存在許多混亂和令人困惑之處，但有件事則毫無疑義：過敏（不管我們怎麼稱呼或定義它）在過去兩百年持續惡化，毫無趨緩跡象。我們也知道，大家都在經歷更嚴重的症狀、以及更長的過敏季節。為此，這本書的第二篇，我們將試著問一個涵蓋一切的問題。

　　為什麼？

PART

2

理論
THEORIES

　　儘管辨別誰有過敏和誰沒有過敏的過程艱難而雜亂，不過絕大多數過敏專家和公共衛生流行病學家都很清楚，整體的過敏發生率持續上升。事實上，自十九世紀的工業革命初期開始，各種型態的過敏病例數就在穩定增加了。得知過敏在過去兩個世紀日益嚴重，且沒有減緩的趨勢，那麼下一個合乎邏輯的問題該是：為什麼？

　　為此，第二篇我們將探討一些最常見的科學（還有幾個非科學）理論，來試著解釋現代過敏疫情。

4 過敏的遺傳性——
被視為「正常」免疫反應的過敏

Allergic Inheritance—
Allergies as a "Normal" Immune Response

　　在新冠肺炎疫情期間，我沒辦法四處拜訪過敏研究人員，於是便瀏覽著我的筆記和想要問的問題，在虛擬會議室裡等著英國布萊頓和薩塞克斯醫學院（Brighton and Sussex Medical School）的兒科主任索姆納特・穆科帕代亞（Somnath Mukhopadhyay）醫師上線進行訪談。

　　穆科帕代亞從事過敏研究二十年了，其中，他特別著重在尋找與孩童過敏有關的基因或基因片段。我們約好要談談他的最新研究，他發現某個遺傳上的皮膚屏障缺陷，有可能會增加罹患過敏的風險。這個發現或許有助於解釋「過敏進行曲」（atopic march），亦即在幼童的過敏發展上，異位性皮膚炎之後，常會伴隨著食物過敏和氣喘；這種從皮膚過敏進程到食物或呼吸道過敏的發展過程，有相當充分的紀錄，但箇中原因仍是個謎。大部分研究人員都認為個人遺傳在過敏上扮演著重要的角色，於是穆科帕代亞開始在大量蘇格蘭孩童患者的遺傳訊息中尋找生物證據，他是該領域的先驅。

　　穆科帕代亞面帶笑容的進了虛擬會議室。不出幾分鐘，我就感受到他對工作充滿熱情並且樂於與人分享。我很快解釋了自己對過敏的研究和經驗後，他禮貌的打斷我，並且湊近鏡頭。

「了解，」他說道，表情變得嚴肅起來。「所以你來這裡的真正目的，是想知道你父親為什麼會死。」

我之前沒有真的把我對過敏的遺傳因素感興趣這件事，與自己的家族史聯想在一起。我一直在找造成所有刺激和發炎的主要原因，而人類生物學（特別是遺傳學）似乎是個顯而易見的起點。我的邏輯很簡單：或許我們體內有某個東西會導致我們過敏，如果是這樣，我想要把它找出來。但是我立刻就意識到穆科帕代亞說的沒錯，至少某種程度是這樣的——我確實想要知道父親的死與他的基因（我的家族遺傳）有沒有關係。

「是的，」我停頓一會兒後回答，「我想是的。」

穆科帕代亞直視著鏡頭，點了點頭。我幾乎可以透過螢幕感受到他的惻隱之心。他專注的看著我，彷彿我是他的患者一樣。

「泰瑞莎，每年都有幾百萬人被蜜蜂螫咬，」他說道，「你肯定想過，那為什麼我父親死了？這個問題目前還沒有答案。」

他顯然想要盡可能謹慎且徹底的回答我的問題。他知道，這個問題不只因為我父親的關係所以對我很重要，對世界上其他患有嚴重過敏的人也很重要。為什麼我們會過敏？為什麼有些人會過敏、有些人不會？還有，為什麼有些人的情況特別嚴重？——這些問題可說是本書的核心。事實上，它們可能也是本世紀的醫學問題核心。儘管人類研究免疫科學有一百多年的歷史了，但我們依然沒有完全了解免疫系統。而世界不斷改變，弄清我們的身體如何隨之應對或許是我們的生存關鍵。如果說新冠肺炎教會了我們什麼，那就是免疫功能可以決定一個人能健康的活著或飽受折磨，還是悲慘的死去。

就我父親的事件來看，我們可以簡單的說他之所以死去，是因為直

挺挺地坐在車子裡，或是因為他沒有 EpiPen，又或是他沒即時就醫，但穆科帕代亞認為那不是我真正想知道的。我，或是其他像我一樣的人想知道的是：為什麼是**我的**父親、為什麼是**那個時候**、為什麼他會有這樣的生物反應，而每年有那麼多人被蜜蜂螫卻都沒事？悲劇發生時，我們都想要找個解釋來將這個隨機事件合理化；我們想要將複雜的個人死亡事件簡化成一個簡單的生物學答案，因為生物學上的問題是可以解決的，或者說，至少是可以預防的。

穆科帕代亞說：「答案在於你父親的身體被蜜蜂螫咬後的反應，跟其他數百萬人的反應和處理方式完全不同。而這個**為什麼**，是面對過敏時的關鍵。你可能有過敏，我可能有過敏，但是我們的過敏可能基於完全不同的生物學原因，反應也截然不同。」

就像前幾章看到的，過敏是很棘手的問題，它的症狀多變，而且沒有哪兩名過敏患者是完全相同的。這很合理，因為面對每天接觸到的生物、化學物質和蛋白質時要如何反應，是由我們的免疫系統細胞所決定；即使面對相同的刺激，每個人的細胞反應也會不一樣。康乃爾大學的免疫學教授艾弗里・奧古斯特博士告訴我，即使是同一個人身體上的細胞，也會對完全一樣的刺激產生不同的反應。基因組成相同、暴露於過敏原的情況相同、生活型態也一樣，但是某個 T 細胞可能會在初次接觸花生蛋白質後反應過度，另一個 T 細胞則選擇完全忽略它。他也表示，沒有人知道為什麼某個免疫細胞會做出某種決定。如果你的體內有足夠細胞決定某個無害的物質危急你的身體，你便會經歷過敏反應。即使是中度或重度過敏的人，他們還是會有免疫細胞選擇不反應，完全忽略觸發物質。就像所有免疫反應一樣，過敏的生物學成因也是一團謎，難以從其他混雜的成因中理出個所以然來。

接下來，我們要踏上從基本過敏學發跡到現代科學研究的這段歷史之旅，探討為什麼我們的免疫系統會不小心殺了我們。演化是趨於保守的，它傾向於保存可以提高生存率的DNA，不論在人類還是其他物種上皆是如此。那麼，為什麼免疫系統會對基本的食物或植物的花粉反應過度呢？為什麼設計來保護我們不受細菌、病毒和寄生蟲等侵害的生物系統，卻會對塵蟎或貓皮屑等無害的東西反應如此激烈？答案就在我們的基因、遺傳變異，以及免疫細胞與環境之間複雜的交互作用中。

▎發現免疫功能的黑暗面

1800年代晚期到1900年代早期，免疫這個概念風靡一時。細菌致病論崛起，使得科學家在開發天花、霍亂和狂犬病等常見傳染病的疫苗上，成果豐碩。那時他們已經知道，免疫力是身體的天然抵禦功能被啟動的結果，但還不知道它另有黑暗的一面。到了二十世紀初期，投入免疫學這個新興領域的科學家認為，誘導身體對各種疾病（包括毒液或其他天然毒素等）產生抵抗力，是指日可待的事。

為此，兩名法國科學家展開了一項計畫，決定研究僧帽水母（*Physalia physalis*）的毒素對人體有何影響。[1]保羅‧波迪耶（Paul Portier）是個法國醫師、生物學家及生理學家，對海洋生物學相當感興趣。[2]每年夏天，他會跟同為海洋狂熱分子的摩納哥親王阿爾貝一世（Albert I）搭乘

---

1 此處所述波迪耶和里歇的發現大部分內容引用自兩處：Charles D. May, "The ancestry of allergy: being an account of the original experimental induction of hypersensitivity recognizing the contribution of Paul Portier" in *J Allergy Clin Immunol*. 1985; 75: 485–4 95. And Sheldon G. Cohen and Myrna Zeleya-Quesada, "Portier, Richet, and the discovery of anaphylaxis: A centennial," in *The Allergy Archives: Pioneers and Milestones*, Volume 110, Issue 2 (2002): 331-336.

改裝後的皇家遊艇愛麗絲二世公主號（*Princesse Alice II*）一起出海。親王將該豪華遊艇改裝成一艘現代化的科學研究船，上面有最先進的實驗設備以及完整的研究團隊。阿爾貝一世跟他的科學主任發現，僧帽水母的觸手看似柔弱，但是僅僅擦身而過的魚兒也會立刻被捕捉。碰觸到它們的地方會極度疼痛，有時甚至會痛暈過去。阿爾貝一世跟他的科學主任發現，僧帽水母的觸手雖然柔弱，但是魚兒就算僅僅擦身而過，也會立刻被觸手捉住。碰到觸手的地方會極度疼痛，有時甚至會痛暈過去。阿爾貝一世懷疑僧帽水母會產生劇毒，便請波迪耶展開研究。1901年夏天，波迪耶邀請他在巴黎醫學院的同僚夏爾・里歇（Charles Richet）博士登上愛麗絲二世公主號，一起研究僧帽水母和其他水母、珊瑚、海葵等製造的接觸性毒素。

夏爾・里歇是知名外科醫師之子，他跟波迪耶一樣是生理學家，性格乖僻，年輕時想過要成為作家，甚至還在巴黎製作了兩齣戲劇，但他的父親強迫他進入家族事業——醫學。不過里歇就算當了醫生，對文學依舊懷抱熱情，也對超自然現象、社會主義和和平主義等感興趣[3]；1890年，里歇甚至造了一架飛機，好進一步滿足對於飛航的好奇心。夏爾・里歇在生理學領域的興趣一樣多元，並以相同的熱情研究它們。1901年7月，出於對毒素的興趣，里歇登上了愛麗絲二世公主號，而正是他那股執著追求與鑽研興趣的態度，為免疫學帶來了寶貴的資產。

波迪耶和里歇最初對僧帽水母的研究計畫很簡單。首先，他們有

---

2 除了從事自身研究，波迪耶還在1908年由摩納哥親王阿爾貝一世贊助成立的海洋學研究所（Institut océanographique）擔任所長，並指導了一百多篇海洋生物學相關論文。
3 不幸的是，里歇也深信非白人種族在生物學上處於劣勢。直到他1935年去世，他一直對優生學有著濃厚的興趣。

系統的從它身體的不同部位進行採樣（僧帽水母其實是由四種水螅體組成，再以單一個體運作的共生生物）。接著，將那些組織搗碎，混入由沙和海水組成的基本溶液，然後直接注入動物體內；他倆為了執行這個計畫，特地帶了鴿子和天竺鼠上船。他們的終極目標，是找出有麻痺作用的毒素究竟出自僧帽水母的哪個部位，以了解這個作用背後的基本生物反應，進而找出它的傳遞方式，以及更致命的生理影響。

　　然而，波迪耶和里歇在進行研究的過程中，懷疑實驗室動物在反覆注射稀釋的毒素後，會對毒素產生耐受性。他們推測注射毒素的間隔夠久、每次注射劑量正確時，這些動物會對僧帽水母的毒素完全免疫。

＊　＊　＊

　　那年秋天波迪耶和里歇回到巴黎後，設計了一系列實驗來測試他們的假設。由於僧帽水母只生長在熱帶海域，而將牠們搬到市區實驗室的成本過高，所以他們決定改用一種常見的海葵屬（Actinia）毒素。

　　首先，他們在一些狗的身上注射了劑量不等的海葵毒素，觀察牠們的反應。在愛麗絲二世公主號上，里歇就覺得「不同的動物對相同的毒素有不同反應」這件事非常神奇，所以仔細記錄並追蹤了這些反應。身為生理學家，里歇推測，每隻動物都有其獨特的生理學或生理特徵，以致會影響牠們的生物反應。波迪耶和里歇在巴黎時，深入了解了實驗室裡每隻狗的個性和怪癖，這使得追蹤牠們的特質容易得多：有些狗（注射劑量較低的）生病了，而且注射位置出現紅疹；有些狗在接受注射幾天後便死了。至於那些接受注射後仍然相當健康的狗，里歇和波迪耶會等一段時間後再注射一次，希望藉此誘導出牠們與生俱來的免疫力。

　　實驗初期，他們在自己最喜歡的狗「海王星」身上，注射了低劑量

的海葵毒素；牠依舊健康。三天後，波迪耶補了一次低劑量的毒素，海王星一樣沒有明顯反應。為了盡可能提高海王星發展出免疫力的機率，兩人決定三週後再給牠打一劑毒素，他們認為這樣的時間足以讓牠對毒素培養出更高的耐受性。但是接下來發生的事，將改變免疫科學的發展，以及我們如何看待免疫系統的基本功能。

波迪耶為海王星注射第三劑毒素幾秒鐘後，牠開始出現喘鳴，很快就無法站立。海王星倒臥在地抽搐、開始吐血，二十分鐘後就死了。波迪耶告訴里歇這件事時，里歇意識到海王星並沒有對毒素產生免疫力，而是對它更敏感了。這個結果令他很難過，也很困惑。這違背了當時盛行的細菌致病論（即免疫系統的功能是抵禦外來入侵者，並對它產生免疫力），但這也讓里歇再次確信，個體在生物學上的差異值得進一步探究——為什麼有些狗忍受毒素的能力比其他狗強？為什麼海王星在隔一段時間後再次注射低劑量毒素會死掉？海王星的反應是牠自身獨特的生物特性所致，還是普遍且可以複製的情形？更重要的是，他們能否學會預測，甚至在實驗室中誘發其他動物產生這些可怕的反應？

接下來幾年，里歇繼續在位於巴黎的實驗室用不同毒物做實驗，只不過這次他想誘發的，是類似海王星身上的負面反應。最後，里歇在狗、兔子和天竺鼠身上，成功引發了他要的「超敏反應」（hypersensitivity）。里歇透過反覆在實驗室動物身上接種，使牠們變得對毒素更加敏感（一大原因是：部分免疫細胞有能力「記得」曾經接觸的東西，以致下一次再次接觸時，反應更強烈了。）如果免疫力是指抵禦外來物質的能力，那麼在海王星或里歇實驗室其他動物身上發生的事，則是相反的。在里歇看來，超敏反應和免疫力是對立的，而不是基本免疫防禦機制失控的結果。如果免疫力是指對微小入侵物質產生天然的保護力或抵禦能力，那

麼里歇在實驗室動物身上看到的超敏反應，則是對外來物質的過度反應——原本應該要保護身體的，最後卻傷害了身體。因此，他將這樣的反應稱為 anaphylaxis，字面上的意思為「反向防禦」。[4]

經過數年研究後，里歇心想，或許過敏反應是對某些短效毒素的有利反應，屬於某個反應系統的一部分，只不過這個系統很容易適得其反，造成嚴重疾病或死亡。1913年，里歇因為研究過敏反應，而獲頒諾貝爾生理醫學獎。他在獲獎感言中提到，免疫力和過敏反應都是「體液個性」（humoral personality）的例子，也就是個體的各別特徵會決定其身體對外來物質（例如海葵毒素）如何反應。里歇認為，儘管每種動物都有相似的免疫系統、由相似的部分構成，卻沒有兩個生物會做出完全相同的反應。他強調，這一點在研究「為什麼有些個體的反應特別糟糕」時，非常重要。

▎患者的家族病史

即使在1901年，「一個人的生理或心理特徵可能影響疾病生成」的想法並不新奇。醫生向來對個別患者對疾病的差別反應，以及過去幾個世紀用來治療它們的技術和藥劑，十分著迷。他們認為，患者的身體組成和個人特質都非常獨特，因此不論在診斷或治療時，都應該列入醫療決策的考慮範圍。

十九世紀到二十世紀初期，醫生除了會仔細記錄患者的身體狀況和自述症狀，還會觀察他們的心理和情緒狀態。大多數醫生都認為，這些

4　譯註：希臘文中 ana 指抗拒，phylaxis 意思為保護。但根據世界衛生組織，現在該詞是指嚴重威脅性命且發病迅速的系統性過敏反應，在本書其他處譯為「急性嚴重過敏反應」。

差異是生物學的天然「特質」（idiosyncrasy）；在此特質包含一個看似正常的人的任何異常反應——有別於疾病進程引起的正常反應。「特質」被認為是一種「功能上的異常」[5]，而這是醫學專業裡的一大困擾，它的症狀難以歸類，既為診斷帶來挑戰，又使治療方式難以標準化。這讓當時的醫生感嘆，人類跟里歇實驗室裡的動物畢竟不一樣；他們不是那麼好進行實驗或操控，因此人類免疫反應的科學進展緩慢，充滿了阻礙。

然而，里歇對過敏的發現確實和當時知道的「花粉熱」或「夏季枯草熱」（summer catarrh）狀況吻合。1881年，喬納森·哈欽森（Jonathan Hutchinson）醫生在倫敦演說時，用「個體發狂」來描述那些患有花粉熱的人。[6]在克萊門斯·皮奎特於1906年發現過敏反應之前，醫生普遍認為，患者的呼吸問題大多是神經系統紊亂所致，而不是免疫系統出問題。生理和心理「敏感」被認為有家族遺傳。儘管1880年代晚期的研究顯示，暴露於花粉中有可能直接引起呼吸道反應（第五章會再次談到這個發現），多數醫生仍舊認為，患者對花粉的負面生理反應不足以引起花粉熱，肯定還有什麼生物反應以外的東西參與其中，因為很顯然的，有些人暴露於花粉會打噴嚏、支氣管會痙攣，有些人不會。除此之外，許多患者不只是花粉季節，而是全年都患花粉熱。醫生們認為，這個元素肯定與患者的神經系統衰弱有關，否則花粉理當是無害的。花粉熱的

5　Humphry Rolleston, *Idiosyncrasies* (London: Kegan, Paul, Trench, Trubner & Co., 1927).

6　Laurence Farmer and George Hexter, *What's Your Allergy?* (New York: Random House, 1939), 8–9. 後來在同一篇文章中引用了Hutchinson的哀嘆，「醫學是在虛張聲勢」（17）。

7　有趣的是，過敏專家亞瑟·科卡對現有特異性反應的「遺傳性統計研究」提出了質疑。首先，被詢問家族病史的人「基本上需要很聰明，且相當熟悉這些術語的含義」才能回答問題。畢竟，如果不了解什麼是花粉熱或氣喘，要怎麼評估親戚是否患有這種疾病呢？其次，只有真正與親戚打交道的人，才能知道這些問題的答案；例如，無法確定逝世已久的祖先是否患有氣喘。第三，如果患者太年輕，那麼他們有可能來不及顯現出所有症狀，而這會

受害者有可能遺傳了某種神經體質，使得他們特別容易氣喘發作。

　　到了二十世紀，過敏有家族遺傳傾向已經成了普遍的認知，醫生們一再從家族病史看到這個現象[7]，這是證明遺傳疾病最有效的方法（到現在仍是）。由於花粉熱和氣喘都被認為有遺傳傾向，患者的家族過敏病史也就成了診斷的關鍵訊息。1920到1930年代在紐約市執業的過敏專科醫師威廉・湯瑪斯會問患者，他的直系親屬中是否有人也患有氣喘、花粉熱、蕁麻疹、食物過敏、偏頭痛、濕疹、關節炎、風濕病或鼻炎（coryza，指全年性的花粉熱或鼻塞）[8]接著，過敏專科醫師會根據患者的回應，至少向前、向後追溯一代（可以的話追溯兩代），來建立詳細的家譜圖。圖表以患者為中心，透過實線與他們的父母與子女相連。

　　一本早期的過敏症醫學著作中，就詳細描述了患者Y的情況。Y的父親X生於1778年，記載指出他對奶油和雞蛋過敏，而且情況相當嚴重，據說曾經因為吃了蛋白餅（打發的蛋白加糖所做成的甜點）而中毒。1807年出生的Y跟父親一樣，也對奶油和蛋嚴重過敏。Y的第二個兒子對蛋有不耐受性，大女兒對蛋和奶油有不耐受性，最小的女兒則對蛋有不耐受性；他的四個孩子中，只有一人完全不受過敏影響。Y的孫子女當中，只有一人（大女兒的女兒）遺傳到了他對雞蛋的不耐受性。根據當時盛行的看法，Y的孫女應該「怪罪」她的曾祖父X把疾病遺傳給她。

導致統計數據偏差。此外，如果受訪者住在美國，但最初來自歐洲，則可能無法獲得他們對於僅存在於美國或歐洲的事物的敏感性相關數據。同理，如果某個人從未接觸過過敏原，那麼就不會知道他們自己是否對此過敏。由此可見，在過敏學領域，想要從自述症狀的調查中獲得有效的統計數據，似乎自始至終困擾著研究人員，根本不是新問題。Arthur F. Coca, *Asthma and Hay Fever in Theory and Practice. Part I: Hypersensitiveness, Anaphylaxis, Allergy* (Springfield, Ill.: C. C. Thomas, 1931): 42.

8　William Sturgis Thomas, "Notes on Allergy, circa 1920-1939." 這兩本活頁夾裝訂的私人筆記目前收藏在New York Academy of Medicine的Drs. Barry and Bobbi Coller善本閱覽室。

但是問題並沒有因此解開：為什麼有些手足會有爺爺、奶奶或父母親的過敏症狀，有些不會呢？為什麼有氣喘的父母生下的孩子患有濕疹？過敏傾向被認為是生物性或遺傳性的，但其表現形式又會因個體而異，而且會變動而難以預料。[9]當時看似顯而易見的是，基因（或說遺傳）在過敏性疾病的成因中，扮演了極為重要的角色，儘管具體的生物機制仍隱藏在人體的諸多奧祕中。

* * *

英王喬治五世的內科醫生漢弗萊・羅爾斯頓（Humphry Rolleston）爵士在1927年發表了一篇關於特質的文章，文中指出超敏反應顯然是「天生」的：「同一家族的兄弟姊妹可能會出現不同的表現方式，同一個人也可能有不只一種反應。雙親遺傳的過敏發生率會比單親遺傳時高。[10]換句話說，直屬親人中患過敏的人愈多，你出現過敏的機率也愈高。

1930年代，著名的過敏專家亞瑟・科卡和羅伯特・庫克（Robert Cooke）稱這種遺傳性的過敏體質為「異位性」（atopy）體質，以跟里歇提出的「過敏反應」（anaphylaxis）做出區別。他們認為里歇研究的過敏是後天的，而不像氣喘和花粉熱是先天的。1932年出版的一本過敏相關書籍提出，里歇所說的過敏是我們的身體對環境中的某些物質「天生反

9　Guy Laroche, Charles Richet, fils, and François Saint-G irons, *Alimentary Anaphylaxis (Gastro-intestinal Food Allergy)* (Berkeley: University of California Press, 1930).
10　Rolleston, *Idiosyncrasies*, 42.
11　W. Langdon-Brown, "Allergy, Or, Why One Man's Meat Is Another's Poison," Abstract of Lecture Given Before the Cambridge University Medical Society, October 19, 1932.
12　沒那麼有趣的趣聞：在過去，兒童的疾病往往被認為是由母親的遺傳或行為所引起，例如：兒童患有嚴重氣喘是因為經常與母親分離；人們認為是母親的焦慮或神經症，導致孩子氣喘發作。事實上在這段期間，醫學界普遍對母親與婦女抱有偏見，以致女性患者在醫療

感」的證據[11]，並引用了里歇自己的說法，指出這種過敏反應可以視為「人類對偽劣品的最後抵抗」。早期過敏教科書把里歇提出的過敏反應描述為「通常是後天的」，而異位性體質的過敏（allergy）則「多為遺傳」。至於談到過敏是遺傳情況時，里歇提出的過敏反應被認為只會從母親遺傳而來，而且會和母親一樣被相同的過敏原給引起[12]，但通常會隨著患者年紀增長而好轉（我們現在知道這種情形比較常見於雞蛋過敏，但比較少發生在花生或堅果過敏）；不過，異位性體質的過敏則是一輩子的事，通常被認為比里歇提出的過敏反應更具個體差異性，而後者的表現似乎較容易預測。[13]科卡在1931年寫道，氣喘和異位性體質的過敏本質上大多數都是遺傳，但它的引發因子顯然存在於環境，例如花粉。[14]他認為，過敏是血液中的「反應素」（reagin）或每個人特有的敏感素（sensitizing agent）所引起，而這些敏感素是由他們的基因預先決定的。總而言之，科卡認為花粉、草和汽車排氣或許會引起過敏發作，但是只會發生在那些在遺傳上有過敏體質的人。

　　第二次世界大戰結束前，優生學理論在美國醫界相當盛行，促成了對不同種族過敏發生率與遺傳差異的研究。美國的醫生報告稱，儘管美國原住民與白人住在相同的環境（亞利桑那州、威斯康辛州和南達科他州的保留區），前者卻沒有過敏狀況，只有歐洲人和歐裔美國人（即

中常不幸的得到帶有偏見的診斷。關於這些問題可參閱 Maya Dusenbery, *Doing Harm: The Truth about How Bad Medicine and Lazy Science Leave Women Dismissed, Misdiagnosed, and Sick* (New York: Harper One, 2018).

13 很大程度上是因為，過敏反應僅在實驗室動物身上進行研究，而沒有在人體上進行。實驗室中的受控實驗，似乎比現實世界中的觀察更標準化。

14 Arthur F. Coca, Asthma and Hay Fever in Theory and Practice. Part I: Hypersensitiveness, Anaphylaxis, Allergy (Springfield, Ill.: C. C. Thomas, 1931).

所謂的「白人」）有過敏反應，過敏患者經常被歸類為出身城市富裕家庭的白人。一份關於過敏的小手冊寫道：「正如我們預期的，過敏大多發生在敏感、教育程度高的人和他們的孩子身上。有可能是因為比較敏感、神經質的人，才會對灰塵和花粉過敏。」[15] 即使研究已經證實過敏反應普遍存在於所有種族、性別和社會階層，但這個想法當時已經根深蒂固，大家還是不免將過敏和特定種族和性格的人聯想在一起。

　　不過隨著免疫科學和遺傳學持續發展，大家對遺傳的想法也開始改變。到了1950年代，美國過敏基金會（Allergy Foundation of America）出版的一本小手冊向大眾保證，過敏不會遺傳。[16] 會遺傳的是基因傾向，但未必會發生，也不一定會跟祖父母、父母和兄弟姊妹會有同一種過敏。如今我們已經知道，每一種過敏的反應都很獨特，會因人而異。總之儘管我們知道家族史很重要，但DNA對兒童和成年人的過敏發展究竟影響有多大，仍有待釐清。

▎過敏的遺傳學

　　首先我們得清楚知道：沒有哪個基因、基因片段或哪個DNA區塊，會引起過敏。

　　我們在尋找一個疾病的生物學原因時，太常渴望找到一個具體明確、證據確鑿的因素——最好是我們能夠改變、操控或修復的東西。然而，從生物學的角度來看，過敏的成因沒那麼簡單。儘管過敏有家族遺傳傾向，但它背後的遺傳機制錯綜複雜，就連過敏反應背後的基礎細

15 Walter C. Alvarez, *How to Live with Your Allergy* (New York: Wilcox & Follett, 1951).
16 Samuel M. Feinberg, *Allergy Is Everybody's Business* (Chicago: Blue Cross Commission, 1953).

胞生物學（有部分也是由我們的基因所驅動），也不是那麼容易理解。在美國國家衛生研究院從事肥大細胞研究的迪恩・麥特卡爾菲（Dean Metcalfe）醫生就告訴我：「過敏背後的機制相當複雜，我們對它的了解仍然非常有限。」

　　從事過敏基礎科學研究的科學家，經常會埋首於基因中尋找線索。他們收集、儲存並且分析患者的DNA序列，並將這些數據與沒有患過敏的人的DNA對照，希望找出顯著的相似或不同之處。如果發現許多患有過敏的人有某些基因片段相同，或許能幫助我們找到驅使免疫系統過度反應的生物學機制。有些像麥特卡爾菲這樣試著了解免疫細胞基本功能的科學家，對遺傳學特別感興趣，因為從DNA找到的線索，或許最終能促成更好的診斷與治療方法。透過找出與過敏發生率有關的基因，我們或許能在一開始就阻止過敏發生，或阻斷引起有害免疫反應的生物途徑。

　　但是談到過敏的遺傳學時，必須強調彼此有關聯不代表就是因果關係。儘管我訪談過的研究人員一致認為，基因很可能在過敏反應當中扮演了關鍵角色，但是他們也很快指出，基因並非唯一的罪魁禍首。人類基因組有將近三萬個基因，這些基因會跟其他編碼（基因）與非編碼的DNA片段，以及我們的大環境互動，來調節包括免疫系統反應在內的各種生物功能。因此，基因跟過敏反應有關這點是毋庸置疑的。問題的重點在於：遺傳究竟在多大程度上，直接影響我們的過敏表現。

　　基因會受各種因素影響，像是荷爾蒙[17]、年齡[18]或周遭環境的物質[19]（像是塑膠等，第五章會再次討論）。基因之間也會有交互作用，以複雜的方式影響彼此的表現。找出究竟哪些基因與過敏相關，困難之處在於和過敏型免疫反應有關的基因太多了。一份採用了三十

五萬名受試者的基因資料進行的近期研究發現，人類基因組中有一百四十一處跟患花粉熱、氣喘和濕疹的風險有關。[20]由此可見，重點在找出哪些基因可以具體控制免疫系統，而控制的是哪個部分，又是如何控制的。

◎ 基因案例：屏障假說

我第一次聽到「屏障假說」是到芝加哥拜訪的時候。當時正值初秋，我住的市中心旅館周圍的花圃裡，種滿了五顏六色的菊花和南瓜。我和國內一名頂尖的濕疹專家約好，在芝加哥大學附近的咖啡廳見面，走在路上時我不禁想，這座城市這麼執著地美化街道，不知道給患有花粉熱的市民帶來了多少困擾。

彼得‧里歐醫師是西北大學的皮膚科和小兒科臨床助理教授，也是專治濕疹的皮膚科醫師。四十多歲的他和藹可親、非常健談，對於那些受嚴重異位性皮膚炎或濕疹所苦的人，他既同情也理解。他與人共同

---

17 氣喘在男孩中較為普遍，但在成年女性中更常見且嚴重。睪固酮會抑制一種引發氣喘的免疫細胞（ILC2）產生。此外雌激素與發炎作用有關，這就是為什麼女性在懷孕期間，經常出現體質改變的情形。

18 H. Milgrom and H. Huang, "Allergic Disorders at a Venerable Age: A Mini-review," *Gerontology* 60, no. 2 (2014): 99–107. 免疫系統老化和細菌組成改變，有可能導致老年人的過敏症狀惡化；5～10%的老年人患有過敏性疾病，而且比例持續增加。

19 F. Hörnig et al., "The LINA Study: Higher Sensitivity of Infant Compared to Maternal Eosinophil/Basophil Progenitors to Indoor Chemical Exposures," *Journal of Environmental and Public Health* (2016). 塑化劑濃度越高，發生過敏的風險就越大。懷孕和哺乳期間接觸鄰苯二甲酸鹽，會導致Th2抑制因子發生表觀遺傳學變化。
有關敏感性轉移的討論，請參閱Rasha Msallam et al., "Fetal Mast Cells Mediate Postnatal Allergic Responses Dependent on Maternal IgE," *Science* 370 (November 20, 2020): 941-950。

創辦了芝加哥綜合濕疹中心（Chicago Integrative Eczema Center），該中心以整合性治療方法聞名，而他是現任的主任。里歐稍微遲到了一點——感謝他慷慨答應在忙碌的看診時間與接女兒放學的空檔，擠出時間與我碰面。我們在戶外的一張木桌旁坐下，周圍的蜜蜂嗡嗡作響，我們不時得停下交談，在牠們飛過來時低頭躲開。里歐說他也不喜歡蜜蜂，但是咖啡廳內已經客滿，我們只能坐在外頭。

我們從里歐解釋皮膚過敏和濕疹為患者帶來的嚴重影響談起。傳統上，濕疹並未被歸類為過敏性疾病，但是觀念慢慢在改變。里歐解釋，對這個一系列症狀和誘發因素都十分複雜的疾病，「濕疹」並不是很好的名稱。不是每個人的濕疹都是過敏原所引起（有些可能是溫度變化或運動造成的），但濕疹發作時皮膚的反應（不管起因是什麼），則都很相像。中度到重度的濕疹症狀有可能令患者非常痛苦，由於里歐在這個領域聲譽卓著，所以他經常遇到一些——套句他的話——已經走投無路的患者。此前他們大多已經嘗試多年，去了解自己的病情以及觸發因素。他們找上濕疹中心時，通常已經筋疲力盡、萬分挫折。診斷濕疹並不容

（至少在小鼠實驗的模型中）母親可以將過敏遺傳給後代；若她們在懷孕期間接觸過敏原（在本例中為豚草），IgE抗體就能透過胎盤到達胎兒，並與胎兒的肥大細胞結合。這些後代出生後，第一次接觸豚草時就更容易產生過敏反應（而不是另一種過敏原，在這種情況下是塵蟎）。敏感度轉移只會持續幾週，大多數在六週後就會消失，但這項研究（由A*STAR和杜克-北美國醫學院〔Duke-N US Medical School〕的科學家共同於新加坡進行）表示，從理論上來看，在動物實驗上發現的敏感性轉移，能以大致相同的方式發生在人類身上。

20 Åsa Johansson、Mathias Rask-Andersen、Torgny Karlsson和Weronica E Ek「針對英國生物銀行三十五萬名白人的全基因組關聯分析，確定了哮喘、花粉症和濕疹的新位點」，*Human Molecular Genetics* 28, no. 23 (2019): 4022–4 1，其中四十一個基因片段尚未在其他研究中被鑑定。這項研究是由烏普薩拉大學（Uppsala University）和瑞典SciLifeLab使用英國Biobank和23andMe所進行的。

易，目前治療上主要使用具有風險的類固醇藥膏，但成效仍然不佳。儘管如此，有鑒於科學近期的發展，里歐對未來還是充滿希望。

「這個重大突破大約出現在十年前，」里歐解釋，「當時我們發現異位性皮膚炎和一個與纖聚蛋白（filaggrin）對應、叫做『FLG』基因的突變有關。」

英國布萊頓和薩塞克斯醫學院的穆科帕代亞醫師，以超過兩千名英格蘭孕婦為對象，進行了一項長期研究。[21] 他收集了她們的臍帶血進行基因定序分析，並追蹤她們的孩子在六個月、一歲和兩歲時的過敏情形。穆科帕代亞和他的團隊發現，一個會影響皮膚纖聚蛋白質製造的常見基因缺陷，與六個月大的嬰兒發生濕疹、喘鳴和鼻塞有關，因而指出有這個遺傳變異的嬰兒更容易在出生後發展出過敏。皮膚屏障理論認為，皮膚的缺陷會使幼童的皮膚有比較多孔洞，而這會讓過敏原（或其他外來物質）更容易通過皮膚屏障進入血液，進而引起免疫細胞反應。發現FLG基因突變讓里歐很興奮，他終於可以向患者解釋發生了什麼事──有15%到20%的異位性皮膚炎患者帶有這個基因突變。

「這是第一次，我們終於可以明確地告訴患者：『我知道你為什麼生病了，因為你少了這個基因，所以皮膚屏障出現了漏洞，』」里歐說道。「聽起來頗為深奧，是嗎？我們跨進了新的領域，這是第一次我們可以給出確切的答案。這個『皮膚屏障有漏洞』的概念很有價值，現在我們知道為什麼過敏原、刺激物和病原體能進到體內，或許還能解釋為什麼這些患者的皮膚微生物群會出現異常。」

穆科帕代亞這麼向我解釋纖聚蛋白的重要性：想像你的皮膚是一層

---

21 纖聚蛋白變異與過敏狀況之間的關聯，在此之前已經被提出，但這是第一個以一群剛出生的嬰兒為對象的研究。

又一層緊釘在一起的紙張。他把手平放，手指交疊在一起展示給我看。

「你有像這樣的角質層，一層又一層的交疊，」他說。

纖聚蛋白質的功能就像訂書針，可以把這一層層的皮膚組織緊密的固定在一起。我們需要纖聚蛋白才能擁有緊密健康的皮膚屏障，以防止體外的東西從皮膚滲入，但是有10％到15％的嬰孩，這個釘書針的功能出了狀況。「比起那些釘書針功能良好、纖維能緊密結合的嬰孩，過敏原更容易進入這些嬰孩的體內，」穆科帕代亞解釋道。

換句話說，基因突變造成的纖聚蛋白質缺陷，會使得皮膚像里歐所說的「漏洞」比較多。據穆科帕代亞表示，這個基因突變相當普遍，而且已經存在很長的時間。

「纖聚蛋白質缺陷早在五千年前、三千年前就存在我們的基因組裡了，」他這麼告訴我。「但是當時塵蟎在哪？現在我們會蜷縮在柔軟、放著墊子的沙發上，在溫暖潮濕的環境中看電視、吸著塵蟎的糞便。晚上睡覺時，我們躺在柔軟的床墊上，任由身體沾滿塵蟎的糞便。或許四個人當中有三個人，免疫系統應付得了塵蟎。他們的基因可能有一個、兩個、三個、五個或十個小變化，而這些小變化可以帶來很大的不同，但我們對這些變化一無所知。我們只是開類固醇給那個免疫系統應付不來塵蟎的人，卻沒有試著去了解那些應付得來的人。」

以FLG基因突變為例，特定基因序列有可能就是驅動過敏反應的原因。這表示研究人員或許能找到方法修補皮膚屏障，阻止過敏原從這些「漏洞」進入身體，從源頭阻止濕疹發生。在里歐看來，這證明了我們應該開始根據過敏病患的基因亞型，來思考如何治療他們。因為對FLG基因突變的那20％患者有效的治療方法，不見得適用於80％皮膚屏障完好的患者，導致後者皮膚過敏的，是不同的生物機制。從遺傳的

角度來看，濕疹不是單一種皮膚疾病，而是症狀相似的多種皮膚病。

　　收集更多患者的DNA樣本並進一步探索這些基因，或許能幫助我們找到過敏患者在基因組成上的相似之處，進而引導我們開發出更好的治療方法。穆科帕代亞有個理論：如果能利用精準的醫療測試來找出哪些嬰孩有FLG突變，或許就可以想辦法降低他們的皮膚通透性，藉以阻止過敏原進入。一份隨機研究發現，嬰兒皮膚保濕或滋潤產品的成功率只有15%，那是因為患有皮膚過敏的嬰孩中，只有15%的人有纖聚蛋白基因突變。乍看之下，會認為潤膚產品對預防嬰兒濕疹的成效並不好。但是穆科帕代亞認為，如果我們只以皮膚屏障有缺陷（例如纖聚蛋白基因突變）的孩子為對象，會發現潤膚產品（或其他可以強化皮膚屏障的乳霜），其實預防濕疹的效果非常好。穆科帕代亞認為，研究遺傳學以及基因與環境間的互動，可以帶來真正的希望：知道哪個基因跟哪個過敏有關，並藉此降低過敏的發生率——事實上，他有證據證明這個方法行得通。

　　可愛的寵物貓登場。

＊　＊　＊

　　穆科帕代亞的研究團隊發現FLG基因突變和氣喘、呼吸道過敏及濕疹有關後，他們就開始想，讓有FLG突變的孩子和貓一起長大——

---

22 Hans Bisgaard, Angela Simpson, Colin N.A Palmer, Klaus Bønnelykke, Irwin Mclean, Somnath Mukhopadhyay, Christian B Pipper, Liselotte B Halkjaer, Brian Lipworth, Jenny Hankinson, Ashley Woodcock, and Adnan Custovic. "Gene-Environment Interaction in the Onset of Eczema in Infancy: Filaggrin Loss-o f-Function Mutations Enhanced by Neonatal Cat Exposure" in PLoS Med. 2008 Jun; 5(6): e131.

23 有意思的是，部分嬰孩由於皮膚屏障非常脆弱、有許多漏洞，環境過敏原（例如屋內的塵

大量貓皮屑遇上容易通透的皮膚屏障——會發生什麼事？這些孩子在兩歲前出現異位性皮膚炎的風險有多高？

他們設計了一項研究來尋找答案。[22] 參與研究的有：帶有FLG基因突變的嬰孩，也有不帶基因突變的；有養貓的，也有不養貓的。結果發現，不帶FLG基因突變也不與貓同住的嬰孩，還是可能發展出異位性皮膚炎，只不過比例不高，大約10％到15％；不帶FLG基因突變的嬰孩跟貓同住時，濕疹的發生率稍微提高；帶FLG基因突變但是不跟貓同住的嬰孩，發生率的基準線明顯提高到20％到40％；帶FLG基因突變，而且跟貓同住的嬰孩，濕疹的發生機率最高，超過95％。

穆科帕代亞認為，這裡的重點在對剛出生的孩子進行基因分型，並提醒父母家裡養貓的潛在危險[23]，以預防部分濕疹發生。[24] 父母可以改變家裡的環境，來避免孩子的基因和環境出現不良的互動。醫生在治療過敏時，也可以將病患住家環境考慮在內，實現精準醫療。

「遺傳學不是什麼新鮮事，」穆科帕代亞表示，「個人化的基因表型和基因分型又讓我們回到了最原始的做法，但是我們可以藉此以更科學的方式看待個人特質。這樣的想法還在起步階段。再過五十年，我們便可以根據自己的基因，選擇適合的居住環境和生活型態，而這就是過敏醫學的未來，同時也是所有醫學的未來。」

蟎和蟑螂）可能更容易進入他們體內，從而引發濕疹和氣喘。穆科帕代亞博士對於貓的研究，可能會促使更多研究以一群剛出生的嬰兒為對象，這有助於梳理暴露於特定環境與皮膚滲漏之間的關係。

24 可惜這不一定意味著能完全預防濕疹發生。根據美國國家濕疹協會的數據，儘管大多數患有濕疹的成年人在兒童時期都有過這種症狀，但大約25％的濕疹患者自述，他們是在成年後首次出現最早的症狀，而這通常被稱為「成人濕疹」。

◎ 與基因不符的案例

美國國家衛生研究院（NIH）的免疫學研究人員，已經從事過敏免疫反應研究多年，他們發現，雖然基因確實在過敏的發展過程中起了作用，但不足以訴說完整的故事。我第一次和約書亞・米爾納（Joshua Milner）醫師見面時，他在NIH的馬里蘭州貝塞斯達（Bethesda）院區擔任醫生科學家。現在，他是哥倫比亞大學小兒科系的過敏、免疫和風濕病學分部（Division of Allergy, Immunology, and Rheumatology）主任，以及哥倫比亞厄文醫學中心（Irving Medical Center）基因醫學中心的小兒科教授。米爾納不只以他在過敏免疫反應的遺傳途徑研究著稱，還因為發現免疫不全症與過敏之間的關聯，而備受敬重。[25]想要了解基因與過敏疾病之間的關聯，米爾納是絕佳的諮詢對象。

某個寒冷的冬日，我前往NIH，在米爾納的辦公室聽他談論探索人類過敏反應的生物途徑時，在基因組研究上的突破性發現。米爾納講話很快，即使我振筆疾書做筆記，也只能勉強跟上他的速度。當天我們探討了許多議題，但令我印象最深刻的是：過敏的遺傳因素可以告訴我們哪些人比較可能出現過敏，但無法告訴我們哪些人一定會有過敏。

25 NIH的其他科學家也發現，BACH2這種基因可能會透過調節免疫系統的反應性，在過敏性和自體免疫疾病的發展中發揮作用。一項分析自體免疫患者樣本的全基因組關聯研究，首次將該基因標記為發炎免疫反應的可能調節因子。在2013年的一項研究中，NIH的研究人員發現，BACH2的表現，是免疫系統T細胞如何對抗原做出反應的關鍵——無論是透過發炎，抑或透過調節反應。在NIH的研究新聞稿中，該計畫首席研究員 Nicholas P. Restifo 解釋：「該基因與著名作曲家巴哈同名十分恰當，因為它協調了免疫反應的許多組成部分，就像管弦樂隊中的各種樂器一樣，必須協調一致才能使交響樂和諧。引用來源可參閱：R. Roychoudhuri et al., "Bach2 Represses Effector Programmes to Stabilize Treg-m ediated Immune Homeostasis," *Nature*, online, June 2, 2013.

　　為了解釋這一點，米爾納介紹我了「MALT1」基因。帶有這個基因的幼童，在發育後期（一般是二到三歲）接觸到花生蛋白質時，發生過敏的機率較高。然而，如果這些孩子在更早的時候就接觸到花生，則可以對花生過敏產生十倍的保護力。換句話說，同一個基因可能具有保護力，也可能不具備，這取決於孩子在什麼時候接觸到花生。「**關鍵在於基因和環境的互動，不是基因本身**」，米爾納解釋。

　　我拜訪完NIH後，又去了世界知名的辛辛那提兒童醫院，拜訪米爾納的好友兼同僚、嗜伊紅性食道炎（EoE）的權威：馬克・羅森伯格（Marc Rothenberg）醫生。嗜伊紅性食道炎是一種罕見的食道疾病，患者的食道會累積過多嗜酸性白血球細胞，它的症狀令人非常難受，而且很難治癒。有些患者會對太多食物過敏，而限制飲食會導致他們營養不良。我問羅森伯格EoE是不是跟遺傳有關，他說他不這麼認為。儘管遺傳有影響，但他的實驗室在分析並比對許多家庭的DNA序列後，發現他們之間的基因相似度並不高。

　　「不同的家庭擁有相同基因的情況很少見，」他解釋道，「也就是說，這個疾病的遺傳基礎有很大的異質性。我們所知道的大多數過敏患者，發病率和基因表型都受環境與基因組之間的相互作用影響。它的機制，與包括免疫細胞在內的各種細胞基因的表觀遺傳學改變有關。」

　　羅森伯格指出，以雙胞胎進行的研究也證明，基因不是造成過敏性疾病的主因。西奈山伊坎醫學院的艾略特與羅思琳・傑夫食物過敏研究中心，曾以異卵雙胞胎和同卵雙胞胎進行研究，其結果指出：只有66%的同卵雙胞胎（DNA完全相同）同時對花生過敏[26]；異卵雙胞胎（DNA不完全相同）中，有70%有相同的食物過敏。羅森伯格認為結果很明顯，既然沒有在同卵雙胞胎發現完全一致的過敏情形，就代表驅動過敏反應

的不是我們的DNA，而是我們共享的環境。

「DNA確實有影響，」羅森伯格說道，「但不是主要因素。」他提醒我這是好消息，因為大多數情況下，我們的DNA是無法改變的，所以沒辦法透過改變DNA來控制過敏，但是我們可以改變所處的環境。

羅森伯格經常收集患者食道的發炎組織切片，保留下來做進一步研究。「我的實驗室有超過三萬件從過敏患者取的樣本，包含消化道發炎組織的切片，這讓我們首次有機會可以用高規格的標準，來探究人類的過敏訊息。」他解釋道，針對EoE這樣極端表現型的疾病做遺傳學研究（相對於信號雜訊較低的常見過敏性疾病），我們可望獲得訊息量較高的信號。換言之，患有某種嚴重疾病的人愈少，研究人員愈能清楚看到他們之間的DNA相似之處，以及異於其他人的地方。這些數據可以用來尋找表現型沒那麼極端的過敏疾病（例如氣喘、濕疹、花粉熱等）相關的過敏途徑，因為它們肯定有相似的生物機制——這就是羅森伯格在辛辛那提兒童醫院正努力進行的事。

回到NIH，米爾納給我看了他巨大的低溫貯存槽——一個大型的鋼造圓柱，裡面貯存數千個病人的血液樣本。這是蘊藏未來知識的寶庫，但需要我們花時間探索。我準備離開時，米爾納強調，明白同樣的基因可以執行多種功能（有些跟免疫功能無關）很重要。他告訴我，缺少IL-4基因（一種蛋白質抑制劑，同時也是參與過敏反應的生物組成之一）的老鼠也比較健忘[27]，因此米爾納認為這個基因除了驅動過敏反

---

26 SH Sicherer, TJ Furlong, HH Maes, RJ Desnick, HA Sampson, BD Gelb, "Genetics of peanut allergy: a twin study," *J Allergy Clin Immunol.* 2000 Jul;106(1 Pt 1):53-6.

27 這項研究由喬納森・基普尼斯（Jonathan Kipnis）進行。米爾納博士在2019年我於美國國家衛生研究院的探訪中為我摘要了這一點。J Herz, Z Fu, K Kim, et. al., "GABAergic neuronal IL-4 R mediates T cell effect on memory," in Neuron 109;22 (2021 Nov 17):3609-3618.]

應，還可能和記憶基礎有關。

「我在麻省理工學院的書呆子同學中，有多少人有嚴重的過敏呢？」米爾納開玩笑的說。答案是絕大多數。

◎ 遺傳上的意外變數

2019年春天的某一天，我租車從紐約市開往紐約州的伊薩卡（Ithaca），去找康乃爾大學的免疫學教授艾弗里・奧古斯特博士。奧古斯特從事免疫細胞功能的研究，特別是免疫反應的動力來源——白血球中的T細胞。T細胞會在我們的體內巡邏，尋找外來物質，它們的「工作」是針對遇到的抗原做決策。這也是為什麼本書稍早提到，奧古斯特說T細胞是「身體的看守者」，它們協助決定哪些東西是身體的一部分、哪些不是。

奧古斯特的辦公室位於康乃爾嶄新的科學大樓中，裡頭井然有序，會面過程他看起來既放鬆又警覺。他熱愛免疫學——這顯然不只是他的工作，更是他的呼召。我問奧古斯特為什麼近年來過敏發生率節節升高，他表示絕對不是遺傳學改變了免疫功能所造成的。

「基因改變的速度比環境改變慢得多，」他說，「隨著我們所處的環境改變，人類的免疫系統基因也會改變，但這需要很長的時間。」

奧古斯特向我介紹了經常用來做免疫學研究的實驗室小鼠。牠們不是那種你會在廚房看到的普通老鼠，這些小鼠的基因變異受到嚴格控制。「從基因學來看，牠們沒有什麼不同，」奧古斯特解釋，「牠們是遺傳上的近親品系，所以牠們的DNA不會改變。與環境之間的互動是唯一的變因。」

科學家通常是透過改變實驗室小鼠的飲食和環境，以在牠們身上引起過敏反應。有時候研究人員為了想了解某些事情（例如肥大細胞的功

能，或組織胺的反應），而訂製缺少特定基因片段的小鼠。奧古斯特再次強調，遺傳固然重要（因為一旦基因藍圖不同，面對相同刺激的反應也會略有差異），但是當環境改變加上基因差異，我們觀察到不同的人對於同樣的觸發因子，會有明顯不同的反應。這代表過敏患者不見得是遺傳上「出了錯」。DNA不是免疫系統功能的根本問題，環境觸發因子才是。事實上，過敏患者的免疫系統表現出來的，正是它該有的模樣。

奧古斯特還有一個論點可以反駁遺傳是造成過敏發生率上升的原因：我們自己的細胞。他的職業生涯有一大部分都在了解T細胞的反應。我們體內所有的T細胞在基因上都是完全一樣的；我們所有的細胞幾乎都擁有相同的DNA。更重要的是，它們都在我們的體內，所以也暴露在完全相同的環境，換言之，我們身上發生的每一件事，它們也跟著經歷到。如果遺傳真的能用來預測過敏反應，那麼我們的所有細胞反應應該都相同。但事實並非如此。

「我花了許多時間研究，細胞第一次跟會引發敏感的過敏原接觸時，是怎麼決定如何反應的，」奧古斯特說道。

他用桌上的水和他的手為我示範。代表細胞的左手，遇到了代表抗原的那杯水，發現那杯水不該在那裡。它必須決定怎麼處理那杯水：它對我有害嗎？該讓它留下來嗎？需要警告周圍的細胞我們遇到麻煩了嗎？他用右手代表另一個細胞，它同樣遇到這杯水而面臨抉擇。奧古斯特的研究團隊發現，同一個人的不同細胞會做出不同決定——有些會決定「算了，讓那杯水繼續留在桌子上」，但有些細胞會認為「要立刻挪走那個杯子」。

奧古斯特接著說明：「利用遺傳工具，我們可以標示出那些有反應的細胞，還能看出哪些細胞沒有反應，所以現在我們可以拿這兩類細胞

做比較。為什麼有些細胞有反應、有些細胞沒有？這兩類細胞的狀態有什麼不一樣？要如何防止它們產生反應呢？」

透過對大量細胞進行單細胞的RNA高通量（high-throughput）定序，麻省理工學院的研究人員找到了對花生過敏的患者體內，那些製造發炎反應的T細胞。[28]他們還研究了這些T細胞在患者完成免疫療法後，有什麼不同。這個定序技術可以捕捉到傳訊RNA（messenger RNA），讓研究人員知道當下有表現的是哪些基因，以更了解細胞功能。每一個T細胞的RNA都會被賦予一個條碼，供研究人員追蹤哪些T細胞會針對花生抗原產生反應，以更清楚了解T細胞是如何做出決定和反應。

免疫系統是所有生物系統中演化速度極快的一種。奧古斯特認為這是必然的，因為免疫功能攸關我們的生死。但即便如此，我們的免疫細胞還是跟不上人類改變環境的速度。與其了解我們的DNA如何影響過敏，還不如了解我們的基本免疫細胞對於初次遇見的東西如何做出決策。

但關於我們的基因與過敏之間的關係（不管這個關聯性是重要的，還是偶然的），最有趣的問題應該是：為什麼我們自己的細胞會傷害我們，甚至要了我們的性命？如果我從父親得到的那一半DNA會使我對蜜蜂螫咬有類似的反應，為什麼演化會選擇將這樣的反應傳給我呢？或是，就像美國國家衛生研究院的阿爾基斯·托吉亞斯醫師問我的「為什麼免疫系統的發展會導致這樣的麻煩，這似乎違背了自然？」

28 AA Tu, TM Gierahn, B Monian, et al., "TCR sequencing paired with massively parallel 3' RNA-seq reveals clonotypic T cell signatures," in *Nat Immunol* 20 (2019): 1692–1699.

▍毒素假說

史蒂芬・加利（Steve Galli）醫師對於過敏的演化基礎有個想法，他是任職於史丹佛大學的病理學家及免疫學家，研究重點在肥大細胞和嗜鹼性白血球細胞。就像許多研究免疫反應的基本細胞科學的同儕一樣，加利也很好奇我們對像海葵毒素這類物質的反應，會不會在過去的某個演化階段曾經是有利的？對花生或塵蟎這些原本無害的東西反應過度，可能是我們更古老的免疫系統所殘留下來的？也許是為了對付某個完全不同、但可能更危險的東西而演化出來的功能。或許在二十一世紀被認為是機能失調的過敏反應，對我們的祖先曾經是生存優勢？

「我對這個顯而易見的矛盾相當感興趣。你有個可以激發或說誘導、極端活躍且幾乎立即見效的免疫能力，但是它卻會帶來災難，就像你父親身上發生的事情，」加利解釋。「為什麼演化會產生這樣的結果？這對我們的適應似乎非常不利，那為什麼我們會有這種反應呢？」

加利的答案，把我們帶回了先天免疫系統和適應性免疫系統的差別。再回顧一下，先天免疫系統是一出生就處於在線狀態，可說是我們身體的第一道防線；與過敏有關的肥大細胞、嗜鹼性白血球和嗜酸性白血球，都隸屬於先天免疫系統。先天免疫沒有專一性，也就是對於對任何進入身體的外來物質都會產生反應。相對的，適應性免疫反應則具有專一性。免疫細胞中的B細胞或T細胞，會學習應該對哪些抗原或外來物質產生反應，並且「記住」它們，將來再次狹路相逢時，它們的反應會更快、也更強烈。人類的先天免疫系統會對任何威脅立即產生反應，而適應性免疫系統則需要學習要對什麼東西產生反應，而且有時需要重複接觸，才能達到特定反應強度。

「對於必須馬上避開的東西，你需要立即的反應，」加利說道，「你必須很快辨識出它們，好迅速避開。哪些東西呢？像昆蟲叮咬釋放的毒液、吃了可能會喪命的東西。你必須對它們發展出夠快的反應，讓你把它吐出來，不要吞進去。」

加利想要知道，用急性嚴重過敏反應來對付哪些東西，對我們是有利的。什麼東西會給兩千年前的人們的肥大細胞，帶來這麼大的刺激？毒蛇咬傷和毒蟲螫傷都有可能。

加利要我回想我父親坐在車裡、無法呼吸的狀況。他要我用不同的角度去思考我父親的反應。

「許多人之所以死於嚴重過敏反應，不只是因為被蜜蜂螫咬或吃了花生，還因為他們無法躺臥下來，」他解釋道，「經常聽到的狀況是他們當時坐在車裡，無法平躺。如果可以平躺，就能應付血壓變低。」

從生物學的觀點來看，減緩毒素在血液中流動的速度，並啟動身體的防禦機制來對抗它，是合理的。加利認為這可能是肥大細胞最早的任務；它們可能對人類過去的生存至關重要。

「肥大細胞的發展比抗體還早，它們是免疫系統裡的元老級成員。」加利解釋道。

有一份研究推測，肥大細胞首度出現於五億年前[29]，所以就演化上來看，肥大細胞非常古老。相反的，和大部分過敏反應有關的IgE人類抗體，則比較晚才加入免疫反應。IgE會引起倚賴肥大細胞誘導的超急性反應（hyperacute reaction）。如果遇到了嚴重威脅、需要避免死亡的情形，這些反應可以發揮保護作用。加利也認為即使是數百年前，這樣立

29 G. William Wong et al., "Ancient Origin of Mast Cells," *Biochemical and Biophysical Research Communications* 451, no. 2 (2014): 314–18.

即且強烈的免疫反應都是有益的。

「在自然歷史的某個時刻，這個機制對我們是有利的，」加利說道。「過去兩百年左右，這個好處不那麼重要了，但我們的免疫系統還是會對潛在威脅做出相同的反應。只不過現在這些潛在威脅不是毒蛇，只是錯誤的食物之類的，而這導致我們免疫系統內部產生困惑。」

加利知道有個解釋過敏的說法叫「毒素假說」，它是由瑪姬・普羅費（Margie Profet）所提出的。普羅費是傑出的演化生物學家，曾經獲得麥克阿瑟獎。她最早的理論是過敏可能是身體藉以排除毒素和致癌物質的方法，而這個想法和患有過敏的人罹患某些癌症的機率較低不謀而合 [30]——特別是神經膠質瘤（gliomas）。加利視普羅費和另一位研究人員詹姆斯・史德賓（James Stebbings）為毒素假說的創始人。根據加利的說法，普羅費和史德賓是最早提出肥大細胞不只會引起有害的反應、它們對人體也有益處的研究者。

「史德賓指出一、兩百年前，大約是發現第一個花粉熱病例時，人類和動物都經常被昆蟲叮咬，」加利解釋道，「史德賓認為肥大細胞和IgE誘導的反應，是要他們立刻離開那個地方。這就像一個預警系統，具有救命的功能。但我們沒辦法用實驗來證明這一點。」

於是加利的實驗室設計了一系列實驗，以小鼠來試驗毒素假說。內皮素-1（endothelin-1）是一種可以誘發過敏反應的因子，它是一種內皮細胞分泌的胜肽，化學結構與鼴鼠蝰蛇（*Atractaspis engaddensis*）釋放的角蝰

---

30 Hadar Reichman et al., "Activated Eosinophils Exert Antitumorigenic Activities in Colorectal Cancer," *Cancer Immunology Research* 7, no. 3 (2019): 388–400. 以色列臺拉維夫大學的這項研究發現，嗜酸性白血球可能透過消除惡性細胞，來幫助對抗結腸癌。在275名患者的腫瘤樣本中，嗜酸性白血球數量越高，癌症越輕。

毒素（*sarafotoxin*）同源。加利和他的實驗室團隊指出肥大細胞可以分解內毒素-1，降低它對小鼠的毒性。這讓他和他的博士後研究員馬丁・梅茲（Martin Metz）想要進一步探究肥大細胞是不是也對角蝰毒素有保護作用。

在第一個實驗中，他們使用了跟毒液成分相同的合成胜肽，得到的結果令人滿意。注射了角蝰毒素的小鼠，反應跟注射了內皮素-1的小鼠一樣。「牠們的血壓變低，注射的劑量夠多時會造成死亡，從這些小鼠來看，注射的是自己就能製造的胜肽還是毒蛇分泌的類似物質，並沒有差別。」加利解釋道。

加利並沒有滿足於只測試毒液中的單一成分，因為天然毒液是由多種有毒物質混合而成。加利和他的研究團隊需要的，是早期人類在日常生活中經常遇到、完整的毒蛇毒夜。他們需要真正的鼴鼠 蛇毒液。問題是：要上哪裡找？又要如何取得？

加利告訴我：「這是一種以色列的蛇，分布並不廣，不過我認識一名以色列研究員，他的實驗室裡養了這種蛇。」

這位以色列科學家艾拉札・柯瓦（Elazar Kochva）已經退休了，但他手上還有一些毒液，並且願意跟加利分享。不過雖然加利已經得到美國政府許可，可以將這個毒液帶進美國，但是柯瓦教授認為，最好別透過申請將它從以色列帶走。他認為比較好的方法是：加利親自去以色列，將冷凍乾燥的毒液帶回美國。於是加利飛了一趟以色列，把鼴鼠 蛇毒液帶回他的實驗室。

「你去過以色列嗎？」加利問我。「他們的安檢方式很有趣。受過心理測驗學訓練的人員會站在你面前，看著你的眼睛，快速問你問題。」

柯瓦給了加利一小瓶冷凍乾燥的毒液，可以保存在室溫幾天而不失去任何化學活性。柯瓦認為，加利應該把瓶子放在口袋裡通過以色列的

安檢，然後帶上飛機帶回美國。結果加利經過機場安檢時，以色列海關問了幾個問題，但完全沒發現他的褲子口袋裡有致命的毒蛇毒液。

「我站在那裡，他問了我各種問題，」加利一邊說道，一邊笑著回憶他當時多擔心海關發現毒液。「但是他沒有問我口袋裡有沒有毒液。」

實際上加利並沒有說謊，那個塑膠小瓶子也沒有引起警報，加利成功搭上飛機，回到了加州。瓶子完整無缺，裡面的毒液仍然保有它的化學活性。

最後，小鼠對完整毒液的反應跟分離出來或合成的毒素一樣。加利的實驗室後來還測試了西部菱背響尾蛇（western diamondback rattlesnake）和銅頭蝮（copperhead）的毒液。結果很類似：比起基因改造後缺少肥大細胞的小鼠，具有肥大細胞的小鼠對毒液明顯有更強的抵抗力。另外，經過處理而缺少羧肽酶 A（carboxypeptidase A，一種可以降解毒液成分的酵素）的肥大細胞，無法保護小鼠免於毒液傷害。研究團隊將他們的發現寫成論文，發表在《科學》期刊上。[31]

* * *

加利的實驗室還用吉拉毒蜥（Gila monster）和兩種毒蠍的毒液做實驗，同樣發現它們可以啟動有效的免疫反應，只不過這次涉及的是另一種肥大細胞蛋白酶。這進一步證明了先天性免疫系統的演化結果，可以讓它迅速對抗各種毒素，包括被毒蟲螫傷或咬傷。然而，這些是小鼠第一次接觸到毒液的反應，如果讓第一次接觸毒素時存活下來的小鼠，再接受一劑或兩劑毒液呢？加利和他的團隊試著尋找過敏反應的典型訊號

---

31 Martin Metz et al., "Mast Cells Can Enhance Resistance to Snake and Honeybee Venoms," *Science* 313, no. 5786 (2006): 526–30.

—— IgE 抗體被活化。

「我們發現，注射第一劑蜜蜂或毒蛇毒夜後存活的小鼠，會對毒液發展出 IgE 反應，」加利解釋道，「經過三週再次注射毒液後，IgE 的反應會更迅速，這確實對生存有利。因此，對毒液產生 IgE 反應有利於小鼠生存，並不會妨礙牠的生存能力。」接觸過少量毒液能讓牠們將來接觸到大量毒液時，存活率更高。反之，沒有接觸過毒液的小鼠運氣就沒那麼好了。如果肥大細胞和 IgE 具有保護作用，它們或許能帶給我們重要的演化優勢。[32] 不過關於毒素理論和加利的實驗，唯一問題是：我們不是小鼠。

「這就是棘手的地方，我們和小鼠當然不同。而且你不能在人類身上進行毒液的活體實驗，只能做體外試驗。」加利說道。

在美國，每年大約只有十個被毒蛇咬傷致死的案例[33]，然而在全世界，這個數字飆升至大約十萬人，大多數發生在發展中國家；有毒昆蟲或僧帽水母之類動物致死的案例相對較少。不過整體而言，因為毒素或毒液而死亡的情形仍非常罕見，這意味著：環境改變使得原本設計來應付它們的先天性免疫功能，優勢大幅降低。

馬丁・梅茲曾是加利的博士後研究員，在柏林的他還在繼續研究對毒液的反應。他發現人類的胰蛋白酶（tryptase，一種位於肥大細胞、能分解蛋白質的酵素）能降解蛇的毒液，這進一步支持了毒素假說。

加利下了這個結論：「就我們所知，人類對某些毒液具有與 IgE 和

---

32 對於那些對里歇早期使用僧帽水母毒素所做實驗感到好奇的人來說，從化學的角度來看，並非所有毒素都一樣。由於里歇無法使用現代科學技術，他可能無法測量肥大細胞活化後，可能提供的任何微小保護效果。無論如何，肥大細胞的複雜功能尚未被研究透徹。

33 加利表示，這就是為什麼至今沒有人嘗試針對毒液，研發基於抗體的治療方法——因為無法從中賺到錢。

肥大細胞相關的抵抗力這一點，跟小鼠是相似的。」

加利和其學生的研究說服了我。我們之所以保有這類免疫系統反應，看來是有原因的，很可能是要保護我們不受環境中的某些物質侵害。但問題就出在我們的環境變遷快速，導致仍然擁有強烈免疫反應的人不得不面對一連串新麻煩。

▎現實世界中的基因遺傳：典型的過敏家族

那麼，回到現實世界來看看DNA對過敏有什麼影響時，這些資訊提供了什麼訊息呢？過敏究竟會不會遺傳？能否用自己或親人的過敏情形，來推測我們的後代可能出現什麼樣的過敏？

這個問題的答案是：是，也不是。

就我所知，除了我外婆在五十多歲開始對盤尼西林過敏之外，我的爺爺、奶奶幾乎都沒有過敏。就像第一章解釋過的，藥物過敏並非由IgE抗體所引發。我外婆的T細胞可能記住了與盤尼西林接觸的經歷，從而變得對它敏感。這是她唯一經歷過的過敏反應，而且能輕易避開。換句話說，雖然我爺爺、奶奶的基因組成，很可能有令我父母容易敏感的片段，但並沒有在他們那一代引起嚴重過敏。第五章會提到，之所以會這樣，有可能是在二十世紀初期那幾十年，當他們還是孩童時，免疫系統有機會受到不同環境「訓練」——比起現在，當時環境中的化學添加物、汙染物質和塑膠材料少得多。

我媽媽完全沒有過敏，她的兄弟也沒有，但是她姊姊（我的葛瑞絲阿姨）跟我外婆一樣在五十多歲時，開始對盤尼西林過敏。我媽媽那兩個同母異父的妹妹有花粉熱和氣喘。派翠夏阿姨有花粉熱，會出現蕁麻

疹和皮膚瘙癢。葛蘿莉亞阿姨對蜂毒嚴重過敏，曾因為這樣進了急診室。之後她就一直躲著蜜蜂，而且隨身帶著抗組織胺，以防再次被蜜蜂螫到；但她沒有購買醫生建議、比較貴的EpiPen。我同母異父的弟弟在年紀還小時，多次肺部感染，並在美國空軍吸了好幾年有毒廢氣後，罹患慢性阻塞性肺病（COPD）。至於我父親——他對蜂毒過敏導致的悲劇，促成了本書這趟旅程。

我的基因遺傳是個大雜燴，雖然家族史中明顯有過敏的遺傳脈絡，但沒有一對一的直接因果關係。那麼，對蜂毒過敏呢？如果我父母雙方的家族都有人對蜂毒過敏，是否意味著我很可能也會對它過敏？不一定，但有可能。由於我的IgE濃度較低，皮膚測試與驗血結果都呈陰性，因此除非遭蜜蜂螫到，否則無法得知我是不是對它敏感。

約書亞・米爾納醫師向我解釋，北歐人的後代中，大約5%的人有一種基因突變——某個基因多了一份，導致他們的胰蛋白酶量比較高，而這會引發不少問題，包括被蜜蜂螫時嚴重過敏。胰蛋白酶是肥大細胞所含的一種酵素，可以用來追蹤過敏反應中被活化的肥大細胞。據米爾納表示，胰蛋白酶多的人「會出現皮膚瘙癢、潮紅和腹部疼痛」，但沒有明顯生病或過敏的證據。這很像我剛診斷出過敏時經歷的症狀：敏感、皮膚瘙癢、皮膚發紅或潮紅，以及原因不明的腹部疼痛。

過敏顯然是我家族遺傳的一部分，我的過敏傾向很可能是父母透過獨特的DNA傳給我的。雖然我們家看起來像典型的「過敏家族」，但是單憑DNA卻不足以完全解釋我們的過敏。我的所有過敏症狀都是在面對特殊環境因子時，引起的遺傳和生物反應的結果，然而過敏的種類（局部性過敏性鼻炎）和嚴重程度（輕微），則和家族裡的其他人完全不同——這種情形並不少見。事實是：遺傳只能部分解釋過敏傾向，不能

解答我們真正想知道的答案，以我為例就是：我是否遺傳到對蜂毒的敏感性？

◎ 基因＋？＝過敏

自一個多世紀前免疫學研究剛起步以來，基因就被認為是花粉熱、氣喘、濕疹和食物過敏等過敏症狀增加的主因之一。但誠如我們看到的，基因並非我們所有過敏反應與敏感性唯一的原因，甚至不是主要原因。DNA雖然在其中扮演了要角，但並非我們要找的凶手。事實上就連過敏是否會遺傳，都不是個正確的問題。

「我們該問的是，這個世代的改變是怎麼發生的？」微生物及食物過敏方面的頂尖研究員凱瑟琳・納格勒（Cathryn Nagler）博士說道。「因為這才是事實。有人會告訴你，『我的家族裡沒有人生這樣的病、從來沒有人發生過這樣的事。』父母從來沒有過敏病史，但孩子卻會對一小塊食物出現致命反應。這確有其事……你有可能在生命的任何階段出現過敏。過去過敏通常發生在兩歲到五歲的孩子身上。現在，有愈來愈多成人出現食物過敏。」

我們所有人的免疫系統都面對相同的環境改變。最終，就像艾弗里・奧古斯特說的，這代表過敏的解決方案「不見得是生物性的方法，而是要從所有會導致過敏發生率上升的事上，找到整體解決方法。」由於遺傳的關係，有些人要比其他人更容易出現過敏反應，但是歸根究柢，根本問題不在DNA。「仔細觀察那些過敏發生率正在增加的群體，你就會發現，他們正在向我們訴說這個世界的現狀。」

患有過敏的人，就像「環境變化」這座煤礦坑裡的金絲雀，正在向我們示警。

5 | 大自然亂了套
Nature Out of Whack

▍三座城市的故事

正當我寫下這些句子，周遭空氣清新，藍天上有卷雲畫過；枝頭吐著新芽，樹梢上有鳥兒歌唱；人行道旁水仙花和鬱金香盛開，小草剛從冬眠中甦醒，大地綠意盎然；公園裡人們呼朋引伴，三三兩兩聚在一起享受陽光──多麼美好的春日！

事實上並非如此，至少對呼吸道過敏或氣喘的人來說不是這樣。

空氣中看不見的顆粒令他們呼吸困難、狂打噴嚏，眼睛、鼻子和喉嚨都受到刺激。花草樹木的小花粉飄浮在空氣中、覆蓋在戶外的桌子、像黃色細沙般堆積在車子外部，此外還有塵埃、臭氧、二氧化氮、二氧化硫等，就連顯微鏡也難以看見的微粒。現代文明的這些廢棄物在我們周遭盤旋，跟著花粉被我們一起吸入肺部深處。這些汙染在都市周圍的空氣中尤為嚴重，就連在美麗的冬天、沒有花粉或黴菌孢子紛飛的日子，空氣中仍充斥著會刺激免疫系統的物質。

空氣中的汙染會加劇過敏和氣喘的情況嗎？過去兩百年的環境變遷，包括地形景觀和氣候本身的改變，是導致全球過敏發生率急遽上升的推手嗎？誠如我們已經知曉的，DNA不是造成過敏的唯一兇手，那麼環境會是導致我們過敏的關鍵因素嗎？

簡單回答的話，答案是肯定的。

但令人失望的是，我必須在結尾加上「某種程度上來說」。就像我們的遺傳一樣，自然環境（或者說我們居住的地理環境）的改變，不只提高了過敏的發生率，也使我們的季節性過敏症狀更加嚴重。如果你覺得過去幾年來，你的眼睛更癢、鼻塞更嚴重，或是打噴嚏的次數更多，你很可能是對的。原因可能跟平均花粉量（空氣中的花粉量）的變化、空氣本身的品質（好、普通，或惡劣），以及氣候變遷間接帶來的影響（黴菌孢子的數量、農作物的產量、滯留在空氣循環中的熱量等）有關。

在本章，我們將檢視科研人員收集到的一些證據，這些證據顯示，近代的環境變化令我們的免疫系統難以招架，從而促使上個世紀全球過敏發生率上升。我們將以英國曼徹斯特、美國俄亥俄州的辛辛那提，以及印度的昌迪加爾三個城市的花粉熱和氣喘患者為對象，探討他們的過去、現在和可能的未來，並檢視空氣的變化與罹患過敏疾病的風險增加之間，有什麼關聯。

十九世紀時，研究花粉熱和氣喘的醫療人員懷疑，農業活動發生變遷和都市環境遭受汙染，與患者的過敏反應或過敏症的發展直接相關。這些關於環境過敏成因的早期科學理論，最後為一個多世紀後的「衛生假說」（hygiene hypothesis）鋪了路。衛生假說認為，環境上的改變，特別是孩童發展早期缺乏與各種微生物接觸，會導致免疫系統將來反應過度。本章的基本假設是，自然環境對過敏的發展至關重要。我們的身體經常接觸或沒有接觸的東西，對免疫功能都著重要且長遠的影響。

說到底，自然環境只是過敏發生率激增背後複雜故事的一部分。在本章結尾時，我們會開始明白，為什麼現代生活型態直接引起的人為環境變化，對免疫功能帶來的破壞完全不亞於自然環境改變。現在，我們

先透過以下三座截然不同但又極為相似的城市，探討環境、科技和氣候的改變，如何造成花粉熱和氣喘發生率不斷上升。

▎英國曼徹斯特：工業革命與花粉的歷史

十八世紀早期，曼徹斯特還是座落在北英格蘭連綿起伏的本寧山（Pennine Hills）旁的鄉村小鎮，是個與南部喧囂繁忙的倫敦遙遙相隔的農業小鎮，居民不到一萬人，生活步調與周遭農田和草原的自然步調密切相關。到了1819年，也就是約翰‧保斯托（John Bostock）醫生首次描述花粉熱的那年，曼徹斯特的人口成長為二十萬人。又過了幾十年，人口再度翻倍，超過了四十萬人。

隨著人口大幅成長，小鎮周遭的環境和居民的生活方式也有了劇烈變化。工業革命如火如荼的展開，而曼徹斯特就位在它的中心；現在已是英國第二大城的這座新興城市，當時成了生產棉花的重鎮。隨著城市的邊界不斷往外擴，紡棉廠、倉庫和公寓也開始占據地表。在農業生產試著跟上人口爆炸的腳步之際，附近的農場也隨之改變。擁有工廠和農地的曼徹斯特，將成為導致過敏的最大環境因素——花粉——的發現地。

雖然現在眾所皆知，花粉就是導致花粉熱的環境因素，但在十九世紀早期我們還不知道這件事。這個剛發現的疾病，症狀因人而異，這使得醫生很難分辨出它的絕對病因。

哈里森‧布萊克利（Charles Harrison Blackley）醫師恰恰成長於十九世紀的曼徹斯特，得以親眼目睹這座城鎮的社會與環境變遷。隨著人們從鄉村搬到都市尋找工作機會，他們不只生活品質變差，整體健康狀況亦然。

　　布萊克利從小就患有花粉熱，因此熟知早期的相關研究與理論，以及它的致病原因和治療方式。他於 1859 年開始研究導致花粉熱的可能原因時，已經飽受這個疾病折磨數十年，也對於大家對它了解有限且欠缺治療方法感到十分灰心。當時對花粉熱的病因或可能原因所知甚少，不過布萊克利表示他之所以會鑽研花粉熱，是基於「個人」因素。[1]

　　當時細菌致病論才剛站穩腳跟，被當成一門嚴肅的科學理論。布萊克利很好奇，花粉熱會不會也是外來物質或抗原造成的。花粉熱的症狀通常很輕微，不至於致命，所以他認為適合拿來做更有系統的試驗。一開始布萊克利拿自己做實驗，慢慢的有一些患者自願加入。他詳盡記錄了病患接觸到的外來物質、接觸的時間，以及產生的症狀，決心找出可能引發花粉熱的原因。

　　布萊克利的花粉熱和氣喘患者，大多是醫生和神職人員，此外他也注意到，幾乎沒有農夫階級罹患這種疾病。他推測，可能是因為農夫沒有受教育，以致沒有患病的神經質傾向，或是他們平日反覆接觸花粉，因此對花粉或其他植物副產物的影響產生免疫。有鑑於十九世紀中後期受教育的人愈來愈多，教育和花粉熱之間的關聯看起來似挺合理的。然而，布萊克利最終否定了有些人強調的神經質，或者病患的其他生理特質。他表示，英國一直有受教育的階級，但是直到 1820 年代早期，花粉熱才開始受到廣泛認識，因此造成花粉熱發生率上升的真正原因，應該是近期農業方法改變或都市逐漸擴展。雖然說有些人確實比較容易罹

1　Charles H. Blackley, *Experimental Researches on the Causes and Nature of Catarrhus Aestivus (Hay-Fever or Hay-Asthma)* (London: Baillière, Tindall & Cox, 1873). 接下來對於布萊克利醫師的所有介紹都來自這本書，這本書是關於布萊克利醫師針對花粉和花粉熱的全部研究的第一本著作。

患花粉熱，但他認為重點還是在找出「根本的刺激來源」。

曼徹斯特周圍的農地，在布萊克利居住期間已經大幅擴展。為了滿足不斷增加的人口，種植的農作物種類也不一樣了。過去幾十年，農民一直是以蔬菜和蕎麥來餵牛，現在則改以乾草做為牠們的主食。這導致乾草產量增加，因此在乾草季節，空氣中也多了許多副產物。

在農業方法和種植作物改變的同時，紡織品生產也逐漸遷往城市。原本在鄉村田野附近的小型工作坊或工廠工作的人，現在搬進了城裡，在更新、更大的棉紡廠工作。工廠這邊也需要更多受過教育的技術工人。布萊克利雖然想過，受教育會不會使他們更容易罹患花粉熱，但又感到懷疑。

隨著工作都市化，經常長時間在田野間暴露於花粉中的人變少了，而花粉的種類也跟過去幾十年有了差異。**隨著曼徹斯特人口成長，他們需要更多乾草來餵牛，以養活愈來愈多的人。布萊克利推測，這才是他在執業中觀察到花粉熱患者激增的真正原因。**為了證明自己的理論，布萊克利開始有系統的針對他懷疑的各種原因，包括臭氧、光與熱、各種氣味和花粉等，進行實驗。

布萊克利在第一個實驗中，設計了一個充滿「香豆素」（coumarin，一種產生割草氣味的化合物）的房間，然後在房間裡快速走動好「用力的」吸進它，觀察它有什麼影響，結果什麼也沒有。他讓幾個患者重複了這項實驗，結果他們也沒有花粉熱的症狀。接著他用不同的植物（像是洋甘菊和各種真菌）的味道重複這項實驗。這些氣味有時會引起像是頭痛的症狀，但並沒有引發花粉熱或氣喘的特有症狀。接著，布萊克利用臭氧做了實驗。在十九世紀，臭氧被認為是強光照射植物葉子產生的，是氧氣的變異體。某些植物（像是杜松、檸檬和薰衣草）具有強烈

氣味，都被認為和臭氧有關。我們可以結合硫和過錳酸鉀來製造臭氧，並用試紙來測試空氣中有沒有臭氧。布萊克利在（根據試紙的測試結果）臭氧含量高的環境中，進行了許多實驗，但是都沒有出現花粉熱症狀。

下一個實驗要測試的是「塵土」。

* * *

誠如布萊克利的實驗顯示的，塵土的成分會依時間和地點而有所不同。他主張並沒有什麼「一般的塵土」，因為它的成分會因為地理位置、房子、季節，甚至是收集的時間而異。布萊克利注意到，塵土確實會引發花粉熱的某些常見症狀，像是打噴嚏和眼睛受刺激，特別在花粉熱最盛行的五月到八月。布萊克利在他記錄實驗細節的書中，描述了自己距離市中心幾英里、一條人煙稀少的鄉間小路上走著，一輛車子從他的身旁行駛過，揚起的塵土籠罩著他，接著他立刻打起噴嚏，並且持續了幾個小時。這激起了布萊克利的科學好奇心，於是他回到那個地方，用腳踢起塵土，想看看會不會產生同樣的效果。果然，他的花粉熱又發作了。於是他從馬路上取了一些塵土帶回實驗室，放在顯微鏡下觀察。就在載玻片上的塵土裡，他觀察到了大量的草類花粉。[2]

布萊克利認為他找到花粉熱的罪魁禍首了——原來是花粉。但他需要做更多實驗來確認。

布萊克利在他於1873年發表的詳盡實驗結果中，報告了不同的草類花粉以及另外三十五種植物的花粉對人體的影響。他取了一年中不同

2　Laurence Farmer and George Hexter, *What's Your Allergy?* (New York: Random House, 1939). 長久以來，人們認為像室內塵土這樣不起眼的物質不可能引起過敏。引用自 Farmer 和 Hexter 於1917年撰寫的文字，羅伯特‧庫克（Robert Cooke）醫生提出一個詳細的案例，

日子、以及一天中不同時間的花粉，而且新鮮的花粉與乾燥的花粉都使用，實驗方法要不就是把自己關在放了花粉的房間裡，要不就是在布滿花粉的空氣中走動。他會對每一種花粉進行相同步驟。首先，他將花粉塗在鼻腔黏膜、眼睛結膜、舌頭、嘴唇和臉上，接著吸入花粉，並將新鮮的花粉塗在四肢的小刮痕上，再用貼布貼起來（因而發明了第一個過敏皮膚刮痕檢測）。

這些實驗的結果大多很成功，花粉會引起程度與持續時間各不相同的花粉熱症狀。使用不同劑量的花粉做實驗時，花粉愈多，引起的生理反應也更強烈。以患者進行實驗時，布萊克利嚴格遵守控制程序——不讓患者知道自己接觸了什麼，以免影響結果。但多數時候，他都是拿自己做實驗。經常拿花粉在自己身上做實驗，導致他鼻塞、打噴嚏、頭痛、氣喘發作和失眠，但他還是這麼堅持了好幾年。

布萊克利發現，溫度與花粉的產生有一定關聯。氣溫低到某個程度時，植物的生長會停滯，產生的花粉會跟著減少。不同植物在不同的環境條件下，開花和釋放花粉的時間也不同。布萊克利認為，影響花粉製造的因素，同樣會影響過敏患者。但是，花粉顆粒大小和形狀，似乎不會影響症狀的嚴重程度。另外，破壞花粉（像是塗在黏膜前先煮沸）也沒有很大的影響。不過布萊克利觀察到花粉泡過水會膨脹，因此推測，引發花粉熱的原因之一，是花粉接觸到鼻腔、喉嚨和肺部黏膜內襯的濕氣時膨脹了。[3] 研究結束，再對照英國位於熱帶地區的幾個前哨戰或殖民地都沒有花粉熱病例，布萊克利推翻了當時盛行的「花粉熱單純是天

來證明室內塵土和過敏有關。不過，其他相關研究者花了數年，才接受環境物質可能引起過敏反應。

3　他也認為某些類型的花粉或許能透過黏膜進入體內循環，進而引起其他症狀。

氣熱所造成的」這種觀點。

　一確定花粉是引發花粉熱和氣喘的直接原因，布萊克利便開始檢視他的以下假說：**影響花粉熱患者最重要的因素是花粉的數量，而不是質量。**此前從來沒有人測量過空氣中的花粉量，或將它們按品種分類。布萊克利為了測試他的理論，開始以各種自製工具進行實驗。

　他在嘗試了幾種頗為精巧的裝置失敗後，終於找到一個能得到穩定結果的簡單設計。首先，他在載玻片上用黑色漆畫了一個邊長一公分的正方形，好讓花粉比較容易看得出來，然後在上面塗上一層含有甘油的混合物。使用甘油是為了模仿肺部內襯的黏質表面，好讓花粉可以沾黏上去。接著，他把這些載玻片暴露在空氣中。

　布萊克利使用了四片玻片，分別面向東、南、西、北，以便風往各個方向吹時，盡可能正確地統計花粉的數量。玻片放在距離地面約四英尺高的地方，以模仿一般人吸進空氣的平均高度。[4]他將這些玻片放在距離曼徹斯特大約四英里外，一片用於收割乾草的草地中央。經過二十四個小時，布萊克利將這些玻片帶回實驗室，放在顯微鏡底下觀察，仔細數算看得見的花粉顆粒，並且盡可能按照它們的品種做分類。

　布萊克利換了幾處地點設置玻片[5]，重複這項實驗多次。有時候結果會不一致，但他推測是蛾和蝴蝶偶爾會停在玻片上，吃掉了花粉。研究數年後布萊克利發現，花粉數量總是在五月三十日到八月一日之間達

4　布萊克利也用風箏進行實驗。結果顯示，空氣高層中的花粉數遠比靠近地面的花粉量來得多。這使他確信花粉可以傳播得很遠，以致遠離乾草場、草地或其他植被的地方也會引起花粉症。話雖如此，由於高海拔地區缺乏植被和不同類型的植被，山區空氣中可能沒有花粉，只不過布萊克利無法證明這點，因為他無法在忙於醫療的同時跑到山上做實驗。
5　布萊克利先在市郊重複實驗，再進入市中心。儘管花粉數不像草地上那麼多，但它們的升降規律十分相近，而且產生了相似的症狀。

到高峰。他也針對濕度和光照進行實驗，發現在草地受到陽光直射、環境乾燥時，花粉量比較多。連續下幾天小雨，接著又出現大太陽，是釋放花粉的最佳天候。

在布萊克利看來，這些證據已經非常明確，**花粉熱顯然是對周圍環境的抗原產生的生理反應**。這裡的抗原是花粉，而不是熱、臭氧，或當時提出的任何其他原因。然而，儘管布萊克利詳盡的研究得到像達爾文這樣的知名科學家肯定，他的發現還是被忽略了好幾年。[6] 由於細菌學和細菌致病理論在十九世紀末大行其道，大多數醫生還是認為，花粉熱和氣喘是嚴重的細菌性呼吸道感染導致肺部超敏的結果，而不是吸入花粉造成的——這個過敏的「細菌學理論」雖然不正確，但會一直盛行到1890年代。[7]

在我為了寫這本書而展開研究之際，布萊克利的看法，特別是他計數花粉量的方法，已得到了充分證實，接下來我們很快就會看到。

▎美國俄亥俄州辛辛那提市：花粉和微粒

2019年春天，我坐在一張拋光的長桌旁，盯著牆上的大螢幕看。我所在的地方是西南俄亥俄州空氣品質局（Southwest Ohio Air Quality Agency），接待我的是安娜·凱利（Anna Kelley），她從1984年就開始從事

---

6 August A. Thommen, *Asthma and Hay Fever in Theory and Practice. Part III: Hay Fever* (Springfield, Ill.: C. C. Thomas, 1931).

7 Farmer and Hexter, *What's Your Allergy?* 過敏的「細菌學理論」率先由物理學家赫爾曼·馮·赫姆霍茲（Hermann von Helmholtz）所提出。他自己就是花粉症患者，他測試了自己的痰液，發現了細菌。

花粉計量和空氣汙染測量；當時漢彌爾頓郡（Hamilton County）一位患有過敏的政府官員決定，他們應該每天計數該城市的花粉量[8]螢幕上是大辛辛那提地區的地圖，安娜正在說明他們的空氣品質監測器設立的位置。空氣品質局位在市中心，是一棟1970年代的水泥建築，鄰近的71號州際公路交通繁忙，是空氣汙染嚴重的主要幹道。該局的屋頂上有一個會轉動的機械裝置，這個花粉取樣器可以從周圍空氣收集花粉。我想要知道，在布萊克利以他的方式測量花粉量經過一百五十年後，現在我們是怎麼做的。花粉量是過敏的謎題之一，尤其是對花粉熱和過敏性氣喘，我想進一步了解，在天氣應用程式和網站上看到的數字是怎麼來的。

安娜問我要不要上屋頂去看花粉監測器時，我毫不猶豫地答應。她告訴我，通常只允許工作人員去那裡，但是她可以為我破例。

「我們得爬一小段陡立的金屬梯子，然後跨過幾個建築構造。要格外小心，別掉下去。」她說。

這是個溫和的春日，天空有少許的雲。當我們從一個長方形開口上到屋頂時，風吹拂著安娜的灰色短髮，拍打著她很有型的藍色領巾。

機器比我想像中小得多，它是個安裝在黑色金屬桿上的白色方形金屬盒，藉著一個大型的灰色金屬底座固定在屋頂上，有點像方形的交通號誌燈。方形盒子下方有個旋轉手臂，每十分鐘就會將一支塑膠桿轉動一次。這支桿子的一邊塗了薄薄的矽脂，桿子每天早上會換一次，拿到樓下實驗室染色，接著在顯微鏡底下以人工計算沾在上面的花粉數量。

得到的數字會跟季節性的每日平均值比對，用以決定當天的花粉是高量、中量還是低量。查爾斯·布萊克利應該會覺得這邊的工作很熟悉，

---

8 安娜已經退休了，現在正享受著不用連續幾個小時盯著顯微鏡觀察的生活。

因為即使在他離世一個多世紀後，這個做法還是跟他當初的發明非常雷同。我這麼告訴安娜時，她笑著點頭說，她也使用這個方法三十年了，從來沒有變過。

我跟安娜看著那支轉動的桿子。機械運作的聲音非常大，所以我們談話時得站得很靠近。安娜解釋，之所以不讓桿子持續轉動，是因為這樣很快就會沾了太多花粉，多到結塊以致無法用肉眼計數。

旋桿採樣器的正後方，有七個白色的大型監測儀器用來測量微粒物質。它們立在長長的白色金屬桿上，上方有開口會不斷吸入空氣。這些監測器會定時測量空氣中的臭氧、一氧化碳、二氧化硫和二氧化氮等汙染物質。它們跟發出嘈雜聲的花粉監測器不同，幾乎一點聲音也沒有。每個監測器都有一條接回監控室的線路，以便讀取即時的空氣品質。我們從屋頂下來前往監控室，裡面非常嘈雜且溫暖。安娜告訴我，這些機器的造價和維修都相當昂貴，他們必須定期請專門的人員來檢查並校正每一台監測器。

環境保護局（Environmental Protection Agency，簡稱EPA）為每個地方機構訂定了測量空氣汙染物質必須達到的標準。換句話說，我們的空氣品質受到高規格監控，而且資金充足。然而，關於花粉的數量，並沒有所謂的標準或全國統一的規定，完全由地方自行決定。每個地方單位會根據各自的統計和多年來收集的結果，決定什麼樣的花粉量是「高」或「低」。此外安娜也解釋，旋轉桿並非測量花粉的「黃金標準」。

「柏卡德（Burkard）監測器才是，」安娜說道，「它是一片抹了油的大金屬板，會持續吸入空氣。花粉和黴菌孢子會隨著空氣沉積下來。」

在正常情況下，柏卡德監測器和旋桿採樣器兩者追蹤花粉的效果差不多，但是前者對黴菌、草和雜草的敏感度比較好，只不過也昂貴許多。

由於聯邦政府沒有要求做花粉計量，所以大多數空氣品質監測單位都必須拿地方經費，來進行花粉監測。安娜告訴我，旋桿採樣器的結果足夠可靠了。他們的計數獲得美國過敏、氣喘與免疫學會（American Academy of Allergy, Asthma & Immunology）認證，而且他們每年都會重新認證儀器，確保它們正常運作。也就是說，那個旋桿採樣器會繼續留在屋頂上——至少目前是這樣。

我們回到實驗室後，安娜將一支旋轉桿放在顯微鏡下拿給我看。我瞇著眼睛朝接目鏡裡看，看到幾十個染成粉紅色、近乎圓形的小東西。安娜要我試著根據橡樹花粉的典型特徵找出它們。但是我沒有受過訓練，在我看來所有花粉都差不多，無從分辨。過了一會兒，我笑著放棄了。安娜告訴我，想要有效率的做好這個工作，得花點時間。

每天早上，安娜和其他員工會坐在顯微鏡前的金屬凳子上，按著計數器計算花粉數量，並且拿一本顯微圖鑑做參考，在這本圖鑑收集了該地區不同植物的花粉在顯微鏡底下的數位照片。

像安娜這樣有多年經驗的人，每天早上得花兩、三個小時才能完成計數，而大家使用這個方法已有數十年。有時染色結果會導致花粉難以辨別，由於附著在桿子上的方式不同，有時楓樹的花粉看起來像橡樹。為此，工作人員得花很長的時間，學習各種植物的花粉在不同季節是什麼模樣，才能正確判斷看到的是哪種植物的花粉。在花粉特別多的季節，這個任務會更加艱鉅，百花齊放會使得整支桿子都覆蓋花粉。

安娜繼續解釋，另一個主要挑戰是非本地種入侵。她告訴我，最近很多人種起了中國榆樹，它們會在秋天授粉，而原生種榆樹則在春天授粉。這使得整個「榆樹群」的花粉季延長了。

「我們只能盡力而為，」安娜說道。

以人工方式計數完花粉後，他們會將數據上傳到網路上。每天在網路或報紙上看到的花粉量其實不是當天的，而是前一天的。沒有什麼「即時」的花粉數據，都是遲了一天的。但這不會造成太大困擾，因為花粉量增加或減少是漸進的──除非遇到雨天，這時花粉量會暫時驟減。另外，這些數字是區域性的，當你看到榆樹的花粉量高，根據的是辛辛那提的標準，而不是全美的平均量。每個城市的花粉量都不同，也都有各自的「高標」與「低標」。（唯一的例外是美國過敏、氣喘與免疫學會的報告站，他們提供的是全國標準化的量。）

安娜告訴我，除了地方平均量之外，她也試著公布每天的原始數據，以幫助過敏受害者找出導致他們的花粉熱或過敏的花粉種類。安娜表示，她不覺得辛辛那提的花粉季的長度，或空氣中每天的花粉量有很劇烈的變化，但是她覺得自己對草類花粉的呼吸道過敏，在過去五年左右有稍微比較嚴重，她剛開始從事花粉計數時「沒有過敏」，如今變成「中度過敏」。在同一段時間，由於園藝工作者引進了一、兩種非當地物種，她發現了新的花粉。除此之外，她並沒有看到像其他監測站（通常是那些緯度高或低得多的城市）在過去十年看到的那些劇烈改變。

目前，辛辛那提是從二月雪松開始授粉時，開始測量每天的花粉量，直到十一月的感恩節，當地的花粉季結束為止。在阿拉斯加、明尼蘇達、威斯康辛、路易斯安那和德州，難以捉摸的氣候會明顯改變花粉和黴菌季節的長度，令這些地區的花粉熱和過敏患者苦不堪言。

* * *

有別於花粉計數，空氣品質取樣是風雨無阻，全年無休。許多打電話給辛辛那提監測站的人會搞混「空氣品質」的含意，特別在花粉季

的高峰期。他們經常混淆花粉或黴菌計數與空氣品質的數據（這無可厚非），其實這是兩種完全不同的測量。安娜強調，每天的空氣品質地圖和指數代表的，是空氣中的汙染物與微粒的數量，而不是花粉或黴菌。

「民眾會在花粉量很高，但是我們說空氣品質為中等時，打電話來抱怨，」安娜說道。

辛辛那提的空氣品質數據除了透過該局屋頂上的採樣儀收集，還來自分散於該城市其他地方、用來測量PM2.5（直徑2.5微米的粒子）或更大微粒的儀器。聯邦政府對這些監測器的架設位置（有些必須裝在距離馬路五十碼內）、監測方法（使用哪種監測器、如何校正），以及針對不同汙染物使用的探針高度等，都有嚴格的規定。所有數據都會回報給環境保護局在俄亥俄州的中央州立辦公室。

汙染物的測量是標準化的，在天氣應用程式或新聞上看到的空氣品質指標（從綠色表示良好、黃色表示中等、橘色表示對敏感族群有害，到紅色表示有害），都是由環境保護局所規範。這跟花粉量會因地制宜不同。空氣品質的數據是每小時公布，可以上網察看即時的數據。

「民眾不太了解花粉和微粒之間的差別。」安娜告訴我。「我們只測量了PM 2.5，實際上還有比它們更小的顆粒，這種超細微粒也很危險，只不過目前已知PM2.5會危害健康。這些細微顆粒會累積，但人們目前不太重視。」

微粒物質跟花粉一樣，會對我們的呼吸能力有負面影響，但儘管它與花粉密切相關，兩者造成的問題卻不同。「懸浮微粒」是指懸浮在空氣中的任何微小物質，包括液體和固體。我們測量的微粒物質可以分成兩類：直徑10微米的「粗」顆粒，和直徑2.5微米的「細」顆粒，至於直徑一微米的「超細」微粒通常不在直接測量的範圍。（重要補充：超

細微粒可以使用凝結顆粒計數器〔condensation particle counter〕來測量。之所以不測量它們並不是技術上辦不到，或是計數器的成本過高，而是政府沒有強制要求測量它們。換句話說，是基於社會與政治角度，選擇不去測量它們。〕

這些看不見的微粒究竟有多小呢？一微米相當於0.00004英吋，而紅血球細胞的直徑是五微米，一根頭髮的直徑是75微米。依植物種類而異，花粉粒的直徑在十到一千微米之間。也就是說，直徑2.5微米或更小的顆粒小得幾乎難以想像。

然而，超細微粒無所不在。它們來自柴油內燃機、工廠的煙囪和燃煤發電廠，也來自香菸、燃燒的木柴，甚至廚房的烹調。在我為了寫這本書而做研究所接觸到的事實和統計數據中，這一點可能最令我不安。

現在我不管去哪裡，都會想到：「我現在吸進了什麼？」全球各地有數以百萬計的孩童和成人每天暴露於重度的這類汙染中，吸進大量超細微粒。住在大城市、或只是大城市附近的我們，幾乎都難以逃過它們。一旦你更認識這些顆粒物質，想要「呼吸新鮮空氣」幾乎就變成既可悲又可笑了。

我問安娜，從事這樣的工作會不會讓她更留意進入肺裡的空氣。她呼吸時會不會想著，那些看不見的東西（花粉、黴菌、臭氧、顆粒等）正在進入她的身體？

「我從事這行很久了，這已經成了我的第二天性。」安娜想了想後說道，「但是，的確，我會更加注意這些東西。我喜歡營火、喜歡在寒冷的冬天使用壁爐，但是我也意識到它們會釋放出懸浮微粒。」

接著，我們簡短聊了聊美國西部在夏季和秋季發生的野火，談到它們對於呼吸健康可能帶來的短期和長期影響。雖然我們的肉眼看得到直

徑五微米以上的顆粒（想想洛杉磯和北京的霧霾照片），但是多數更有害的顆粒是完全看不見的。安娜感慨的說，由於人們看不到直徑 2.5 微米以下的顆粒，因此完全不會去考慮它們。在空氣品質指標高（即空氣品質差）、但是天氣晴朗的日子，大家幾乎都看不到藏在背後的科學。她有點苦笑的說：「他們只會說今天天氣真好。」

* * *

辛辛那提自 1976 年就開始監測空氣品質，漸漸的，西南俄亥俄州空氣品質局成了當地空氣汙染歷史數據的儲存庫。[9] 該局在主要幹道、高速公路、工業地區、鋼鐵廠附近，以及舊有和新建的煉焦廠附近，都設立了監測站（煉焦是將原煤加熱變成高碳焦炭的過程）。空氣品質監測器通常會設置在人口較多、或排放量高的地方。這些領域的研究人員，特別是著名的辛辛那提兒童醫院的研究人員，經常使用該局的數據，來尋找空氣汙染與包括過敏和氣喘在內的各種疾病之間的關係。

1990 年代晚期，研究人員發現了空氣汙染是過敏原的傳輸機制，柴油廢氣在都市更是罪魁禍首。辛辛那提兒童醫院的環境流行病學家派翠克・萊恩（Patrick Ryan）博士解釋：「花粉沾黏到這些顆粒表面後，會進入呼吸道的更深處。我們最初對柴油廢氣有興趣，是以為這些顆粒會驅動某種免疫反應，進而在孩童身上引起過敏和後續的氣喘。究竟是空氣汙染本身會引起氣喘，或者它只是令氣喘加劇？這在當時還是未解的問題。換句話說，柴油廢氣的顆粒非常小，當它與花粉結合被一起吸入肺部時，進入的深度會比只有花粉時來得深，從而更可能引起免疫反應。」

9　空氣品質監測和研究實際上始於 1940 年代，但直到美國國會在 1970 年通過《清潔空氣法案》（Clean Air Act）後，才有了實際的相關行動。

辛辛那提兒童過敏和空氣汙染研究（簡稱CCAAPS）是由萊恩之前的指導教授葛瑞絲・勒麥斯特（Grace LeMasters）博士開始的。她發現居住環境經常暴露於空氣汙染，特別是柴油廢氣的人，發生呼吸道過敏和氣喘的風險比較高。從2001年10月到2007年7月，CCAAPS招募了762名在大辛辛那提地區和北肯塔基地區的嬰孩，根據他們出生紀錄上的居住地址，判斷他們平常暴露的空氣汙染程度。當時萊恩還是研究生，他還記得徵求住在大馬路旁（每天有超過一千輛卡車經過住家）的嬰孩時特別有趣。

CCAAPS將這些孩子分成兩組：一組的住處與主要幹道距離450公尺以內，另一組則距離1500公尺以上。接著，他們在參與研究的這些孩子一歲、兩歲、三歲、四歲、七歲和十二歲時，追蹤他們是否有呼吸道疾病的特徵或症狀（在我寫這本書時，這些孩子的年紀在二十到二十一歲）。CCAAPS的獨特之處在它是從研究對象出生開始，就定期且長期追蹤居住環境中的空氣汙染是否影響疾病發生。這樣的研究有十二個，其他的研究來自密西根州、麻州、亞利桑那州、威斯康辛州和紐約州的都市地區。

「基本上，我們的結論是：從小就暴露於嚴重空氣汙染的孩子，七歲之前發生氣喘的機率比較高，」萊恩說道，「研究中，有些孩子一開始住在空氣汙染嚴重的地區，後來搬到了不那麼嚴重的地方。我們發現，如果他們早期持續暴露在汙染中，即使後來搬到情況比較好的地方，還是比其他人更容易有氣喘。同時也發現，他們的症狀出現得比那些不曾暴露於同等汙染的人要早。」

我進一步追問時，萊恩還是不敢說環境（這邊是指空氣中的柴油廢氣）是過敏和氣喘發生率顯著提高的唯一罪魁禍首。他解釋：「住在七

十五號州際公路（辛辛那提地區的主要幹道）旁的孩子，食物和醫療條件可能也不會多好，他們家裡可能有更多的黴菌和蟑螂，所以不能武斷的只把矛頭指向空氣汙染。但同時，我完全確信它一定有影響。」住在繁忙的高速公路旁的，都是什麼樣的人呢？經濟狀況在貧窮線以下的人。經濟上最脆弱的公民，往往也是暴露於更多汙染、在生物學上最脆弱的人。

萊恩強調，有一點非常明確：隨著空氣汙染減少，氣喘發生率也會跟著下降。這個事實看似非常直截了當，也符合我們對「有健康的空氣，才有健康的肺」這樣的基本直覺。但是這項研究為查爾斯・布萊克利兩百年前的猜測（即工業化與現代科技對呼吸道健康有負面影響），提供了關鍵的科學證據。我相信，他對於CCAAPS的研究結果肯定一點兒也不意外。或許對我們而言，**更有趣、也更驚人的是：暴露於這些顆粒還會影響大腦，增加我們焦慮、憂鬱，甚至失智的風險。**萊恩解釋說，柴油廢氣的顆粒非常小，所以能鑽進血管和鼻腔，直接進入我們的大腦。根據他的最新研究，這些顆粒可以改變神經途徑。事實上，他的團隊發現，十二歲以下的孩童暴露的柴油廢氣量愈多，焦慮和憂慮的程度就愈嚴重。

在辛辛那提，跨越俄亥俄河那座繁忙的橋上，每天有多達七萬輛柴油引擎的卡車經過。由於天氣和季節的關係，空氣常會滯留在河谷，所以住在城市山區的人所呼吸的空氣，會比住在山谷的人好。萊恩的研究團隊為了更了解這些日常暴露的細節，現在讓參與者穿戴了個人化的空氣監控器。戶外的暴露情形他可以參考安娜的數據就好，但大家不會一直待在外面，也不會一直待在同一個地區，所以即使是住家的空氣品質監控器，也不能提供他真正需要知道的訊息：一個人接觸到空氣汙染的

即時狀態，以及這與他的健康情形有什麼關聯。

　　過敏和氣喘只是花粉與顆粒結合後，為健康帶來的不良影響中的兩種。就像我們之前見到的，那些有過敏的人只不過是在預告，接下來可能發生在我們身上的事：肺部健康情況惡化。在你立刻跑去買空氣清淨機或其他過濾設備前，先知道這一點：它們大多沒有幫助，甚至可能使情況變得更糟。

　　美國胸腔學會（American Thoracic Society）發表的一份研究指出，同時暴露於過敏原和過濾後的空氣所造成的呼吸道過敏症狀，會比只有過敏原（這裡指的是二氧化氮，它是燃燒化石燃料的產物，在柴油廢氣中含量很高）或是過敏原加未過濾的空氣要來得嚴重[10]——經過HEPA過濾的空氣，其二氧化氮的濃度會上升。這個研究結果告訴我們，花粉、空氣汙染和過敏之間的問題，無法用簡單的科技方法解決。但是知道這一點，或許會讓我們全人類更願意一起努力，從源頭減少產生顆粒物質做起。

印度昌迪加爾：微粒、花粉和黴菌孢子

　　既然微粒會與花粉結合，加劇它們的影響，在談到氣喘或呼吸道問題時，很難不同時提及這兩件事：首先是汙染對肺部功能的影響，特別是在年幼的孩童；其次，是氣候變遷對空氣中的花粉量與孢子量的影響。

　　關於過敏發生率為何在二十一世紀驟升，眾多理論之一是「衛生假

---

10 Denise J. Wooding et al., "Particle Depletion Does Not Remediate Acute Effects of Traffic-Related Air Pollution and Allergen: A Randomized, Double-Blind Crossover Study," *American Journal of Respiratory and Critical Care Medicine* 200, no. 5 (2019): 565–74.

說」（第六章會細談），科學家認為我們從鄉下搬進城市後，家庭規模變小，成長過程中接觸到「好菌」的機也隨之減少。當時的想法認為，缺少與溫和的微生物接觸，會使得免疫系統沒辦法受到適當訓練（現在仍有人這麼想），進而無法區分敵人和朋友。從這個角度來看，免疫細胞就像不安分的孩子，環境過於乾淨會令他們覺得無聊，所以它們只好自己找事做，但這些事不見得對我們有好處。

但是過去這十年，那些被認為微生物多樣性較高的人所居住的地區，過敏率也提高了，這直接挑戰了這個理論。我們經常拿「西方」（亦即較富裕的）國家的過敏發生率，跟「非西方」（亦即較貧窮）國家相比。雖然過敏發生率在西方國家還是比較高，但其他地方的發生率也在迅速攀升。事實證明，比較容易引發過敏的「環境」沒有那麼容易描述或避免。

* * *

一個寒冷的冬日午夜，我和人在印度昌迪加爾家中的梅努・辛格（Dr. Meenu Singh）醫生進行了一場視訊會議。她躲開了太陽，坐在屋外的露臺，並移動鏡頭讓我看看她周圍一片翠綠的景象——蒼翠的大樹、生氣盎然的草地和形形色色的灌木叢，有些正在開花。這讓我心生嫉妒，我腰部以下還裹著毛毯。談話時，背景不時傳來彼此呼應的鳥鳴聲。

辛格是一名兒科教授，也是昌迪加爾先進兒科中心（Advanced Pediatrics Center）小兒呼吸、氣喘與過敏診所（Pediatric Pulmonology, Asthma and Allergy Clinics）的負責人，過去幾十年一直在為氣喘和呼吸道過敏的患者服務。我問她過敏的問題在印度是否日益嚴重時，她點點了頭。

「我們過去很少見到濕疹的病例，但它現在相當普遍，」她說道。

食物過敏也是，這在過去也很少見。「我們之前從沒聽過花生過敏，」辛格解釋道，「不過現在我們開始出現這樣的病例。我不知道這是不是單是衛生假說的緣故，還是另有其他因素。」

辛格告訴我她的專長是氣喘。氣喘的發生率在過去幾十年大幅增加，最近終於穩定的停留在3％到4％之間（但是跟1960年代的0.2％相比，依舊是很大幅度的成長）。氣喘的文化與社會形象也有了很大的變化。過去，氣喘被認為是都市的菁英知識分子才有的疾病（就像花粉熱一樣），現在則多被視為貧窮的都市居民患的疾病。[11]事實上，世界衛生組織指出，氣喘的死亡率在低收入和中低收入國家比較高，原因可能是缺乏控制嚴重病情的藥物，以及醫療資源普遍較差，以致基本的氣喘診斷都有困難。2019年，世界衛生組織估計有四十五萬五千人死於氣喘併發症。[12]受氣喘影響的不只有窮人，還有年幼的孩子和老人，其中又以老人的死亡風險更大。

世界衛生組織將氣喘定義為「一種肺部呼吸道因為發炎而變得狹窄的慢性疾病」，特徵是「呼吸困難和喘鳴，嚴重程度與發生頻率因人而異」。誠如歷史學家馬克・傑克森（Mark Jackson）記錄的自身氣喘病史，以及我們在檢視氣喘的診斷與追蹤時討論到的，氣喘是無法「一概而論」的肺病。由於我們對氣喘的根本病因尚未全盤了解，目前只能描述它大致的症狀，無法揪出單一病因。我們知道跟氣喘發作相關的風險因

11 Mark Jackson, *Allergy: The History of a Modern Malady* (London: Reaktion Books, 2009). 歷史學家馬克・傑克森的這本書追蹤了這段歷史轉變。在美國，出生於貧困家庭的兒童罹患氣喘的風險高得多，主要是因為環境風險因素所致。我們將在後續的章節中，更詳細研究社會經濟地位與過敏風險之間的關係。

12 World Health Organization, "Asthma Fact Sheet," May 11, 2022, https://www.who.int/news-room/fact-sheets/detail/asthma.

子有：孩童時期反覆感染、暴露於菸害或室內室外的空氣汙染，以及遺傳的結果。然而。在我寫這本書的時候，我們對於氣喘還沒有明確的定義，它與呼吸道過敏的關係也尚有爭議。然而有愈來愈多像辛格一樣的執業醫生認為，過敏性氣喘和其他形式的氣喘（例如運動引發的氣喘），幾乎沒什麼區別，因為大多數氣喘患者都還有其他過敏、對各種環境刺激物有反應。我問辛格她的呼吸道過敏病患是不是變多了，以及她的氣喘患者出現症狀的頻率是否更高、情況更嚴重時，她點了點頭。

「即使在昌迪加爾這個相對乾淨的城市，還是有不少微粒物質。住在道路相交或主要幹道附近的人，罹患過敏的機率也更高。」

這跟我在辛辛那提從派翠克・萊恩那邊聽到的情況相呼應。不論患者是否有其他因子，光是暴露於微粒物質，再加上貧窮，就足以加劇過敏和氣喘的情形，而且在各地都是如此。事實上，世界衛生組織預防氣喘的焦點是降低汙染，而不是過敏原，因為有大量流行病學的證據指出，持續暴露於二氧化氮會增加兒童發生氣喘的機率。雖然過敏原會引起氣喘或加劇氣喘的程度，但我們還不清楚它們在因果關係中扮演什麼角色。萊恩懷疑，花粉與微粒物質結合，對孩童的過敏性氣喘發作是雙重打擊，而生活在都市貧困地區的孩子從空氣中呼吸到的微粒物質濃度很可能較高。從這方面來看，昌迪加爾與辛辛那提並無不同。

辛格的大多數患者都不富裕；她的診所是由政府經營，所以患者多半是負擔不起其他地方治療費用的人。在過敏與氣喘中心等候看診的時間，有時可能長達數個月。辛格告訴我，等候名單看似永無止境；在她看來，治療過敏的需求似乎愈來來大，而現有的人手根本無法應付這麼大的需求。

我問辛格，她認為是什麼原因導致該地區過敏案例增加，她指出兩

個問題：當地環境和印度人生活型態改變。實際上不管在哪裡，故事都一樣，只是細節不同。她解釋，在更南邊的德里、孟買或清奈，鋼筋水泥建築林立、人口擁擠、汙染更嚴重，開始抽菸的年齡更低。昌迪加爾除了有空氣汙染，植被也比較多，因此空氣中的花粉更多。這有部分要歸因於城市設計。

$*$ $*$ $*$

「這座城市是從零建造起來的，」辛格解釋，「它是在印度獨立後，由法國建築師勒·柯比意（Le Corbusier）設計規畫，所以種了很多樹。」

昌迪加爾是依照「花園城市」的模型所建造，這類設計是英國為了因應工業化氾濫所發展起來的。步入二十世紀之際，英國城市規畫師伊比尼澤·霍華（Ebenezer Howard）想要將都市生活與鄉下生活兩者最好的部分結合，於是設計了理想中的花園城市。這類城市會運用較多綠地（因此有較多植物），來平衡醜陋的現代工廠和擁擠的臨時住房。在昌迪加爾，菁英的統治階級大多住在鬱鬱蔥蔥的植物所環繞的房子，街道旁有行道樹。此外還有假山，以營造出「綠色」都市的整體效果。

這項計畫使昌迪加爾成為一座美麗的城市，但也使得它的花粉季特別嚴重。辛格感嘆，昌迪加爾目前並沒有每天統計花粉量，而她認為我們迫切需要這種訊息。透過追蹤花粉量，她可以提供呼吸道過敏及氣喘患者更好的治療。

然而，困擾印度氣喘患者的，不只是柴油引擎和工廠廢氣，有許多地方還要面對焚燒農業廢棄物引發的空汙問題。辛格指出：「農人會在收割完作物後，將遺留的廢棄物……不管是什麼東西……都燒掉。這造成了嚴重的煙害，導致空氣品質更加惡化。我們只能在這些情況下學習

如何因應環境。」但是辛格也表示，印度人必須重新思考他們的生活方式，以遏止氣喘發生率繼續上升。「或許會從教育民眾有限度地使用交通工具或在家工作開始。」

從某個角度來看，新冠肺炎疫情對辛格的過敏與氣喘患者算是福音，因為它改善了空氣品質。這段時間的空氣變得澄清、微粒物質減少，再加上戴口罩的關係，她的患者氣喘發作次數也變少了。呼吸道過敏患者也是如此，2020年4月和5月的花粉季容易應付多了。隨著疫情退去，公共衛生策略逐漸鬆綁，她打算設計一個研究來觀察戴口罩對氣喘發作率有什麼影響。當然，疫情對她的患者也有不利的地方，對室內的黴菌和塵蟎過敏的人狀況變糟了。看來，就算戶外的空氣暫時變乾淨，我們還是擺脫不了過敏。

事實上，真菌過敏是辛格滿常見到的過敏反應。她有大約20%的患者氣喘沒有控制好，演變成一種嚴重的肺病：過敏性支氣管性肺部麴菌症（allergic bronchopulmonary aspergillosis，簡稱ABPA）。這種情況並不常見，大多發生在氣喘沒控制好、之後又對多種麴黴屬（Aspergillus，包含837種已知黴菌）黴菌敏感的患者身上。

辛格說：「這是一種很嚴重的疾病，它會使氣喘病情惡化、損害肺部；一般氣喘不會有這種情形。」

真菌過度生長是罪魁禍首。辛格認為，昌迪加爾地區黴菌孢子增多是由於周圍建築物不斷增加、農耕方式不當，以及氣候變遷。黴菌在溫暖潮濕的地方生長特別旺盛，許多新建築蓋在地下水位高的舊有農地上。「這些新房子都有潮濕的問題，」辛格說道。在昌迪加爾所在的北印度，並沒有嚴重的塵蟎問題——這對她的病人倒是福音；但是在溫暖一點的南邊，患者暴露於黴菌和日益增加的塵蟎，這對氣喘和ABPA患

者是可怕的組合。不幸的是，目前對ABPA並沒有很好的治療方法。

「沒有統一的指導方針。有人使用類固醇、有人使用抗真菌藥物。無論如何，我們都必須持續治療氣喘，這些患者的IgE濃度高得不得了。」

由於氣候變遷的關係，全球各地的天氣都變得更溫暖潮濕了，這使得真菌敏感這個問題日益嚴重，尤其在亞洲南部的國家。這樣的氣溫波動確實會改變植物和真菌的繁殖時間和方式，對全球愈來愈多的呼吸道和過敏患者帶來嚴重傷害。[13] 雖然辛格很樂觀的認為，將來會有更好、更有效且更便宜的治療方式，但她對於我們眼前的處境沒有抱持任何幻想。她居住的城市或許很美，卻布滿了微粒物質，這在接下來十年恐怕不太可能改善。她只希望她的診所能夠跟得上需求。

▍人類的免疫系統和改變中的自然環境

毫無疑問，過敏是有史以來最重要的生物與醫學問題，因為它代表人類和比人低等的動物在面對所處環境——包括呼吸的空氣、光、冷、熱等物理因素、接觸到的東西、吃的食物和各種可能侵入體內的寄生物——的時候，產生的病理反應。

曼徹斯特的過去、辛辛那提的現在，以及昌迪加爾可能的未來，都在在告訴我們，人類周圍的自然環境，特別是我們呼吸的空氣，之於我們的免疫功能有重大的影響。**過敏的風險不只取決於基因（部分遺傳），還取決於環境（那些我們每天接觸到，但看不見的顆粒）。**關於環境會

---

13 我為撰寫這本書進行研究時，正好與紐奧良一位Uber司機聊到卡崔娜颶風，之後過敏和氣喘如何變得更加嚴重。他說，罪魁禍首就是黴菌。

提高過敏發生率的最佳證據，或許來自我們對白血球的研究。

英國頗具權威的知名非營利組織維康桑格研究所（Wellcome Sanger Institute）在2020年所做的一項研究指出，T細胞的功能不只是啟動或關閉對過敏原的反應。事實上，愈「有經驗」的T細胞，或者在識別特定過敏原（例如塵蟎）或對它產生反應上所受訓練愈多的T細胞，反應會愈多元，最後形成一連串程度不等的免疫反應。這項研究顯示，T細胞過去對某個信號的回應愈多，之後再受刺激時，無論選擇做什麼反應，速度都會變快。

「過去我們以為記憶T細胞的發育有兩個階段，」該研究的主要作者之一艾迪・卡農－加梅茲（Eddie Cano-Gamez）博士寫道，「但我們發現記憶經驗其實有很多種。」

研究人員發現，當「初始」（naïve）或沒有經驗的T細胞接收到特定的化學信號，第一個反應是讓免疫反應冷卻下來，或限制它的免疫反應；但如果「有經驗」的T細胞愈多，或接觸過這個抗原的細胞愈多，反應就會往反方向發展——有經驗的免疫細胞會加劇發炎反應。舉例來說，你愈常接觸雪松花粉和微粒物質，對它們的反應就會更嚴重。一地的花粉量多或空氣品質差，會引發更多呼吸道過敏、更多氣喘，或者更嚴重的症狀。

對於有這麼多氣喘患者同時患有呼吸道過敏，研究人員一點兒也不感到意外。前西北大學費恩伯格醫學院（Feinberg School of Medicine）醫學系過敏與免疫學院主任，現在則是醫學系（過敏與免疫學）、微生物暨免疫學和耳鼻喉科教授的羅伯特・舒萊默（Robert Schleimer）博士解釋道，患有氣喘的病人有90％的機會也有花粉熱。舒萊默用大型足球場上的球迷跳波浪舞，來比喻鼻腔和裡面的黏液。進入鼻腔的微粒和花粉，很

快就會被鼻子裡的纖毛以波浪舞般的動作掃出來，含有這些顆粒的黏液則會落到喉部的更深處，最後進入胃裡。

「我們每天都會吞下大約一公升的黏液，」舒萊默聳聳肩說道。這是正常、沒有任何過敏或感染跡象的日子。「有研究顯示，如果你將一張含有糖精或糖的紙放進鼻子，大概二十分鐘後就會嘗到甜味，這大約是鼻腔纖毛和黏液清除它所需的時間。」

鼻腔過濾後的東西會流入位在喉部附近的下頜腺。下頜腺有時也被稱為「魏氏環」（Waldeyer's ring），它們是身體淋巴組織的一部分，扁桃腺和腺樣體都屬這類腺體。我們可以說它們的工作是過濾黏液，並決定裡面是否含有危險或有害的物質，有的話，它們就會傳訊號來啟動擴及整個肺部的免疫反應。

「我剛才描述的是『呼吸道統一假說』（unified airway hypothesis）的一部分，意思是呼吸道某個部位出現過敏性發炎時，症狀通常會擴及整個呼吸道。」舒萊默解釋道。

兩百多年來對花粉熱、氣喘，以及環境中的過敏原與呼吸道過敏之間的關係所做的觀察與科學研究，亦支持這個理論。由於氣候變遷的關係，農作物的生長季節變長──特別是在美國北部。美國環境保護局1995年到2005年的地圖顯示，明尼蘇達州的花粉季平均增長了二十一天，俄亥俄州十五天，阿肯薩州則是六天。馬里蘭大學在2002年到2013年間，進行了一項共有三十萬人參與的研究，結果發現：每當春天到來的時間改變，花粉熱的發生率就會提高。[14]春天提前時，花粉熱盛行率最多可以增加14％，這對數百萬名住在辛辛那提市和昌迪加爾

14 A. Sapkota et al., "Association between Changes in Timing of Spring Onset and Asthma Hospitalization in Maryland," *JAMA Network Open* 3, no. 7 (2020).

的孩子來說，是個糟透的消息，因為他們長期暴露在大量微粒物質、花粉和黴菌孢子中。

　　以自然環境中常見的呼吸道疾病誘發因子「豚草」為例，它是美洲原生的開花植物，由於繁殖能力和花粉而惡名昭彰。從許多角度來看，豚草過去兩百年來的故事，是環境變化會對過敏造成重大影響的典型例子。豚草對二氧化碳濃度改變非常敏感，二氧化碳濃度高的時候，它會製造更多花粉。空氣中的二氧化碳濃度上升，對豚草是個大好消息，但各地的過敏患者就遭殃了。

　　但是問題不只有豚草。

＊　　＊　　＊

　　波士頓大學的生物學教授理查・普里馬克（Richard Primack）博士不論在個人經驗還是專業上，都對花粉瞭若指掌。他在研究生時期鑽研的是窄葉車前草（ribwort plantain），這種開花植物即使在環境受干擾的地區仍然能長得很好的，正因如此，他對它的花粉產生了嚴重的呼吸道過敏。即使他後來不再研究這個植物，對它的過敏仍持續了好幾年。他告訴我，這是植物學家的職業傷害。幾乎所有植物學家最後都會對某種植物過敏——這是由於他們經常在實驗室裡大量接觸同一種花粉，導致其免疫系統有更多機會和理由產生負面反應。

　　我打電話給普里馬克博士時正值秋季，氣溫大約攝氏二十七度。他迫不及待想跟我聊聊天然過敏原的生產週期。這個話題正是他在波士頓大學生物實驗室的研究重點——氣候變遷對生物事件（例如春天授粉時間）的影響。我向他請教花粉和黴菌孢子的繁殖問題時，他非常樂意與我討論他過去四十多年來觀察到的變化。

　　總而言之，如果你覺得你的季節性呼吸道過敏一年比一年嚴重，這感覺很可能是對的。花粉和黴菌孢子的濃度確實在改變，而且由於幾個氣候因素交互影響，問題變得更加複雜。最明顯的是氣溫愈來愈高。春天提早了許多（有些地方甚至提早到2月），所以在天氣轉暖時開花的植物都提早開花了。另一方面，生長季結束的時間變晚了。由於秋天的天氣溫和許多，所以植物的花期也跟著變長。

　　「在我的老家新英格蘭地區，寒冷的天氣通常從9月底開始，有時候10月初會有霜凍，」普里馬克說道，「這時，所有草類、豚草和其他開花植物都會停止開花，但由於氣候變遷的關係，現在整個9月到10月都還很溫暖。像今年的10月就很溫暖，而且下了很多雨，以致豚草等植物可以持續生長開花。」

　　豚草到了秋天還製造花粉，這意味著對豚草過敏的人苦日子更長了。氣候變遷不只令呼吸道過敏的人身陷更大的麻煩而已。還有什麼會導致過敏的植物，也喜歡這種新型態的天候呢？答案是毒藤（poison ivy）。

　　普里馬克博士語氣平靜的說：「比起我小的時候，毒藤現在常見得多，這類植物不斷蔓延、愈來愈多，而且開始出現在過去未曾出現的地方。」

　　有些植物還可以直接從空氣汙染受益。二氧化碳的濃度上升對豚草和毒藤等植物是有利的。除此之外，植物還很喜歡高一點的氮氣濃度。

　　「過去，土壤中的氮對許多植物都是限量的營養素，」他繼續說道，「但由於我們燃燒石油、煤炭和天然氣等化石燃料，空氣中的氮微粒變多了。它們掉到土裡，使土壤變得肥沃。換言之，豚草等植物因為土壤裡的氮含量增加、空氣中的二氧化碳濃度升高，以及氣候變溫暖的關係，繁殖得比過去好，進而製造更多花粉。」

　　各種環境變化也為許多外來種植物打造了更好的繁殖地。南加州、亞利桑那州和新墨西哥州的花粉量，都因為外來的草類大量入侵而增加。中西部則因為天氣溫和，使得草類開花時間比平常晚得多。南部的濕度原本就高，現在更濕更熱了──這對那些對黴菌過敏的人是雪上加霜。它們都是黴菌生長的絕佳條件，因此空氣中的黴菌孢子也愈來愈多。

＊　　＊　　＊

　　美國可以說沒有地區未受到氣候變遷之於過敏的直接影響。就在我們每個人可能都要處理某種輕微的過敏症狀（可能是黴菌、豚草、榆樹、入侵的草類、毒藤所造成），它們帶來的刺激和困擾也愈來愈大。

　　預估到了2040年，花粉量會增加一倍，而且「效力」更強（它們的胜肽含量增加，會引起更嚴重的免疫反應）。一份最近發表的研究指出，花粉季延長會導致更多人因為過敏性氣喘而送急診室。[15]該研究發現，在美國，光是對榆樹花粉過敏，就讓兩萬人進了急診室。另外，梅約診所（Mayo Clinic）在2017年所做一項研究發現，氣候變遷與二氧化碳濃度上升導致黴菌生長旺盛有關。[16]該研究發現，暴露於黴菌會損及細胞屏障，引起發炎，加劇過敏。氣候變遷也使得世界各地氣溫上升，到處引起嚴重的水患，而這意味著會有更多黴菌存在。我們已經在昌迪加爾

15 SC Anenberg, KR Weinberger, H Roman, JE Neumann, A Crimmins, N Fann, J Martinich, PL Kinney, "Impacts of oak pollen on allergic asthma in the United States and potential influence of future climate change," in *Geohealth* 2017 May 3;1(3):80-92.

16 Nathan A. Zaidman, Kelly E. O'Grady, Nandadevi Patil, Francesca Milavetz, Peter J. Maniak, Hirohito Kita, Scott M. O'Grady, "Airway epithelial anion secretion and barrier function following exposure to fungal aeroallergens: Role of oxidative stress," in *Am J Physiol Cell Physiol* 313 (2017): C68–C79.

和紐奧良等地看到這種情形，在卡崔納颶風之後，紐奧良地區的過敏發生率就開始飆升。氣候變遷也改變了天氣型態，暴風雨會導致呼吸過敏和氣喘症狀惡化，這個現象被稱為「雷雨氣喘」（thunderstorm asthma）。暴雨會破壞生物氣膠（bioaerosols），閃電會破壞花粉粒，狂風則會將花粉碎片吹到更遠的地方。2016年，澳洲墨爾本發生了一場雷雨氣喘事件，兩天之內就有超過一萬人因為呼吸困難，而進了急診室。

　　以上這些都證明了一個論點，那就是：**自然環境的改變已經、正在、將會持續影響人類的免疫系統功能，使我們的過敏不斷惡化**。即便我們接受了「統一呼吸道假說」，也接受了支持它的所有科學證據，那又是什麼導致濕疹或皮膚過敏、食物過敏的發生率同樣急遽上升呢？這也要怪自然環境嗎？

　　華盛頓大學的免疫學家以利亞‧泰德‧沃伊諾（Elia Tait Wojno）博士對我說：「這很複雜。」

　　泰德‧沃伊諾研究的是人類最忠心的朋友──狗──的過敏。我們養的貓、狗、鳥很特別，因為牠們跟我們同住、共享我們的空間，也吃我們給的食物。泰德‧沃伊諾表示，我們養的寵物和農場上的牲畜也在經歷過敏，這跟我們認為大部分問題來自周遭環境的論點相符。不只是我們的免疫系統出了問題，這些動物也是。

　　「我認為我們的環境確實出了狀況，」沃伊諾說道，「或許是我們的食物，又或許是工業化、化學物質、有毒物質造成的，也可能是上述因素邪惡的組合。」接下來，我們就要探討這「邪惡的組合」中未知的部分，探索那些可能會衝擊我們或寵物的免疫功能的生活型態變化。

6 我們是自作自受嗎？——現代生活型態與過敏的關係

Are We Doing This to Ourselves?
The Modern Lifestyle and Allergy

伊莉莎白是個將近四十歲的工程師，有三個可愛的孩子——每個都患有某種過敏。十二歲的大女薇歐拉嬰孩時期有濕疹，目前對環境中的花粉、食物中的玉米、堅果和花生過敏；三歲的兒子布萊恩嬰孩時期也有濕疹，接著對花生和大麥過敏——目前已知的是這樣，伊莉莎白擔心日後可能還有更多；五歲的小女兒艾蜜莉亞在嬰孩時期對乳製品過敏，目前只有乳糖不耐症，她是三個孩子中過敏最輕微的。

在我聽到伊莉莎白的故事時，她已經對處理孩子們飽受刺激的免疫系統有些心得了，而她對過敏的理解大多來自過去這些年的經驗。另外，她還為家有玉米過敏兒的家長創立了一個支持團體，積極參與教育其他家長關於食物過敏的事。

伊莉莎白說，這些年來她和其他媽媽已經發展出各種「理論」，解釋為什麼孩子會患有過敏。她的情況是：在薇歐拉和布萊恩還是嬰兒時，都曾因為發高燒而送過急診，而預防起見，兩個孩子都服用了抗生素。伊莉莎白認為抗生素改變了孩子的腸道微生物群，才導致他們食物過敏；她對於自己同意讓兒子布萊恩接受抗生素治療，尤其自責，畢竟已經有了薇歐拉的經驗，她應該要更清楚。

「我到今天還是很後悔，」伊莉莎白說道，「因為我很確信就是這樣，布萊恩才會有腸漏（leaky gut）和一大堆其他的問題。」

伊莉莎白之所以認為，早期接觸抗生素是導致薇歐拉和布萊恩有過敏的原因之一，是因為過去她的家人從來沒有人患上過敏。事實上，過敏在她的家族非常少見，以致她的父母起初還不相信醫生的診斷。他們反駁說「在他們那個年代」大家什麼都吃，也沒有人有問題——在他們看來，食物過敏是無稽之談。不過，在薇歐拉和布萊恩因為食物引發急性嚴重過敏反應、多次被送急診後，伊莉莎白的父母也認清了孫子與孫女的過敏是「真的」。

由於孩子過敏的東西太多，伊莉莎白一家的生活大受影響。「我整天光為他們準備食物就忙得團團轉，」她說，「由於信不過別人準備的食物，我們不外食。」所以，伊莉莎白每天早上六點半就得起床，準備三個孩子吃了都不會過敏的特製早餐。接著她繼續準備他們的午餐：「便當盒和點心盒加起來共有二十四個格子，我每天早上必須把它們填滿，讓他們帶到學校。」所有東西都必須自己從頭來，因為大部分現成的食物都含有至少一種會讓孩子產生反應的東西。

幾個月前，他們和另外四個家庭一起去度假，透過 Airbnb 租了間房子。結果布萊恩因為食物交叉汙染的關係出現了過敏反應，最後進了急診室。伊莉莎白決定，除非她是負責「潔淨」的人，否則他們絕不再跟人共用房子。

兒子布萊恩的過敏最嚴重，他連路都還走不穩時，就已經知道有些食物是危險的。「我問他，『你知道為什麼你不能吃那個嗎？』，他會說，『知道，布萊恩過敏，會痛痛。媽咪會給我打針，然後我們去醫院。』他說的是針頭有一寸半長的 EpiPen。他還記得打 EpiPen 會痛。」每次看

到她把EpiPen放進包包裡,布萊恩就會跑走。伊莉莎白說她覺得自己像世界上最可怕的怪物,這讓她很有罪惡感。不只是因為EpiPen讓布萊恩感到害怕,還因為她始終覺得自己得為布萊恩的過敏負責。

伊莉莎白的故事和罪惡感並不罕見。許多家有過敏兒的家長都想知道、也擔心孩子為什麼會過敏。他們害怕是自己的生活型態、居家環境或生活習慣導致孩子受苦,而這樣的擔心不是沒有證據或理由的。尤其是孩子患有嚴重濕疹和食物過敏的家長,經常會對自己的過去考古一番,回想看看有沒有任何重複的行為或早期接觸,希望在看起來沒有道理的情況中,找到一點道理——我理解這樣的心情。

＊　　＊　　＊

就像伊莉莎白和支持團體裡的其他媽媽一樣,我和其他民眾討論或談到過敏的成因時,很多人都有自己的一套理論,其中大多跟當今盛行的科學理論多少有些吻合,也都認為環境變遷很可能是罪魁禍首。2018年9月,我針對八百名美國人做了一項具有人口代表性的調查,當中有57%的人認為環境汙染是過敏的成因,48%的人認為人造化學物質脫不了干係,並列第三的是氣候變遷和生活與飲食習慣改變,各有38%。

當我開始為撰寫這本書認真進行研究時,直覺告訴我,諸多環境變化(像是汙染,或是接觸到細菌、病毒和寄生蟲的機會減少),加上現代都市生活的各種壓力,可能是解開過敏發生率為何與日俱增的兩個關鍵。我推測,我們與周遭環境的關係有某個地方出了錯。我之所以很有把握,是因為有很具體的「證據」支持我的理論:在我還沒有搬到人口稠密、烏煙瘴氣的紐約、舊金山和香港之前,我一向健康快樂,沒有過敏。

　　至少在我的記憶中，我在印第安納州鄉下度過的童年滿愜意的。我們吃自己園子裡種的、沒有使用農藥的蔬菜、水果。白天，我們呼吸著戶外新鮮的空氣，在玉米田或鄰居的穀倉裡玩耍；我們吃酢漿草的葉子、蒲公英的莖，有時甚至吃院子裡的草。簡而言之，我接受了過去兩百年過敏發生率為什麼不斷上升的理論之一：衛生假說。

　　衛生假說認為，人們之所以會過敏是因為「過於乾淨」，而在一歲前接觸各種病菌，像是住在農場或擁有眾多兄弟姊妹的大家庭，具有保護作用。支持衛生假說的人認為有點「髒」對我們是好事。在正確的時間接觸正確的病菌，可以訓練孩子的免疫系統，讓它日後面對外來刺激時，能做出正確的反應。反之，缺乏這些初期訓練，或在正確的時間暴露於錯誤的東西、在錯誤的時間暴露於正確的東西，日後很可能會出現過度反應。

　　根據衛生假說的邏輯，我住在農場上的那些親戚（他們家裡至少都有三個孩子），發生過敏的機率應該要低得多。然而，我打電話去詢問時卻發現，他們的免疫系統受刺激的程度，並不輸給我住在都市裡的那些親人。所以，根據我家人的病史和一些最新的研究（稍後會深入探討），住在鄉下並非靈丹妙藥。也就是說，衛生假說或許不是過敏之謎的最終答案。

　　不過就像我們已經看到的，不只是二十一世紀的人認為生活型態和周遭環境改變給他們帶來了麻煩，在約翰・保斯托和查爾斯・哈里森・布萊克利的年代，花粉熱也被認為跟農業方法改變和空氣汙染日益猖獗有關。早在1951年，為美國各地報紙的醫學專欄撰寫文章的著名醫師沃爾特・阿爾瓦瑞茲（Walter Alvarez），就已經將呼吸道過敏與氣喘發生率急遽上升，歸咎於環境中的化學物質變多了。

　　過去兩百年來我們一直在擔心，過敏其實是某個更嚴重的問題的症狀——我們正在做或一直在做的某些事，正導致我們的身體遭受刺激、瘙癢、不舒服和生病。這就是本章中所有假說的核心思想，我稱它為「自作自受」的過敏成因理論。

　　我們幾乎直覺的認為，生活方式上的集體改變正使得我們的過敏愈來愈嚴重，但是這個看法正確嗎？我在訪問過敏專家的時候，要求他們一定要選邊站。許多人認同衛生假說（它依舊是主要理論），不過跟著本章繼續探討下去會發現，有些人認為是我們的飲食改變（生產和準備食物的方式改變），影響了我們的腸道微生物群，進而加劇了過敏；還有些人認為，我們每天接觸的各種人造化學物質和塑膠，使我們的免疫系統受了更多刺激。大家都同意基因與環境的交互作用（即表觀遺傳學）也扮演了重要角色。另外，我們鼻腔、腸道和皮膚的微生物群也占有一席之地。

　　接下來，我們要探討幾個著重「現代」生活對免疫系統功能之影響的過敏成因主要理論：生產和準備食物的方式、飲食方式；現代人長期缺乏睡眠，加上工作文化壓力大；在藥物和動物飼養上使用抗微生物藥劑、抗寄生蟲藥劑和抗生素；園藝以及堅持擁有綠草如茵的院子，以上種種都可能是過敏問題日益嚴重的原因。隨著過敏的元凶從十九世紀的個性神經質和易焦慮，到了二十一世紀換成飲食和微生物群，我們過去兩百多年來的文化和日常習慣也不斷受到審視，因為它們有可能是我們身體愈來愈容易受刺激的原因。總的來說，我們確實應該責怪自己，或者至少部分責怪自己——**整體的現代生活型態，很可能是近期過敏案例增加的根本原因。**

從前從前，有個神經質的白富美：
將過敏怪罪於焦慮和壓力的歷史

1800年代，在還沒有弄清楚花粉熱或氣喘究竟如何造成時，醫生經常將這些糟糕的症狀怪罪於患者本身——至少某個程度上是如此。1859年，本身也是患有氣喘的早期英國研究人員亨利·海德·薩爾特（Henry Hyde Salter）醫師認為，花粉熱和氣喘基本上是一種神經質疾病。

二十世紀初期，在倫敦患病兒童醫院（Hospital for Sick Children）看診的過敏專家喬治·布雷（George W. Bray）醫生也提到：「許多過敏情況都是在恐懼和情緒激動後馬上發生的，對未來的擔憂則是一種有害的影響。」[1]步入二十世紀時，哈佛大學進行的研究認為，孩童過敏可能是嚴厲的處罰造成的，或「潛意識裡對母親過分執著或仇恨」所引起。[2]這些關於過敏成因的觀點並不少見，有可能與大部分研究過敏的醫生看診時遇到的患者類型有關。

最早的呼吸道過敏患者，或至少那些會因為這樣而去看醫生的患者，大多是住在都市、受過教育的白人。當中又有許多是年輕的男孩和女人，因此醫生開始把花粉熱和氣喘，跟身體脆弱或虛弱聯想在一塊。早期的科學記載，甚至直到1935年發表的文章，都將過敏定義為「超敏」或「部分神經系統受到過度刺激或不穩定」；換句話說，容易緊張和焦慮、或者「神經質」的人，比較容易過敏。引發花粉熱或氣喘的除了過敏原，還有患者的神經系統受到干擾，脫離了原本「平衡的敏感狀態」。

1　George W. Bray, Recent Advances in Allergy, J & A Churchill, 1931: 46.
2　William Sturgis Thomas, "Notes on Allergy, circa 1920–1939." 這兩本活頁夾裝訂的私人筆記，目前收藏在紐約醫學院的 Drs. Barry and Bobbi Coller 善本閱覽室。

1931年，著名的過敏專家華倫‧T‧范恩寫道，任何會破壞這個「平衡」的壓力因素：感染、失眠、焦慮、生理期或懷孕期間的荷爾蒙變化、情緒不好或消耗體力的活動等，都會引起過敏或氣喘發作。[3]和他同期的山繆‧費恩伯格醫師在1934年則寫道，過敏患者的智力通常高過平均，但他們通常也更情緒化，「神經系統較敏感」且性情上較「喜怒無常」。[4]1939年，倫諾克斯山醫院（Lenox Hill Hospital）的過敏科主任羅倫斯‧法默爾（Laurence Farmer）醫生指出，心理作用肯定在「過敏事件中扮演決定性的角色」，嚴重的過敏發作經常是情緒引起的。[5]

亞瑟‧科卡醫師是一名享有盛譽、具有數十年經驗的過敏專家，他在1931年發表的著作中指出，「吃太多」和「缺乏運動」會引起氣喘發作。[6]他發現患者出現症狀前，性格常常會改變。他認為「易怒和脾氣暴躁經常是食物過敏的前兆」，另外他觀察到的一般性「神經緊張」可能是患者唯一的症狀。不過他也表示，「心理治療」或心理分析對於治療或預防過敏並沒有特別有效。

1931年，食物過敏專家阿爾伯特‧羅維醫生寫了一本探討這個主題的經典。他表示許多人並沒有嚴正看待食物過敏，認為患者身體不適是咎由自取。由於他們自述的症狀大多是肉眼看不見的，所以食物過敏

---

3 Warren T. Vaughan, *Allergy and applied immunology; a handbook for physician and patient, on asthma, hay fever, urticaria, eczema, migraine and kindred manifestations of allergy* (St. Louis, Missouri: The C. V. Mosby company, 1931).

4 Samuel M. Feinberg, *Allergy in General Practice* (London: Henry Kimpton, 1934): 32.

5 Laurence Farmer and George Hexter, *What's Your Allergy?* (New York: Random House, 1939): 182. Interesting aside: Of all of the case studies Farmer and Hexter used to prove their point, only one was a man.

6 Arthur Coca, Asthma and Hay Fever: In theory and practice (Springfield, IL: Charles C. Thomas, 1931): 214-218.

的患者必須面對他人的質疑和嚴格的審視。羅維認為，如果醫生們願意把它當成正式的疾病並多加留意，食物過敏可能相當普遍。他抱怨「許多醫生認為對食物特有的這些反應是患者想像出來的」，[7]並指出食物過敏患者以女性居多，認為這或許是醫生們輕蔑這些症狀的原因——當時有許多醫生認為她們的症狀是「幻想」出來的。[8]羅維希望他的同行可以抱持更包容的態度，在其他治療方法未能奏效時，試試讓患者在飲食中排除特定食物的做法。

　　1950年代，阿爾瓦瑞茲在為梅約基金會（Mayo Foundation）撰寫文章時提到，緊張或情緒壓力可能會引起過敏反應，或使人對特定過敏原變得敏感，導致呼吸道過敏或食物過敏。他表示，我們尚不確定光是壓力是否會引起「類似過敏」的症狀，這在醫生與專家間仍然具有爭議。儘管如此，過敏在較為敏感、受過高等教育的人當中確實是個問題，而吃太多可能會導致這些人對特定食物過敏（現在知道這個看法是錯的，不過在當時這個見解似乎很合理）。阿爾瓦瑞茲還指出，要判斷患者是否對食物過敏、患有憂鬱，或單純只是「對某些食物有偏見」，即使不是不可能，也非常困難。[9]1953年，費恩伯格在一份關於過敏的小手冊上提到，很多情況下，所謂的食物過敏都不過是憂鬱、失眠和疲倦。[10]

7　Albert Rowe, Albert. *Food allergy; its manifestations, diagnosis and treatment, with a general discussion of bronchial asthma* (Philadelphia: Lea & Febiger, 1931), 21.

8　醫學上對於性別和種族偏見有著更悠久、更複雜的歷史，其可以追溯至早期將過敏視為「弱者」疾病的概念。在醫學史上有數不清的類似案例，比如歇斯底里症（hysteria）和慢性疲勞症候群（chronic fatigue syndrome）這兩個就是讀者可能熟悉的案例。雖然我沒有足夠的篇幅能為它們辯解說明，不過各位可以使用Google學術搜尋，從中能找到數千篇以醫學偏見為題的學術文章。

9　Walter C. Alvarez. How to live with your allergy. (Mayo Foundation, 1951): 36.

10　Samuel Feinberg, *One Man's Food* (Chicago : Blue Cross Commission, 1953): 2-3.

　　一些最早期的過敏治療方式，都反映出（醫生們將）患者的症狀與他們的精神狀態像這樣簡單地連結起來。從十九世紀到二十世紀早期，許多醫生會建議花粉熱和氣喘患者，避免任何壓力源或體力活動，而且經常使用鴉片、酒精或其他鎮定劑來治療症狀。儘管由於效果不彰，加上逐漸發現麻醉藥物有危險，這樣的做法後來漸漸式微，但是直到1960年代，大多數教科書還是會把鎮定劑列為治療棘手過敏個案的選擇，在提供給過敏患者的建議上，也依舊提到壓力和情緒與過敏之間的關聯。美國過敏基金會出版的一本小手冊，在討論情緒與過敏發作之間的關係時寫道：「興奮、發怒，甚至恐懼，都會引起過敏發作。」[11]

　　神經質和壓力就這樣跟過敏糾纏了一個多世紀，使得不管有沒有過敏的人都相信，過敏和氣喘是住在都市裡的富人菁英、或是「有錢但容易焦慮的白人」的弱點。（不出所料，在第十章討論到二十一世紀人們對過敏的文化理解，以及它在媒體上的形象時，會再次看到這種聯想。）1947年，著名免疫學家及過敏專家羅伯特・庫克譴責過敏症已然成為神經官能症的替代診斷，同時令一些「嚴謹」的醫療從業人員頗不以為然，稱它不過是一種時髦的診斷。[12]

　　這種汙名化以及譴責患者的情形至今依然存在，還是有人不相信這些患有過敏的人，認為他們是「裝的」，或者認為過敏跟癌症、糖尿病不一樣，不是什麼「嚴重」的疾病（第十章會更深入探討這個議題）。

11 〈「過敏」其祕密原因和現代治療〉，美國過敏基金會（Allergy Foundation of America），1976年。這本小冊子收藏於紐約醫學院。

12 Robert Cooke, *Allergy in theory and practice* (Philadelphia [etc.] : Saunders, 1947): 323.

13 Michigan State University, "Here's How Stress May Be Making You Sick," ScienceDaily, January 10, 2018, www.sciencedaily.com/releases/2018/01/180110132958.htm; Helene Eutamene, Vassilia Theodoru, Jean Fioramonti, and Lionel Bueno, "Acute

甚至連過敏患者本身都有這種心態，特別是濕疹患者。他們經常把日常壓力和自身的整體心理狀態，與他們的過敏發生頻率或症狀的嚴重程度聯想在一起。許多我訪問過的患者覺得，他們的過敏情形和他們的心理和生理健康幾乎就像同義詞。這樣的關聯是雙向的，如果他們身體健康、心情愉快，過敏症狀就不那麼嚴重，發作也不那麼頻繁。壓力和疲倦既可能是過敏的產物，也可能是成因。

　　讓我們面對現實：我們處在一個充滿壓力的時代。經歷了 2020 年開始的全球疫情、幾場有史以來最嚴重的野火、乾旱和水患後，全球經濟至今還沒有從新冠肺炎的重創中恢復過來，而且還有趨緩的跡象。這些事件帶來的焦慮和壓力影響了我們的過敏嗎？我們的壓力與免疫系統之間，是否有直接的關聯？最簡單的回答是：有，當然有。

＊　　＊　　＊

　　過去幾年，研究人員已經找到壓力會促使肥大細胞釋放組織胺，直接影響免疫反應的證據。心理或生理有壓力時，人體會釋放皮質醇和腎上腺素之類的壓力荷爾蒙。密西根州立大學最近進行的研究發現，肥大細胞對「促腎上腺皮質激素釋放激素」（corticotropin-releasing factor，簡稱 CRF1）這種壓力荷爾蒙特別有反應。[13] 研究人員發現，有正常 CRF1 受器的大鼠暴露於 CRF1 時，肥大細胞的數量和釋出的組織胺都增加了；

Stress Modulates the Histamine Content of Mast Cells in the Gastrointestinal Tract through Interleukin-1 and Corticotropin-Releasing Factor Release in Rats," *Journal of Physiology* 553, pt. 3 (2003): 959–66, doi:10.1113/jphysiol.2003.052274; Mika Yamanaka-Takaichi et al., "Stress and Nasal Allergy: Corticotropin-Releasing Hormone Stimulates Mast Cell Degranulation and Proliferation in Human Nasal Mucosa," *International Journal of Molecular Sciences* 22, no. 5 (2021): 2773, doi: 10.3390/ijms22052773.

缺少CRF1受器的大鼠肥大細胞活化程度低，所以情況較好（暴露於過敏壓力後，引發過敏疾病的機率少了54％）。換句話說，對壓力反應愈大的大鼠愈容易出現過敏反應，同時牠們的壓力荷爾蒙會直接活化牠們的組織胺反應。慕尼黑科技大學的研究人員以一千七百名德國人為研究對象，發現過敏與常見心理健康障礙之間的關聯。[14]受試者中常年患有過敏的人，同時患有憂鬱症的機率也更高；有季節性花粉過敏的人更可能患有焦慮症。

美國國家衛生研究院（NIH）的食物過敏專家潘蜜拉・古埃雷羅醫師認為，這是有道理的。我在訪談中問起食物過敏的成因時，她提到我們使用抑制胃酸的氫離子幫浦抑制劑（proton pump inhibitor）與成人對食物的IgE敏感度之間的關係。這個藥物會中和腸胃道的酸性，使食物在進入腸道時較接近原始狀態，也就更容易被免疫系統識別出來、從而引發過敏。由於胃酸濃度和我們的飲食和壓力有關，這個例子證明了現代生活型態會影響我們的免疫系統。

不只食物過敏的患者可能會因壓力而受到負面影響。濕疹專家彼得・里歐還發現，壓力與濕疹之間有明顯的關聯。他認為，在治療這種部分是由壓力引起的疾病時，不能只是增加藥物，而需要採取更完整的治療，將患者生活型態等各個層面都列入考慮。

「你其實可以看到，當你對某人施加壓力時，他們的皮膚屏障會開始崩壞，」里歐解釋道，「就連健康的人也是如此，有時候西方人會說，

14 K. Harter et al., "Different Psychosocial Factors Are Associated with Seasonal and Perennial Allergies in Adults: Cross-Sectional Results of the KORA FF4 Study," *International Archives of Allergy and Immunology* 179, no. 4 (2019): 262–72. 研究受試者的平均年齡為六十一歲；看看不同年齡組或性別之間的關聯會相當有趣。

『拜託，別再提壓力了。』但生理上的壓力確實對皮膚有害，這是確實存在的情況。而我們生活在極度高壓的社會中。」

壓力指數上升時，過敏反應也會明顯跟著加劇，至少近期的科學發現顯示如此。這裡的壓力和早期的過敏醫學不同，早期患者的心理狀態經常被認為是造成過敏的直接原因。這裡，古埃雷羅和里歐等二十一世紀的過敏專家說的，是患者的生活環境論——工作場所、住家、城鎮和社區所帶來的外部壓力。[15]工作時數冗長、養兒育女的費用沉重、生活圈狹窄、經濟不景氣、通勤時間長、加班時間多……，以上這些都可能使患者的壓力攀升，從而導致免疫系統更容易受到刺激。

▍衛生假說證據不足

隨著上個世紀的發展，人類對於免疫系統的研究不斷推陳出新，關於過敏成因的焦點也從遺傳學、暴露於過敏原、患者的性格，轉變為現代生活環境中的微生物群組成。現在，讓我們更仔細的探討或許最知名、也最常被提起的過敏成因理論——衛生假說。你可能已經很熟悉這個「太乾淨或太衛生對孩童的發育不見得有利」的觀點；或許你聽說過，讓小孩玩玩泥巴，髒一點沒關係，互相塗口水也不要緊，這對他們有好處。而這就是試圖解釋二十世紀下半葉氣喘、濕疹和食物過敏激增的衛生假說背後的基本觀點。

1989年，流行病學家大衛・斯特拉坎（David Strachan）在《英國醫學

---

15 這是一個惡性循環，但過敏患者並非總能自行打破。我們將在第十章重新檢視關於過敏的社會層面。

期刊》(*British Medical Journal*)發表了一篇名為〈花粉熱、衛生和家庭規模〉的短文。[16]斯特拉坎以一萬七千多名同在1958年3月同一個星期出生的英國孩童為對象，觀察了三件事：（一）在二十三歲時，有多少人表示自己有花粉熱的症狀；（二）在他們十一歲時，有多少家長表示他們有花粉熱；（三）有多少家長記得他們的孩子在七歲前患有濕疹。斯特拉坎檢視了多種變因來解釋這些數據，但令他特別感興趣並最終發表在《英國醫學期刊》上報發表的，是孩童的家庭規模和他們在家中的排行。

斯特拉坎在分析初步數據時發現，無論是什麼社會經濟階層，排行較小的孩子似乎最不容易患有花粉熱或濕疹。他推測這有可能是因為：「如果過敏疾病是透過早期的感染來預防，這些感染有可能是和哥哥、姊姊接觸時所染上，或是媽媽在懷孕時被較大的孩子傳染後，傳染給胎兒的。」家庭規模變小、居家環境改善，以及對乾淨的標準變高，很可能導致孩童接觸微生物的機率變少。也就是說，斯特拉坎的發現認為，孩童時期經歷輕度感染，對他們的免疫系統發展有利。

這個觀點起初並沒有被接受，因為許多免疫學家還是相信感染會引起過敏，特別是氣喘。不過，在研究人員發現IgE誘導（或抗體誘導）的免疫反應是許多過敏症的根源之後，斯特拉坎的看法逐漸被接納，並且變得普及。發育早期缺少暴露於特定病菌，會使免疫系統無法得到應有的訓練，以致於日後反應過度，這聽起來似乎很合理。早期對微生物群和共生細菌（住在人體腸道、鼻腔和皮膚的益菌）所做的研究，「促使我們修正衛生假說，演變為『老朋友假說』或『生物多樣性假說』，認為環境、飲食和生活型態向西方工業國家靠攏的結果，改變了腸道和

16 D. P. Strachan, "Hay Fever, Hygiene, and Household Size," *BMJ* 299 (1989): 1259–60.

皮膚的微生物群多樣性。」〔17〕

「老朋友假說」認為，現代人更容易罹患過敏和自體免疫疾病，是因為我們不再經常接觸那些數千年來與我們共同演化的微生物。〔18〕根據這個理論，這些「老朋友」可以幫助我們調節免疫功能；它們對人類健康的威脅非常小，功能健全的免疫系統可以輕易控制住它們，而與它們接觸可以訓練發育中的免疫系統，讓它變得更強健，更能適應環境。

從這個角度來看，我們的問題在於：少了這些老朋友，免疫系統無法得到自我調節所需的早期訓練，以致於後來遇到像是花粉或塵蟎等原本無害的刺激，會產生過度反應。

這兩個密切相關的理論綜合起來，解釋了所謂的「農舍效應」（farmhouse effect）。芝加哥大學的凱瑟琳‧納格勒博士是著名的免疫學專家，從事微生物群及其與過敏關係的最先進研究。我們坐下來會談時，她向我解釋衛生假說與微生物群的「老朋友觀點」結合，可以形成幾近完美的農場生活概念。在農場裡，犁過的土壤、泥濘的穀倉和馬廄，以及肥沃的農田，都藏了大量細菌、病毒和寄生蟲。

「有一篇不錯的早期文獻提到農場生活能提供保護力，」納格勒說道，「微生物群多樣化對我們有益。在我們體內定居的所有微生物都是從環境來的。」

納格勒解釋說，當環境改變時，體內的微生物群也會跟著改變。衛生條件變好、搬離農場、生養的孩子變少等等，都會使我們的微生物群

17 Onyinye I. Iweala and Cathryn R. Nagler, "The Microbiome and Food Allergy," *Annual Review of Immunology* 37 (2019): 379.

18 G. A. W. Rook, C. A. Lowry, and C. L. Raison, "Microbial 'Old Friends,' Immunoregulation and Stress Resilience," *Evolution, Medicine, and Public Health* 1 (January 2013): 46–64.

不再豐富多樣，與日常生活中的微生物不再親近。而跟好菌之間保持親密（至少在孩童時期），似乎確實對多種（但不是全部）免疫疾病具有保護作用。衛生假說的基礎是：環境「太乾淨」會使免疫功能偏向第二型輔助性 T 細胞（Th2 細胞）反應，因為大多數情況下，這種反應都是由 IgE 誘導的，也就是過敏反應。（你或許還記得第一章說過，IgE 是 B 細胞製造的抗體，用來對抗輔助型 T 細胞遇過的特殊物質。）然而，像季節性過敏這樣的 Th2 細胞功能失調，並不是唯一發生率上升的免疫疾病。近幾十年，我們還觀察到 Th1 相關的疾病，即多發性硬化等自體免疫疾病也持續增加。有大量科學證據可以支持「衛生假說」和「農舍效應」，而我訪問的過敏專家也普遍認為這個理論可信，不過就像我們多次見到的，過敏的成因非常複雜，光是衛生假說無法解釋一切。

* * *

近期研究認為確實有「農舍效應」，不過研究人員不確定暴露於哪些東西會具有保護作用，以及它們啟動保護作用是採取什麼機制；但幾乎可以確定的是，幼童時期接觸牲畜會大幅降低各種過敏疾病的發生率，其中又以馬廄灰塵的效果最明顯，能預防大多數過敏。[19]「農場灰塵」裡的某個東西發揮了作用，可能是細菌、病毒、真菌，甚至過敏原

---

19 Erika von Mutius, "Asthma and Allergies in Rural Areas of Europe," *Proceedings of the American Thoracic Society* 4, no. 3 (2007): 212–16: 這些研究結果顯示，動物農場馬廄的灰塵含有強效免疫調節物質，這些迄今未知的物質在小鼠過敏性氣喘模型中，可以抑制過敏性至敏化、氣管發炎和氣管高敏感反應。

20 J. Riedler et al., "Exposure to Farming in Early Life and Development of Asthma and Allergy: A Cross-Sectional Survey," *Lancet* 358, no. 9288 (October 6, 2001): 1129–33. 他們的研究結果如下：在一歲前接觸馬廄和飲用農場的牛奶，其氣喘（1%比11%）、花粉熱（3%比13%）

本身，但是無法完全確定哪些成分有保護作用、哪些沒有。另一份針對奧地利、德國和瑞士農村地區所做的研究則發現，農場環境對花粉熱、異位性過敏和氣喘的保護效果最好。[20] 在馬廄待的時間長，並且在一歲前喝了牛奶的嬰孩，出現過敏的機率明顯低得多，儘管他們的IgE還是有一定的敏感性。也就是說，儘管他們對某些過敏原敏感，但是卻不會發展成過敏反應。

另一項研究比較了實驗室小鼠和穀倉小鼠的免疫功能，其結果強烈支持農場效應。[21] 事實上，以小鼠為研究對象的結果，是支持這個理論的關鍵之一。康乃爾大學的免疫學專家艾弗里·奧古斯特博士向我解釋，在沒有病原體的環境下長大的實驗室小鼠，跟牠們「不乾淨」的同類有非常不一樣的免疫系統，前者的免疫系統就跟人類新生兒的差不多。把這些「乾淨」的小鼠擺到「不乾淨」的環境（模擬在農場的生活環境），牠們的免疫系統會變得跟成年人更相像。

這與在人類身上的研究結果一致。除了農舍，富含病菌的環境也對過敏有保護作用。跟狗同住的大人和小孩患氣喘和肥胖症的機率都比較低，原因可能是間接接觸了狗帶進屋子的細菌。[22] 最近一項由NIH資助的研究指出，暴露於寵物和害蟲（這裡是指貓、蟑螂和老鼠）等過敏原，可以降低七歲之前發生氣喘的機率。[23] 但是暴露於細菌可能有、也可

和異位性過敏（12%比29%）的發生率較低有關。氣喘發生率最低的情況與五歲之前持續接觸馬廄有關。

21 Christophe P. Frossard et al., "The Farming Environment Protects Mice from Allergen-Induced Skin Contact Hypersensitivity," *Clinical & Experimental Allergy* 47, no. 6 (2017): 805–14.

22 Hein M. Tun et al., "Exposure to Household Furry Pets Influences the Gut Microbiota of Infant at 3–4 Months Following Various Birth Scenarios," *Microbiome* 5, no. 1 (2017).

能沒有保護作用，端看你接觸到哪一種細菌。

腸道中常見的幽門桿菌（*Helicobacter pylori*）就是個有趣的例子。你可能知道它是引起消化道潰瘍、慢性胃炎，甚至某些癌症的罪魁禍首。

雖然幽門桿菌是科學家在1982年發現的，但有推測指出它更早以前（約六萬年前）就定居在人體內了。幽門桿菌有多種菌株，在人類的盛行率曾高達80%，直到第二次世界大戰結束，我們開始用盤尼西林等抗生素來治療常見感染後，幽門桿菌才逐漸從人類的腸道中消失。估計現在有大約50%的人有幽門桿菌感染，在某些非洲國家的盛行率可達70%，而在歐洲國家可能只有19%。[24]

這一點和衛生假說相符，因為在兄弟姊妹眾多的家庭，微生物的傳染會容易得多。幽門桿菌的感染通常發生在一歲後的幼兒期，傳染途徑包括：糞便到口腔、口腔到口腔或嘔吐物到口腔。在沒有抗生素的情況下，幽門桿菌一旦進到了體內，通常會伴隨宿主一輩子，一待就是數十年，而以此感染幽門桿菌的人大多沒有症狀或不良影響。

感染幽門桿菌和沒有幽門桿菌的胃部，在免疫學上是不一樣的，有人推測感染幽門桿菌的胃部有較多的調節型T細胞（regulatory T cells，簡稱Tregs）。這一點很重要，因為Tregs在抑制發炎型免疫反應時扮演關鍵角色。雖說感染幽門桿菌會讓腸道裡有更多免疫細胞，但有些研究人

23 G. T. O'Connor et al., "Early-Life Home Environment and Risk of Asthma among Inner-City Children," *Journal of Allergy and Clinical Immunology* 141, no. 4 (2018): 1468–75.

24 J. K. Y. Hooi et al., "Global Prevalence of Helicobacter pylori Infection: Systematic Review and Meta-Analysis," *Gastroenterology* 153, no. 2 (August 2017): 420–29.

25 M. J. Blaser, Y. Chen, and J. Reibman, "Does Helicobacter pylori Protect against Asthma and Allergy?" *Gut* 57, no. 5 (2008): 561–67.

26 Nils Oskar Jõgi et al., "Zoonotic Helminth Exposure and Risk of Allergic Diseases: A Study of

員提出這或許是面對細菌的正常反應，而不是病理反應。[25]也就是說，某些情形下幽門桿菌對我們是有利的。事實上，缺乏這個細菌的人比較容易患有胃食道逆流或胃酸逆流，還有證據證明幽門桿菌對兒童時期的氣喘有保護作用。因此，有研究人員下結論表示，幽門桿菌可能具有雙重性質，「視情況而定，既可以是病原體，也可以是共生體。」[26]

　　無論如何，這些都意味著衛生假說的基本前提是可信的：**我們需要經常跟友善的細菌接觸，以訓練我們的免疫系統。**然而，事情不會是生活中接觸的微生物愈多、多樣性愈高，免疫系統功能就會愈強壯這麼簡單。維吉尼亞大學醫學院（University of Virginia School of Medicine）的過敏與臨床免疫學部（Division of Allergy and Clinical Immunology）主任托馬斯‧普拉茲－米爾斯（Thomas Platts-Mills）醫生不認為衛生假說可以解釋過敏發生率為何上升。他告訴我，它不是我們在尋找的罪魁禍首，至少不是它一手造成的。他的論點依據是近期的人類「清潔」史。

＊　＊　＊

　　衛生標準在整個二十世紀獲得更廣泛的採納。下水道系統和飲用水改善，意味著我們接觸微生物的頻率大減，至少經由飲食進入體內的微生物變少了，因為食物和飲水的品質得到控制，加上穿鞋的人愈來愈

Two Generations in Norway," *Clinical & Experimental Allergy* 48, no. 1 (2018): 66–77. 接觸微生物具有保護作用的想法，也延伸到了寄生蟲。大量文獻（包括科學文獻和一般文獻）都認為，人體的免疫系統的演化至少有一部分是為了對抗自然環境中持續存在的大量寄生物。這個與衛生假說密切相關的理論表示，如果沒有寄生蟲，人體免疫系統很容易對其他危害較小的物質產生過度反應。然而，最新研究直接反駁了腸道寄生蟲感染可能具有保護作用的假設。挪威卑爾根大學（University of Bergen）的研究人員發現，感染蟯蟲（一種常見的腸道寄生蟲）的兒童，其氣喘和過敏的風險會提高四倍。

多,所以感染蠕蟲等腸道寄生蟲的情況變少了。由於這是人們從農村搬
到城市的時期,所以跟過去住在農場、與土壤為伍時相比,大家與農場
動物相處的機率減少,接觸到的微生物多樣性也跟著降低。另外,家庭
規模變小,或許也讓大家比較不會接觸到孩子身上的病菌。但是就如同
普拉茲－米爾斯很快點出的,這些改變早在1920年代早期就已經結束,
所以無法解釋1940到1950年代氣喘和過敏性鼻炎發生率為何上升。

　　普拉茲－米爾斯認為,衛生假說並非對花粉熱和氣喘盛行最好的解
釋,比較可能的原因是我們「對室內過敏原變得更加敏感,以及失去了
經常做深呼吸對肺部提供的保護作用」。意思就是,戶外活動對過敏的
保護作用,要勝過打數個小時的電玩。

　　如果衛生假說或農舍效應是對的,我們應該要看到農村地區的過敏
發生率明顯比較低。然而,內布拉斯加大學醫學中心(University of Nebraska
Medical Center)的過敏及免疫學部(Division of Allergy and Immunology)主任
吉兒・普勒(Jill Poole)醫生卻發現,美國中西部的農夫中有大約30%的
人,患有跟農業生活直接相關的過敏性疾病。穀倉和牲畜房舍的粉塵、
殺蟲劑,以及洪水造成的穀物腐爛等,導致了俗稱的「農夫肺」(Farmer's
Lung)。所以,農場上接觸到的東西不見得都有益,有些顯然有害。

　　如果真像一開始說的,過敏發生率跟家庭規模、農村生活和社經地
位有關,那麼在家庭規模較大、農村人口較多和社經地位較低的國家,
過敏性疾病造成的負擔理應較小。然而,在世界各地家庭人口多、農村
人口比例高,且生活在貧窮線或貧窮線以下家庭人口眾多的國家,過敏
發生率也在逐步增加。近期研究發現,在烏干達,半數住在首都坎帕拉

的人患有某種形式的過敏。[27] 這份研究也指出，儘管都市居民更有可能因為患有氣喘、鼻塞和皮膚起疹子到醫院就診，但鄉下地區的過敏發生率也在上升中。許多烏干達人會自行在藥房購買抗組織胺、類固醇和抗生素等，來治療他們的症狀。烏干達的過敏專家布魯斯・基倫加（Bruce Kirenga）醫生認為問題在於環境造成的壓力，像是空氣汙染，而不是都市化的生活型態。

從這些發現看來，農舍效應或衛生假說並非我們在尋找的始作俑者。雖然這個理論乍看之下很有道理，但並沒有足夠的科學證據可以明確的說：農村生活和它「不乾淨」或微生物量豐富的環境，可以保護我們免受過敏性疾病侵害。然而，由於生活型態與日常習慣改變，導致我們與周遭微生物的相互作用發生了某種改變，這樣的基本想法還是相當有說服力，因此，衛生假說在某些部分可能是正確的。有愈來愈多證據顯示，我們的某些習慣（特別是和飲食與食物生產有關的習慣），有可能是導致過敏（特別是食物過敏）發生率上升的原因。

▍微生物群與食物過敏

如果你想要進一步了解，為什麼現代人的生活型態會是一些重大過敏問題背後的原因，特別是談到我們的食物生產方式、飲食、抗生素的使用和分娩方式時，最後很可能會找到一位身材嬌小、極富智慧與同情心的金髮女士——凱瑟琳・納格勒（學生稱她為納格勒博士，朋友和同事則稱呼她凱西）。不論我去哪訪問過敏專家，談到食物過敏時總能聽到

27 "Half of Ugandans Suffer from Allergy—Study," *The Independent*, July 25, 2019, https://www. independent.co.ug/half-of-ugandans-suffer-from-allergy-study/.

她的名字。我很快就知道，那是因為納格勒是免疫學的頂尖人物；她主要研究腸道微生物群在孩童食物過敏中所扮演的角色。她從事這項工作已經數十年，見證了食物過敏發生率在1980年代晚期開始攀升的情形。

「我親眼目睹了這個過程，」納格勒說道，一邊把電腦螢幕上的圖表轉給我看。那是個春光明媚的午後，她坐在芝加哥大學的辦公室接受訪問。「我有一個二十三歲和一個二十七歲的孩子，所以可說是親眼看著這些變化。在他們上學的階段，杯子蛋糕被禁了。1980年代晚期到1990年代初期，食物過敏發生率開始上升，美國小兒科學會建議懷孕的婦女、哺乳的母親，以及有過敏風險的孩子在四歲前，不要食用花生等會引起過敏的食物。但這是完全錯誤的建議，它讓問題加劇，引發了更多過敏。現在會建議讓孩子盡早接觸這些食物。」

納格勒間接引用了著名的「花生過敏的早期認識」（Learning Early about Peanut Allergy，簡稱LEAP）研究。這份研究由倫敦國王學院（King's College London）的基迪恩・雷克（Gideon Lack）醫生領導，由英國和美國的研究員共同執行；2015年，他們將結果發表於《新英格蘭醫學期刊》（The New England Journal of Medicine）。[28] 該研究發現，過去幾十年來，我們建議父母別給三歲以下的孩子吃含有花生的食物，其實是不對的，這反而導致花生過敏的發生率和嚴重程度，都大幅提高。參與這份研究的（四到十一個月大）嬰孩被隨機分成兩組：一組持續遵循不吃花生

28 George Du Toit, M.B., B.Ch., Graham Roberts, D.M., Peter H. Sayre, M.D., Ph.D., Henry T. Bahnson, M.P.H., Suzana Radulovic, M.D., Alexandra F. Santos, M.D., Helen A. Brough, M.B., B.S., Deborah Phippard, Ph.D., Monica Basting, M.A., Mary Feeney, M.Sc., R.D., Victor Turcanu, M.D., Ph.D., Michelle L. Sever, M.S.P.H., Ph.D., et al., for the LEAP Study Team, "Randomized Trial of Peanut Consumption in Infants at Risk for Peanut Allergy," in *N Engl J Med* 2015; 372:803-813.

的建議，另一組則被告知立即給孩子食用花生，最後兩組嬰孩都做了花生過敏原的皮膚測試。檢測結果呈陰性的孩子到了六十個月大時，在避免食用花生組發生花生過敏的機率是13.7％，在正常食用花生組則只有1.9％。在皮膚測試呈陽性的孩子中，避免食用花生組的孩子發生花生過敏的機率是35.3％，在正常食用花生組的孩子則是10.6％。另外，澳洲墨爾本的近期研究發現，在LEAP的初步研究成功，並於2016年修正對花生的飲食建議後，嬰孩的花生過敏發生率減少了16％。[29] 給嬰孩食用花生顯然具有保護作用。

納格勒了解為什麼有些家長依舊對「是否給孩子吃花生」感到猶豫，畢竟幾年前給他們錯誤建議的是同樣的人。再者，她認為讓嬰孩及早食用花生的好處並非已經證據確鑿。「即使是還沒開始吃固體食物的孩子，也可能有敏感反應，」納格勒解釋，「不到一個月大的孩子，也可能經由母乳或皮膚而產生敏感。對這樣的孩子採用及早接觸的做法，可能會引起過敏反應。所以，雖說現在知道避免接觸是不對的，但是及早接觸也有風險。」

那該怎麼做呢？納格勒比較擔心的是：我們的免疫系統最開始是怎麼變敏感的？我們的身體怎麼學會忍受某些食物，又怎麼開始對一些食物產生不良反應？她相信食物過敏是一種隨世代變遷出現的現象。

「有人會說他的家族裡沒有這樣的病史，」她解釋道，「以前過敏大多出現在兩歲到五歲的孩童身上，現在有可能出現在任何生命階段。我

---

29 Victoria Soriano et al., "Has the Prevalence of Peanut Allergy Changed Following Earlier Introduction of Peanut? The EarlyNuts Study," *Journal of Allergy and Clinical Immunology* 147, no. 2 (2021). 來自墨爾本的一項研究，該研究針對2018至2019年參加EarlyNuts研究的一千九百三十三名嬰孩進行比較，並與2007年至2011年參加HealthNuts研究的五千兩百七十六名嬰孩進行比較。研究結果建議在嬰孩十二個月大之前，應儘早食用花生和其他過敏食物。

們遇到很多成人時期才開始對食物過敏的例子。過去對牛奶、雞蛋、小麥過敏是長大就會好，但是現在會持續到成人階段。」換句話說，情況不同了，而且不是變好。食物過敏是事情每況愈下的訊號。

納格勒藉由投影片給我看了各種改變，我盡快記下這些事實。她說話很快，部分原因是她想跟我講的事情太多了。她提到了各種過敏成因理論，例如衛生假說，然後在一張投影片停了下來，這張投影片上列了種種有可能導致免疫系統出狀況的原因：飲食、剖腹產、食物製造方式改變、餵母乳。

「這個觀點認為，現代工業化的生活型態改變了與我們共生的細菌，」納格勒說道。「共生細菌」是指那些跟我們一起生活、存在於人體內或身邊的友好細菌。「發炎性的腸道疾病、過敏、肥胖症、自閉症等非傳染性的慢性疾病，都被認為跟我們的微生物群有關。」

這就是納格勒對「為什麼過敏發生率會上升」這個重要問題的答案：微生物群改變。也就是住在腸道中，協助將食物處理成細胞可使用的能量的所有細菌和病毒，它們的改變促使我們的免疫功能發生變化。

＊　　＊　　＊

最近的研究強調，飲食、腸道細菌和使用抗生素與過敏息息相關。2019年的一項研究指出，健康嬰孩的腸道內有一種對過敏具有保護作

30 T Feehley, CH Plunkett, R Bao, et al. "Healthy infants harbor intestinal bacteria that protect against food allergy," in *Nat Med* 25 (2019): 448–453.

31 Brigham and Women's Hospital Press Release, "New Therapy Targets Gut Bacteria to Prevent and Reverse Food Allergies," June 24, 2019. https://www.brighamandwomens.org/about-bwh/newsroom/press-releases-detail?id=3352.

32 JM Anast, M Dzieciol, DL Schultz, et al. "Brevibacterium from Austrian hard cheese

用的細菌，是對牛奶過敏的嬰孩所缺少的。[30] 波士頓布萊根婦女醫院（Brigham and Women's Hospital）的跟進研究則發現，嬰孩的腸道細菌中，有五或六種特定菌株似乎有預防食物過敏的作用。領導這項研究的琳恩・布里（Lynn Bry）醫生推測，我們的生活型態會「重置（我們的）免疫系統」，而這可能有利，也可能有害。[31] 另一份研究發現，食用大量乳酪可能會讓過敏症狀惡化，因為乳酪中的某些細菌會製造組織胺──引發免疫反應的天然化合物。[32] 加州大學舊金山分校的研究人員發現，有三種腸道細菌跟製造 12,13-diHOME 這種脂質分子有關。[33] 這種分子會減少腸道中的 Treg 細胞數量，而 Treg 細胞在控制發炎反應上扮演關鍵角色。研究人員也發現，這三種細菌數量較高的嬰孩，發生過敏和氣喘的風險也較高。[33]

納格勒解釋：「腸道中有非常非常多免疫細胞。我們的腸道就好比微生物群的總部。微生物在這裡的多樣性和數量都是最多的，尤其是結腸，微生物可多達數兆個。」然而，我們這些生活在二十一世紀的人，體內的微生物群基本上都已經變了。納格勒認為「飲食」是真正的罪魁禍首。當我們的飲食從富含纖維質的食物變成高糖、高油脂的加工食品時，其實就是在剝奪這些好菌的營養──我們不再提供它們所需的食物。

「我們跟這些微生物是一起演化的，現在我們不再提供它們食物了，而它們也無法在沒有食物的情況下生存。」納格勒說道。

harbor a putative histamine catabolism pathway and a plasmid for adaptation to the cheese environment," in *Sci Rep* 9 (2019) 6164.

33 SR Levan, KA Stamnes, DL Lin, et al. "Elevated faecal 12,13-diHOME concentration in neonates at high risk for asthma is produced by gut bacteria and impedes immune tolerance," in *Nat Microbiol* 4 (2019): 1851–1861.

　　還有使用抗生素這件事。它們在殺死導致我們的喉嚨發炎、鼻竇感染的細菌的同時，也殺死了我們腸道裡的微生物。我們為動物施打低劑量抗生素來讓牠們長得好，然後把牠們吃進肚子裡。納格勒認為，這些做法都可能對我們的微生物群有重大影響。我們可以說是在拿自己的身體做實驗，而實驗結果是有害的。

　　納格勒提出了「屏障調節」（barrier regulation）這個新理論，指出腸道和皮膚上的共生細菌可以控制哪些東西能進入我們體內，哪些則要擋在外面，因此維持屏障功能至關重要。納格勒解釋，我們有一道由單層細胞組成的上皮組織，將我們與周遭環境隔離開來，以確保外界的東西只能經由呼吸和飲食進入體內。

　　事實上，研究人員近期發現，小鼠腸道的某個抗病毒蛋白質基因和微生物群的變化，跟腸道通透性變高及嚴重皮膚過敏之間有關聯。[34]腸道微生物群是不同的細菌、病毒和真菌間錯綜複雜的平衡組合。缺少這個抗病毒蛋白基因，會使小鼠的微生物群發生變化（牠們的細菌與病毒種類及數量明顯改變）。這表示，我們的免疫系統已經發展出應對腸道微生物群，並且保持平衡的方法。當微生物群發生變化時，免疫組成的反應也會跟著改變，導致我們在過程中出現各種不適。這是遺傳（基因）和環境（腸道微生物體的改變）會互動引起過敏的證據，也證明了納格勒提出的觀點——腸道微生物群改變會直接影響過敏。

　　還記得奧古斯特把人類的免疫細胞比喻為「身體的看守者」嗎？屏障調節理論的假說，是將整個免疫系統（包括我們的微生物群）視為整

34 Emilie Plantamura et al., "MAVS Deficiency Induces Gut Dysbiotic Microbiota Conferring a Proallergic Phenotype," *Proceedings of the National Academy of Sciences* 115, no. 41 (2018): 10404–9.

體，功用是決定哪些東西可以通過皮膚或腸道進入血液，這個理論跟奧古斯特的觀點不謀而合。少了這些屏障細胞的調節，完整的蛋白質便可以經由皮膚或腸道進入血液，在那裡與免疫細胞相遇。過敏患者的免疫系統功能是正常的，它還是在履行職責，只不過現在做的事跟最初受訓要做的事不一樣。所以從這個角度來看，**出問題的其實是我們的屏障，而不是免疫系統**。

　　納格勒解釋，所有生物（甚至無脊椎動物）都有各自的微生物群，許多重要生理功能都是透過它們來執行，少了微生物群，生命將不復存在。人類腸道每年接觸到來自一百兆個共生微生物、以及超過三十公斤食物蛋白質的抗原。腸道屏障的細胞必須分辨哪些東西有害（例如具破壞性的外來細菌或病毒），以及哪些無害。納格勒和她先前的學生、現為北卡羅來納州大學醫學院免疫學專家的歐尼耶・伊衛拉醫生（Onyinye Iweala），最近在一篇探討人類微生物群與食物過敏的評論中提到：「事實愈來愈明顯，功能性上皮細胞屏障和先天免疫細胞，與我們體內的微生物群之間密切的關係，是建立並維持口服耐受性（oral tolerance）的關鍵。」[35] 簡而言之，要想對食物有健康的免疫反應，我們的上皮細胞、住在體內的友善細菌，以及所吃下的食物，都必須達到一個複雜的平衡。一旦這個平衡生變，就會帶來很大的麻煩，就像這一章開頭提到的伊莉莎白的孩子那樣。

　　另外，在納格勒看來，伊莉莎白認為抗生素造成她的孩子過敏，這論點並非不可能。嬰孩和兒童的腸道微生物群變化，會造成他們長大後發生過敏的機會增加；同時，孩童最早期的環境看似最具決定性。

---

35 Iweala and Nagler, "The Microbiome and Food Allergy."

人體的微生物群在三歲時就已經非常穩定，三歲之前的變化對於過敏的發展似乎相當關鍵。法國巴斯德研究中心（Pasteur Institute）以小鼠進行研究，發現牠們三到六個月大時的腸道微生物群，對於免疫系統是否能健康發展至關重要，而這大概是人類嬰孩開始吃固體食物的階段。開始食用固體食物後，腸道內的細菌會以數十到數百倍的量增加。[36]這個微生物群快速成長發展的階段，即所謂的「病理性印記」（pathogenic imprinting）階段，似乎決定著一個人在成年時期罹患過敏和自體免疫疾病等發炎疾病的機率。**抗生素可能會破壞這個發展階段，讓罹患過敏性疾病的風險大為提高。**

目前的科學證據看來支持這個說法。[37]由羅格斯大學（Rutgers University）和梅約診所共同進行的一項研究發現，兩歲以前曾使用抗生素的孩子，發生氣喘、呼吸道過敏、濕疹、乳糜瀉（celiac disease）、肥胖症和注意力不足過動症的風險比較高。這項研究以2002年到2011年間在明尼蘇達州的奧姆斯特德郡（Olmsted County）出生的一萬四千五百七十二位孩童為研究對象[38]，發現六個月大前接受過抗生素的孩子，後續出現過敏的風險會急遽增加。研究人員發現這些孩子當中，有70%的人在滿四歲前，至少使用過一次處方抗生素（通常用於呼吸道或中耳

36 Institut Pasteur, "Discovery of a Crucial Immune Reaction When Solid Food Is Introduced That Prevents Inflammatory Disorders," press release, March 19, 2019, https://www.pasteur.fr/en/press-a rea/press-documents/discovery-crucial-immune-reaction-when-solid-food-introduced-prevents-inflammatory-disorders.
37 其中一個對於「抗生素是過敏的罪魁禍首」一說的批評，是認為這是倒果為因。真正的罪魁禍首可能是感染，而不是抗生素本身，特別是因為並非所有接受抗生素的孩童都會繼續有過敏問題。
38 Zaira Aversa et al., "Association of Infant Antibiotic Exposure with Childhood Health Outcomes," *Mayo Clinic Proceedings* 96, no. 1 (2021): 66–77.

炎）。另一份最近的研究發現，抗生素會促進腸道中的非病原真菌生長，進而有可能加劇呼吸道過敏的嚴重程度。[39] 最後，一項以芬蘭和紐約的嬰孩為對象的研究發現，剖腹產和抗生素都會改變腸道微生物群，增加嬰孩發生過敏的風險。[40]

　　納格勒對這些研究發現並不意外。訪談中她強調，陰道分娩會提供嬰孩所謂的「創始細菌」（founder bacteria）。嬰兒通過陰道時會接觸到母體的益菌，另外之後餵食母乳也可以將更多益菌引進嬰孩的腸道。

　　「這些細菌會以生態演替的方式依序進行定殖（colonize），」納格勒解釋道，「首先是製造乳酸的細菌，接著是來自母乳的細菌。如果跳過這兩個過程（這麼做的人為數不少），就會打亂微生物群。出生後的一百天到一千天，對免疫系統的發展有絕對關鍵的影響。」

　　研究指出，剖腹產的孩子不但沒有接觸到陰道中正確無害的創始細菌，還可能暴露於有害的醫院細菌。近期有研究發現，含有乳酸桿菌的益生菌（和存在母乳中的桿菌相同）可以降低三歲以下、患有中度到重度濕疹的孩子的異位性皮膚炎評分（Scoring Atopic Dermatitis，簡稱 SCORAD），不過對於較輕度的濕疹則沒有明顯改善。此外也發現，出生後的三個月以母乳餵食，能降低呼吸道過敏和氣喘的發生風險。在一項以一千一百七十七對母子為對象的研究中，餵食母乳的孩子在六歲前發生過敏的機率減少了23％，發生氣喘的機率則降低了34％（但僅限於

39 Joseph H. Skalski et al., "Expansion of Commensal Fungus Wallemia mellicola in the Gastrointestinal Mycobiota Enhances the Severity of Allergic Airway Disease in Mice," *PLOS Pathogens* 14, no. 9 (2018).

40 Anna Vlasits, "Antibiotics Given to Babies May Change Their Gut Microbiomes for Years," *STAT*, June 15, 2016, https://www.statnews.com/2016/06/15/antibiotics-c-sections-may-change-childs-health-for-the-long-term/.

沒有氣喘家族史的孩子）。[41]如果不是完全餵食母乳，則無法降低風險。母乳搭配配方奶粉的做法，會使這種保護效果幾乎完全消失。（重點提醒：如果你是個母親，請先不要驚慌。有很多合理的理由讓我們選擇剖腹產、選擇餵食配方奶，而不是母乳。晚一點我們會再回到這個議題，這當中的交互作用極為複雜，還有許多我們尚不明白的地方。）

納格勒提醒我，多年來養牛業者一直在飼料中添加低劑量抗生素，好讓牠們更肥美、賣相更好。我們還吃纖維含量低，而且經過加工處理[42]，並添加了糖和油脂的食物。[43]這代表進到我們腸道裡的食物與我們的祖先數千年來吃的東西很不一樣，這當然會影響在我們體內繁殖的細菌種類。

即使是換床單這樣的小事，也會改變我們的微生物群（後面會深入探討化學物質扮演的角色）。哥本哈根大學生物系和丹麥小兒氣喘中心的研究人員，檢查了五百七十七名六個月大嬰孩的床，並跟他們當中的五百四十二個呼吸樣本進行比對。[44]研究人員在床上一共找到九百三十種細菌和真菌，並發現床上的細菌跟呼吸道裡的細菌有一定的關聯；雖然兩邊的細菌不完全相同，但彼此確實有直接影響。床上的細菌增加或減少時，呼吸道裡的細菌也會跟著增加和減少。這項研究還指出，減

41 Galya Bigman, "Exclusive Breastfeeding for the First 3 Months of Life May Reduce the Risk of Respiratory Allergies and Some Asthma in Children at the Age of 6 Years," *Acta Paediatrica* 109, no. 8 (2020): 1627–33.
42 R. Bao et al., "Fecal Microbiome and Metabolome Differ in Healthy and Food-Allergic Twins," *Journal of Clinical Investigation* 131, no. 2 (January 19, 2021). 針對雙胞胎嬰孩的糞便研究顯示，腸道微生物群的差異以及飲食來源的代謝物，可能是食物過敏的原因。即使生活方式因素或飲食發生任何變化，但腸道微生物群的變化仍會持續到成年期。該篇文章引述 Kari Nadeau 的話說，很多人會去 Google 想知道吃優格是否有益；雖然現在無法證明食用優格與微生物群有明確的因果關係，不過它們之間確實存在強烈的關聯。總之，現在還沒有可

少換床單對鼻腔和呼吸道微生物群可能有益。

基本上，周圍和體內的細菌多樣性愈高，之於免疫系統功能愈是有利。在許多訪談中，我聽到研究員大聲疾呼要大家回歸簡單、少一點科技導向的生活方式。當中有許多部分是圍繞在我們攝取的食物，以及我們如何生產它們。頂尖過敏專家都夢想著執行極端的控制研究，來證明現代生活型態和習慣會為我們的免疫系統帶來負面影響。

「想像一下，如果能找到一群人讓他們回歸古老的生活方式，吃不使用殺蟲劑、全天然且多樣化的食物、不使用洗碗機或清潔劑。你想會發生什麼事呢？不再有過敏問題。我真希望我能證明這一點。」他說。

◎ 簡短說明飲食與營養

讀到這裡，你可能會急著想知道要怎麼改變飲食，才有助於平衡腸道微生物群，從而平衡我們的免疫系統。然而我不得不再次讓各位失望。當前還沒有足夠的科學證據，可以有效支持任何飲食改變。不過我可以根據目前知道的，告訴你一些事。

第一，吃本地產的蜂蜜對免疫系統沒有幫助。完全沒有證據支持食用含有當地花粉的蜂蜜，可以改善呼吸道過敏。不過，當地產的蜂蜜確實好吃，所以滿足一下口腹之欲沒什麼壞處。

第二，益生菌其實也沒有用。目前沒有足夠的證據支持補充益生菌

靠的建議說，吃什麼就能對腸道微生物群有幫助。

43 Cheng S. Wang et al., "Is the Consumption of Fast Foods Associated with Asthma or Other Allergic Diseases?" *Respirology* 23, no. 10 (2018): 901–13.

44 Shashank Gupta et al., "Environmental Shaping of the Bacterial and Fungal Community in Infant Bed Dust and Correlations with the Airway Microbiota," *Microbiome* 8, no. 1 (2020): 115.

能改善過敏，同時它們也無法幫助調節腸道裡的微生物群。許多我訪談過的專家都建議，別把辛苦賺來的錢花在益生菌上。

第三，基因改造食物和過敏沒關係。古埃雷羅告訴我，沒有任何數據指出基因改造食物和食物過敏有關。她的理由很充分。食物過敏已經存在幾個世紀，比我們發現基因雙股螺旋構造的二十世紀中葉早了許多。如果基因改造食物會引起過敏，原因會是它們把新的蛋白質引進免疫系統，但如果真是那樣，應該會造成新的過敏，古埃雷羅這麼表示。而現在並沒有任何新的食物過敏，只是舊有的過敏發生率變高了。[45]

好消息是：像納格勒這類科學家正在努力，尋找哪些微生物是擁有健康免疫功能必不可缺的——目前已經有一些很好的候選人了。只不過現在還沒有很具體的技術，能夠改變我們的微生物群，進而為免疫功能帶來助益。最好的建議是：採取含有大量天然食物的均衡飲食。在科學有進展前，這是我們唯一能做的事。

┃ 人造化學物質與科學進展的負面影響

山繆・費恩伯格醫師是美國過敏、氣喘與免疫學會的首任主席，也是傑出的過敏專家，他在 1950 年代一份講過敏的小手冊上寫道：「人類的進步會帶來問題。」[46] 他認為，人類的聰明才智，是導致已開發國家過敏發生率上升的重要原因。我們使用的色料、染劑、合成纖維、新式塑膠、乳液、眼線、口紅和洗髮精等，都會嚴重破壞免疫系統。

---

45 嚴格來說，α-半乳糖（alpha-gal）是一種新的食物過敏（本章稍後會提到它），但它不會引發相同的過敏途徑。因此，正如我們所認為的，它可以算是，也可以不算是食物過敏。

46 Samuel Feinberg, *One Man's Food* (Chicago : Blue Cross Commission, 1953): 6.

　　好幾個我訪談過的專家都提到，人造化學物質是使過敏情形日益嚴重的推力，特別是對皮膚屏障的影響。

　　免疫學專家唐納德・梁（Donald Leung）醫師，是位於丹佛的國家猶太衛生中心（National Jewish Health）小兒過敏與臨床免疫學部的主任，也是首屈一指的異位性皮膚炎研究員。在談到造成皮膚過敏和濕疹的原因時，他表示我們在皮膚上使用太多肥皂、清潔劑和含有酒精的產品了。我們經常在手上、家事清潔上使用強力的殺菌產品，而不是單純的水和肥皂。在新冠肺炎疫情期間，我們努力消毒房子和身體，以致殺菌濕紙巾斷貨了好幾個月，然而這些都可能對皮膚屏障帶來不良影響，增加過敏發生的機率。

　　西北大學費恩伯格醫學院（Feinberg School of Medicine，以山繆・費恩伯格命名）的免疫學研究人員賽爾蓋斯・伯寧科瓦斯（Sergejs Berdnikovs）醫生，提出了「統一屏障假說」（unified barrier hypothesis）來解釋過敏的發展。他認為我們全身的屏障（從生殖器官到眼睛等）是由各種荷爾蒙調節，如果當中的某個荷爾蒙濃度改變，就會減弱該處的表皮屏障，進而增加發生過敏反應的風險。

　　同樣任職於費恩伯格醫學院的艾米・帕勒（Amy Paller）醫生，解釋了屏障問題與異位性皮膚炎之間的關係。[47] 以小鼠進行的實驗中，她發現將膠帶貼在小鼠的皮膚後撕掉來剝去牠們的屏障，再給予過敏原，牠們就得了異位性皮膚炎。根據帕勒的說法，屏障缺失「會讓牠們特別容易暴露於過敏原」。跟屏障假說相關的「雙重過敏原暴露假說」（dual-allergen exposure hypothesis）則提出，皮膚屏障被削弱和早期攝入大量食物

---

47 重要的是，帕勒不同意將濕疹歸類為過敏性疾病。在她看來，濕疹只是過敏的觸發因素，不應該與其他過敏疾病混為一談。她也不相信那些證實有「過敏進行曲」的數據。

蛋白質，會使身體暴露於食物蛋白質，導致嚴重的食物過敏。[48]意思是，如果你做了花生醬三明治，沒有洗手就去抱小孩，會讓少量花生蛋白質留在他們的皮膚上。這時如果你的小孩皮膚有「漏洞」，這些蛋白質就會滲入皮膚。之後你的孩子又吃了花生，就有可能引起花生過敏。

「我們塗在自己身上或嬰兒屁股的東西，對皮膚屏障大多沒什麼好處。」我和羅伯特・舒萊默坐在他位於芝加哥的辦公室探討過敏時，他這麼說。舒萊默是費恩伯格醫學院過敏與免疫學部的前主任，負責監督該校的先進研究。「這些東西含有各種化合物，有些是以甘油為基底，有些不是；有些是帶電或呈酸性，還有許多含有酒精，這些都可能破壞皮膚屏障。」

接著，舒萊默告訴我在1960年代發生的一件事。他的第一份工作是在名為Tidee Didee的尿布服務公司，幫忙收集用過的棉布尿布，把它們帶回公司清洗，重新包裝後再遞送出去。當時的薪水是每個小時1.7塊錢美金。談到屏障假說時，他指出棉是天然纖維，而我們現在用的是含有抗菌成分的塑膠尿布，接著又在嬰兒的皮膚塗藥膏，好預防這些材質引起紅疹。這只是眾多讓孩子暴露於更多刺激物的改變之一。

史丹佛大學西恩・帕克過敏與氣喘研究中心（Sean N. Parker Center for Allergy & Asthma Research）主任卡麗・納多（Kari Nadeau）醫生告訴我：「我們用非常粗暴的化學物質製造強力清潔劑，「一開始大家都覺得這些是好東西，但後來發現，等等，在生產這些清潔劑工廠工作的人怎麼都有呼吸問題？我們在清潔劑裡添加蛋白酶（分解蛋白質的酵素），目的是要清潔碗盤、衣服、皮膚和頭髮……但事實上它們也會破壞人體。」

48 Iweala and Nagler, "The Microbiome and Food Allergy," 378.

在我們討論的過程中，納多堅信現代生活對我們不利，特別是那些我們與孩子每天接觸到的化學物質。她提到最近嚴重濕疹的發生率提高了。1940年代和1950年代，生產這些新型清潔劑的公司（像是陶氏化學〔Dow Chemical〕），同時也是大力鼓吹家裡要「一塵不染」的公司。

「結果這樣的家庭形象反而有問題。我住農場的奶奶才是對的：別用太多清潔劑、不要每天洗澡、沾點泥土、多在戶外走動。」納多說道。

最近的一項研究中，西門菲莎大學（Simon Fraser University）的研究員發現，在頻繁使用清潔產品的家庭長大的嬰孩（零到三個月），三歲前發生喘鳴和氣喘的機會大為增加。[49]他們注意到，大多數嬰孩有80％到90％的時間待在室內，而這大幅增加了他們暴露於這些產品的機會。參與這項研究的提姆‧塔卡洛（Tim Takaro）醫生發現，小孩的呼吸頻率比大人高，而且不像大人，他們大多是透過嘴巴呼吸，而少了鼻腔的天然過濾系統，因此空氣中的所有物質都會進入肺部深處。他們認為，清潔用品產生的煙霧會導致呼吸道過敏，啟動嬰孩的先天免疫系統。經常使用空氣芳香劑、除臭劑、抗菌乾洗手和除塵噴霧的傷害尤其嚴重。

出生前暴露於錯誤的化學物質，對發育中的免疫系統一樣會造成傷害。法國一份以七百零六位懷孕婦女為對象的縱向研究發現，出生時臍帶含鎘濃度較高的嬰孩，將來發生氣喘和食物過敏的機率分別高出了24％和44％。[50]鎘是一種使用受限制的重金屬，但經常用在電池、顏

---

49 Jaclyn Parks et al., "Association of Use of Cleaning Products with Respiratory Health in a Canadian Birth Cohort," *Canadian Medical Association Journal* 192, no. 7 (2020).

50 European Lung Foundation, "Exposure to Cadmium in the Womb Linked to Childhood Asthma and Allergies," ScienceDaily, September 2, 2020, www.sciencedaily.com/releases/2020/09/200902182433.htm. 這些孩子在八歲時接受追蹤訪談，以確認他們是否有任何過敏。

料、菸草產品和金屬塗層上。同一項研究也發現，臍帶含錳濃度高的嬰孩，將來出現濕疹的風險也比較高（錳經常用於不鏽鋼）。另一項研究則發現，（讓塑膠更有彈性、「更塑膠」的添加物）塑化劑濃度高的孩子，發生過敏的風險也比較高。[51]研究人員測量了懷孕婦女或新手媽媽尿液中的酞酸丁基苄基酯（butyl benzyl phthalate，簡稱BBP），發現懷孕或哺乳期間暴露於塑化劑，會導致（負責發炎反應的）Th2免疫細胞特定抑制因子的表觀遺傳改變（BBP是製造聚氯乙烯〔PVC〕時，經常用的塑化劑）。塑化劑被列為有毒物質，可經由皮膚、食物或肺進入體內，同時它們似乎會透過將DNA甲基化來關閉該基因（這是一種在胚胎發育時期經常採用的生物方法）。換句話說，我們生活周遭的人造物質不只會影響免疫功能，還會影響胎兒的免疫系統發展。[51]

雖說天然物質對過敏不見得都是靈丹妙藥（例如鎘和毒藤也可能有害），但我們確實應該重新考慮在家裡使用、或塗在身上的產品，這會是個好的開始，能夠讓我們的免疫系統稍微喘口氣。

▋維生素D和長期久坐的室內生活型態

工作和休閒習慣的改變，也可能是過敏症發生率上升的原因。我跟過敏專家對談時，他們還常提到另一個理論——現代人往往長時間待在室內。尤其是小兒過敏專家，更是屢屢提到現今孩子的生活型態跟五十年前、一百年前的差別有多大。

51 Susanne Jahreis et al., "Maternal Phthalate Exposure Promotes Allergic Airway Inflammation over 2 Generations through Epigenetic Modifications," *Journal of Allergy and Clinical Immunology* 141, no, 2 (2018): 741–53.

我在NIH和潘蜜拉・古埃雷羅對談時，她提到我們現在大多在陰涼中生活。皮膚缺少了陽光中的紫外線照射，就無法製造足夠的維生素D，而維生素D製造量減少，有可能在過敏成因中扮演了某種角色。目前已經發現，維生素D對過敏有某些保護作用（儘管證據仍有爭議），因此長時間待在室內有可能無意中形成傷害。

紐約市西奈山醫學院「艾略特與羅思琳・傑夫食物過敏研究中心」主任史考特・希雪爾醫師，是我在寫這本書時第一個訪問的對象，也是第一個提醒我維生素D可能跟過敏有關的人。他告訴我，居住地離赤道愈遠的人，發生自體免疫疾病和過敏疾病的機率愈高。這讓免疫學專家懷疑維生素D可能跟免疫疾病有關，因為緯度高的地方，曬到太陽的機率比較小。

「但這會是事情的全貌嗎？」希雪爾雙手攤在桌上問我。「也可能是住在高緯度的人較少從事農耕工作。全球各地的人暴露的東西都不一樣，複雜程度讓我們無從著手。」

他的同儕古埃雷羅也認同這一點。她指出世界各地的人吃的東西差異也很大，再加上日曬減少，很可能對免疫系統產生加乘的影響。她告訴我，引起過敏的因素可能有好幾個，包括傾向待在室內，要扭轉它們對免疫系統的影響，必須採取多種干預措施。

過敏礦坑中的金絲雀

在我看來，關於二十一世紀的生活型態和人為環境的改變會導致過敏，最令人信服的證據來自陪伴我們數千年的狗、貓、鳥和馬——牠們也都過敏了。[52]與此相對，那些不住在我們家中，或沒有生活在我們

身邊的動物則沒有。

　　寵物出現的症狀跟我們的非常相似：貓會打噴嚏、喘鳴、嘔吐和過度梳理毛髮；狗會長皮疹、不停瘙癢和梳理毛髮；馬會咳嗽和喘鳴。導致牠們過敏的原因可能跟我們都一樣。畢竟，牠們的免疫系統和我們暴露在相同的天然與化學物質中。狗的首要過敏原是塵蟎；馬的首要過敏原是人工包裝的飼料；貓則經常對花草樹木的花粉過敏。此外人類身上掉下來的皮屑，也會造成貓狗過敏。聽起來很熟悉嗎？

　　現在世界各地的人都不吝於給寵物最好的照顧，很多主人不惜花時間和大把金錢治療寵物的過敏症狀，方法和人類的相同：服用抗組織胺和類固醇，或接受免疫治療注射。由於我們沒有關於寵物過敏或其發生率的數據，所以不知道問題有多嚴重。我們只知道有這樣的事，但不能確定究竟是發生率真的上升，還是獸醫和寵物主人辨識這些徵兆的能力愈來愈好。

　　為了了解過敏對寵物有何影響，我開車前去紐約州的伊薩卡，拜訪康乃爾大學獸醫學院的專家，與利亞‧泰德‧沃伊諾博士在他位於山丘間、綠意圍繞的辦公室坐下來對談。我彷彿置身農場──這樣說也沒錯，因為學院裡確實養了許多研究用的動物和動物病患。泰德‧沃伊諾博士的辦公室寬敞明亮，井然有序。我們沉浸於午後的最後一絲陽光中，在一張書桌面對面坐下。

　　泰德‧沃伊諾博士最初從事的是研究寄生蟲和免疫反應。她表示不管是人或狗，對寄生蟲的免疫反應都和過敏時的免疫反應非常相像（當然，對寄生蟲的免疫反應具有保護作用，有助於清除寄生蟲；但是對過

52 過敏在過早斷奶的仔豬中也相當常見，但在乳牛中卻極為罕見。

186

敏的免疫反應卻會引發痛苦）。透過研究狗對蠕蟲（一種寄生蟲）的免疫反應，可以學到許多與過敏有關的基礎免疫反應。

用狗做實驗讓我們得以觀察到在小鼠模型以外的過敏作用。幾十年來，小鼠一直是免疫學領域主要的研究動物。但是就如同這本書稍早提過的，小鼠不是人類，不見得是預測人類反應最好的模型。這也是為什麼愈來愈多人在研究疾病時，開始採用其他動物。由於貓和狗等較大型動物原本就有過敏疾病，所以可能更適合用來學習不同物種的基本免疫學，以及進行過敏疾病的藥物測試。

「透過觀察人類，我們可以得知一些關於狗的事，而透過過觀察狗，我們也可以得知一些關於人類的事，」泰德‧沃伊諾博士說道，「我們所觀察的，是在一個非常相似的環境中，自然發生的疾病。我的狗睡在我的床上——我們暴露於許多相似的環境刺激。」

另一方面，小鼠則被限制在實驗室中，生活在嚴格控制的環境下。此外小鼠通常是近親繁殖，但是泰德‧沃伊諾研究的狗都是自然繁殖的獨立個體。事實上，她會和飼養員合作，讓他們的狗參與她的研究。她強調，她研究的都是被當作寵物般對待的狗，因為牠們確實是寵物。牠們不是實驗室動物，而是和主人住在家中。這個重要的細節可以讓研究人員思考，我們共享的元素、生活的環境、習慣和醫療實踐，有哪些可能會影響我們的夥伴，連帶影響了我們。

寵物過敏有可能提供線索，幫助我們解開過敏之謎。如果能了解動物的早期過敏反應，或許就能更了解人類的早期反應，這是我們在任何哺乳動物都還不明白的事——免疫系統接觸某個東西後最初的反應，以及接下來如何決定要採取什麼反應。最後，我的康乃爾之行讓我相信一件事：寵物跟我們一樣，都是煤礦坑中的金絲雀。我們親密的寵物伴侶

也會過敏這件事告訴我們，人類所做的事把大家的免疫系統都惹毛了。

┃ α-半乳糖過敏神祕崛起

正如我們目前看到的，沒有哪個單一因素可以完全解釋，過敏發生率在過去兩個世紀為何不斷攀升，但是工業化以及隨之而來的環境與文化生活型態改變，似乎扮演了關鍵角色。在我寫書的當下，過敏發生率最高的地方是講英文的國家與拉丁美洲，最低的是東歐、地中海、非洲的鄉下和中國。從比較不富裕的國家移民到比較富裕的國家後，兩年到五年間就會出現過敏。此外其他免疫疾病（像是自體免疫疾病）的發展趨勢也類似。隨著經濟發展，我們的免疫系統故障率也隨之增強。

NIH 的阿爾基斯‧托吉亞斯醫師特別強調了這樣的關聯：「隨著社會發展，許多事情都變了。毫無疑問，人類所處的環境、生活型態，跟我們所看到正在發生的事有關。」

史考特‧希雪爾醫生表示：「如果以更細微的角度看待過敏，會看到錯綜複雜的網絡從這個系統的不同節點發出，其中的交互關係盤根錯節。你得有一台超級電腦來梳理那些遺傳和環境上的各種影響。總之……事情相當複雜。」

這一切之所以如此複雜，是因為我們的生物學本身就極其複雜且古老。就像我們看到的，過敏問題有一部分是由於環境和生活型態變得太快，快到我們緩慢的演化系統無法跟上。另一個必須拚命跟上這些複雜變化的……還有科學家本身，以及研究過敏成因既棘手又昂貴。

「自從有人著手研究過敏成因以來，大家就各持己見，而且看法是錯的，比如別吃花生之類的，」史丹佛大學的史蒂芬‧加利醫生提醒我。

「研究過敏的過程中，理論反映的是我們當下知道的事，因此會不斷改變。我會說除非證據確鑿，否則永遠無法確定是誰開的槍。」我們目前找到幾個證據，知道有幾個凶手同時在射擊，但就像一座多處發生小規模野火的森林，煙霧迷漫中無法得知如何撲滅過敏大火。為了讓大家知道過敏成因有多複雜，接著來看看最新的過敏疾病：**肉類過敏**。

＊　＊　＊

我第一次聽說肉類過敏，是某次跟同事共進晚餐時。我們當時正在為部門的新職位面試人選，按照慣例要接待那天的候選人吃飯。翻看菜單時，我們想延攬的這名傑出女士（一位研究農業水汙染的人類學家）告訴我們，她不能吃紅肉。

「幾年前的一個夏天，我被壁蝨叮了，之後就對所有紅肉過敏，」她說完後點了雞肉。「這對我來說問題不大，我不會出現急性嚴重過敏，只是會非常、非常不舒服，還會起蕁麻疹。」

當時我正為了寫這本書而做相關研究，聽她一說我覺得這件事太神奇了，很想知道所有細節。她從研究所畢業後，和伴侶搬到田納西州，在那邊開始了一份新工作。身為大自然愛好者與農場研究員，她有許多時間都待在戶外。她喜歡沿著河邊漫步、走在農田和草叢的交界，這意味著她經常身處壁蝨的天堂。每每從郊外回來時，她的身上都會找到一、兩隻壁蝨，對此她一點兒也不意外。但是最近她被診斷出又稱為「哺乳類肉類過敏」的α-半乳糖過敏時，她感到非常意外。

不像呼吸道、皮膚或食物過敏，α-半乳糖過敏是 2000 年代初期才發現的，因此特別適合用來說明，過敏是免疫反應、氣候變遷、人為造成的生態改變，以及生活型態等多種因素共同影響所致。之所以會發現

這個新型過敏，是一群科學家發現某種抗癌新藥會引起奇怪的免疫反應，而多虧他們追根究柢，才能部分解開這個謎團——換湯瑪斯·普拉茲－米爾斯（Thomas Platts-Mills）醫生登場了。

　　湯瑪斯·普拉茲－米爾斯是維吉尼亞大學醫學院的過敏與臨床免疫學系（Division of Allergy and Clinical Immunology）主任。在第二波新冠肺炎疫情來襲時，我們在電話上聊了一個多小時。他是個親切風趣的英國人，談話中經常穿插他親戚的一些笑話或故事（說真的，他那些親戚還滿有趣的）。首先他告訴我，他不喜歡大家稱過敏為「流行病」，因為這個詞會令人覺得，花粉熱、氣喘、濕疹和食物過敏的發生率是同時急遽升高的。然而更真實也更有趣的情況是，發生率首先上揚的是花粉熱，接著是1960和1970年代時氣喘開始激增，到了1980和1990年代，濕疹和食物過敏發生率才迅速增加。近年開始看到一些不太一樣的過敏，因為它們不是透過IgE抗體誘導的，其中一種是EoE（下一章會再次提到），另一種就是肉類過敏。

　　嚴格來說，肉類過敏可以歸類為食物過敏，但它的免疫反應針對的，是大部分哺乳動物都有的一種α-半乳糖糖類分子，而不是典型的蛋白質分子。它是由壁蝨所引發，過程和花生蛋白質從皮膚滲入，使免疫系統對它變得敏感類似。被壁蝨叮咬後，牠的唾液會從皮膚滲入，刺激我們的細胞，並導致叮咬部位的周圍瘙癢。此外唾液裡還含有微量的α-半乳糖，尤其是牠前一次叮咬的是鹿之類含有α-半乳糖的哺乳動物時。一旦被壁蝨叮咬過，我們的細胞便會將α-半乳糖（一種無害的糖類分子）和壁蝨（一種無害的寄生蟲）聯想在一塊。這樣的組合會在某些人身上引發一種新的過敏，當他們攝入含有這種糖類分子的肉類時，就會觸發過敏。

α-半乳糖過敏在美國有擴展的趨勢，原因包括造成它的主要壁蝨種類——孤星壁蝨（lone star tick）分布地點正隨著其掠食者紅火蟻、氣候變遷和其他生態改變而向北移。現在在康乃狄克州西南部、柯達角（Cape Cod）和加拿大，都有孤星壁蝨的蹤跡，這比牠們的正常分布範圍北移了許多（雖然在氣候變遷的連鎖效應下，很難說怎樣是「正常」）。

α-半乳糖過敏的發現過程漫長曲折，就像以湯瑪斯‧普拉茲－米爾斯為首席偵探破解的一起案件。「這一切是從西妥昔單抗（cetuximab）開始的，」湯瑪斯說道，「西妥昔單抗是一種用來治療癌症的單株抗體。早在這種單株抗體公開上市的兩年前，我們就知道它在維吉尼亞州造成了轟動。」[53]

這是個有趣的故事。當時美國知名生活大師瑪莎‧史都華（Martha Stewart）出售了四千股研發西妥昔單抗的藥廠ImClone的股票，隔天由於美國食品暨藥物管理局未批准西妥昔單抗上市，該藥廠的股價暴跌。研究突然中止，瑪莎‧史都華也因內線交易被判入獄。之後有很長一段時間，大家對這個藥物失去了興趣。然後慢慢的，研究恢復了，而就在恢復的過程中，阿肯色州一家癌症中心提出報告，表示有一名患者在接受第一次西妥昔單抗注射後，出現急性嚴重過敏而死亡。還有幾名患者也對該藥物出現了負面反應。這代表這些癌症患者並不是這時候才開始對該藥物過敏的，而是在之前就已經對它敏感。問題是：這是怎麼發生的？

湯瑪斯因其免疫學上的專業，而被找去調查這件事。他詢問能否提供他參與臨床試驗的患者血清，特別是在試驗前的血清。進行該試驗

53 編註：因其臨床試驗階段就導致了許多過敏反應。

的必治妥施貴寶製藥公司（Bristol Myers Squibb）也很想知道到底是怎麼回事，於是幫湯瑪斯和田納西州范德比大學（Vanderbilt University）的癌症專家取得聯繫。最後，湯瑪斯收到了四十份來自患者的血清，以及四十份控制組的血清（同樣取自田納西州居民）。他的研究團隊測試了每個樣本的抗體反應，發現對西妥昔單抗產生不良反應的那些患者，對該藥物分子有IgE抗體反應，也就是過敏反應；沒有抗體反應的患者則不會對該藥物產生反應。

這個結果激起他們的興致。研究人員為了追蹤這個新型過敏，對另一組來自德州的患者進行測試，但只有一人出現IgE抗體反應。這令湯瑪斯和他的團隊相當困惑，於是又測試了一組來自波士頓的患者，發現沒有人有IgE抗體反應。這時湯瑪斯才意識到，他們在試驗室觀察到的現象，跟癌症或單單使用該藥物無關，而與住在田納西州中部有關。

「令患者產生IgE反應的是α-半乳糖，這是一種人類沒有的哺乳動物寡醣（或單醣），所以這些患者有對應這個醣類的抗體，但本身不具有這個糖類。」湯瑪斯解釋道。

他的團隊將這個發現發表在《新英格蘭醫學期刊》[54]，之後湯瑪斯和該論文的第二作者碧露・米洛可（Beloo Mirakhur）前往ImClone，跟負責糖化作用（glycosylation，一種穩定化學分子的過程）的生物化學家碰面。這個癌症藥物的單株抗體是在實驗室裡用細胞製造的。湯瑪斯解釋：「90％的單株抗體都是由一種中國倉鼠的卵巢細胞株所製造，它們

54 Christine H Chung, Beloo Mirakhur, Emily Chan, Quynh-T hu Le, Jordan Berlin, Michael Morse, Barbara A Murphy, Shama M Satinover, Jacob Hosen, David Mauro, Robbert J Slebos, Qinwei Zhou, Diane Gold, Tina Hatley, Daniel J Hicklin, Thomas AE Platts-Mills. "Cetuximab-induced anaphylaxis and IgE specific for galactose-α-1, 3-galactose," in *NEJM* 358; 11 (2008): 1109-1117.

並不會製造α-半乳糖。」這代表大部分單株抗體藥物都是安全的，就算患者碰巧對α-半乳糖過敏，也不會有問題。但西妥昔單抗是用另一種細胞製造，而且確實會製造α-半乳糖。這下，湯瑪斯和他的團隊不但找到了罪魁禍首，還找到一個檢測方法，或說實驗方法。湯瑪斯想要確實證明，α-半乳糖是導致該過敏反應的原因。

「我要我的團隊去對診所的所有人做血液取樣，然後告訴我誰有這個抗體！」湯瑪斯笑著回憶起他靈光乍現的那一刻。

做完檢測後湯瑪斯發現，他自己的患者中也有些人對α-半乳糖呈陽性反應。「他們曾提到自己只要吃了豬肉，四個小時後就會出現蕁麻疹。」湯瑪斯最初對這類說法有些不以為然，覺得很荒謬，因為大多數食物過敏反應的速度都很快，大概在吃下二十分鐘後就會發作。「如果有個對花生過敏的小孩不小心在麥當勞吃了花生，在離開麥當勞前就會知道，」他說。

湯瑪斯也告訴我，食物過敏患者對於是什麼導致他們過敏，往往有一套說法，而且經常很不可思議。很多時候是「反安慰劑效應」，意思是當某人相信某種食物會帶來不良反應，那麼他在吃了這個食物後，通常就會產生預期反應，但實際上問題不是出在這個食物。[55]在還沒有發現α-半乳糖過敏以前，這種延遲反應聽起來極不可能。可是從其團隊的初步發現看來，湯瑪斯開始認為，他的患者說的過敏反應很可能

55 這就是為什麼，雙盲食物挑戰仍然是食物過敏診斷的黃金標準。臨床醫生和患者（或父母），都不可能知道患者是否攝取了過敏原。如果任何一方知道，結果可能會有所偏差。曾有一名食物過敏專家告訴我，他的患者總是發誓說他們一定對某種東西過敏，不過在雙盲控制挑戰下，他們沒有對任何東西出現反應。食物過敏專家總是抱怨，患者往往不願意接受食物挑戰的結果，而且這種情況並不少見。反安慰劑效應非常強大，強大到他們寧願相信自己的證據，而不是實驗後所得的證據。

是真的，只是過去大家不知道而已。

　　現在，湯瑪斯和研究團隊有個不一樣的謎題要解：最初，那這些人是怎麼對α-半乳糖敏感的呢？這些案例有什麼共同點？

　　首先，有α-半乳糖反應的人只分布在七個州：維吉尼亞州、北卡羅萊納州、肯塔基州、阿肯色州、奧克拉荷馬州和南密蘇里州。從地圖上的標示看來，它們像一個橫跨部分美國的地帶。湯瑪斯要一名實驗室技術人員看看還有什麼東西的分布情形與它一致。

　　這名技術人員搜查了幾天後表示，唯一符合這些數據的，是美國疾管局發現的洛磯山脈斑疹熱（Rocky Mountain spotted fever；這是一種以壁蝨為媒介的傳染病），而湯瑪斯認為這是α-半乳糖過敏可能跟壁蝨有關的第一條線索。他回去看這些對α-半乳糖過敏呈陽性反應的患者，發現他們有一個共通點：都長時間待在戶外。

　　「他們從事園藝、徒步旅行、騎馬、打獵等，種種你想得到的戶外活動，」湯瑪斯說道。

　　這時從氣候變遷的角度來看α-半乳糖過敏，就變得十分有趣了。身為世界級的免疫學家，也是過敏領域裡備受尊崇的歷史學家，湯瑪斯認為過去之所以沒有見過α-半乳糖，原因之一是這幾十年來生態環境已經變得不一樣。

　　接著，輪到康乃狄克州的「媒介生物學及人畜共通疾病中心」主任、科學家及昆蟲學家，克比・史塔弗三世（Kirby Stafford III）博士登場了。

＊　＊　＊

　　史塔弗追蹤壁蝨族群已經超過三十年。2021年11月我和他談話那天，是那年真正開始變冷的第一天，接下來溫度會持續下探至華氏三十

度（相當於攝氏負一度）以下。我想知道氣候變遷（例如溫和的冬季氣候）和生態變化（像是入侵的外來物種變多）如何影響壁蝨的棲息，特別是會導致 α- 半乳糖過敏的壁蝨。

在美國，最常引起肉類過敏的壁蝨是孤星壁蝨。孤星壁蝨不太挑食，雖然牠們經常出現在鹿和野生火雞身上，但也可能吸食中型哺乳動物（如浣熊）和鳥類。不像引起萊姆病的黑腿壁蝨（black-legged ticks），孤星壁蝨通常不會叮咬老鼠或花栗鼠等小型齧齒類動物。此外，直到不久前，牠們都只分布在美國南部。有幾個生物性和社會性因子，導致牠們的活動範圍擴展到北部地區，而且在原本的棲息地數量暴增。

導致壁蝨（不只是孤星壁蝨，還有其他壁蝨種類）過去幾十年大量繁殖的最大原因是什麼？答案是：牠們的哺乳類宿主數量激增，至少以孤星壁蝨而言，是白尾鹿和野生火雞變多所致。

「美國現今的白尾鹿數量，恐怕比殖民者開始消滅鹿群時還要多，」史塔弗說道。

殖民時期的美國，不管是壁蝨還是鹿都很多。1770 年代中期，芬蘭博物學家佩爾・卡爾姆（Pehr Kalm）出版了一本關於他在北美旅行的著作。書中提到孤星壁蝨的問題非常嚴重，他抱怨幾乎只要坐著，就有壁蝨爬到身上。但是才經過一個世紀，紐約昆蟲學家科伊・芬奇・奧斯汀（Coe Finch Austin）在他的書中就寫道，卡爾姆過去提到有大量壁蝨的地方，已經沒有壁蝨出沒了。為什麼呢？很可能是鹿群大量減少，以及森林被砍伐做為農地和燃料的結果。

史塔弗表示：「1896年，據估計在整個康乃狄克州只剩下十二隻鹿，少到該州開始規範捕獵，好恢復牠們的數量。」

為了解決這個問題，新英格蘭的一些州甚至從其他地方引進鹿隻，

並對野火雞和豬採取相同的策略。但是今天的康乃狄克州等地遇到的問題恰恰相反——他們的白尾鹿太多了。隨著打獵人口減少、允許現有獵人進入打獵的私人土地變少、缺少狼和熊等天敵，加上社會抵制撲殺鹿群，使得鹿隻數量開始爆增。

「我們為這些鹿提供理想的市郊棲息地，還提供牠們美味的沙拉吧。」史塔弗說道。這也意味著，寄生在牠們身上的壁蝨（包括孤星壁蝨）數量跟著激增。史塔弗發現，康乃狄克州的壁蝨測試實驗室收到愈來愈多孤星壁蝨。儘管在2000年時，孤星壁蝨的數量還遠不如黑腿壁蝨，僅占所有壁蝨的4%，但是正在顯著增加。

史塔弗說：「這還不算真正大規模的增加，不過我們的時間緊迫（the clock is ticking）。」懂吧？[56]

但撇開雙關語不說，普拉茲－米爾斯知道，孤星壁蝨變多，被牠們叮咬的機率就會增加。孤星壁蝨叮咬有個特色：會癢（造成萊姆症的壁蝨叮咬通常不會癢），也就是說，它引起的免疫反應較為明顯。

「總之，壁蝨唾液中的某個東西，會使得已經認識該糖類分子的患者啟動IgE抗體反應，」湯瑪斯解釋道，「我們體內原本並沒有這個糖類分子，因此會把它視為抗原，在腸道中製造對應它的抗體。」

即使對肉類不會過敏的人，在吃了肉之後也會製造針對α-半乳糖的抗體。但是，不是每個人在被孤星壁蝨叮咬後，都會製造α-半乳糖的抗體，而且就算會製造這個抗體，也未必有負面的免疫反應。有些人有，有些人沒有。湯瑪斯推測，一般大眾中約有五分之一的人，身上有α-半乳糖抗體，但是他們當中只有一小部分的人，患有這個疾病。

56 譯註：時鐘的滴答聲和壁蝨的英文皆為tick。

「我們不明白其中的道理，」湯瑪斯說道。

在澳洲也有 α- 半乳糖過敏的案例，而且同樣的壁蝨除了引起 α- 半乳糖過敏，也可能造成急性嚴重過敏。不過在美國，牠卻不會引起急性嚴重過敏。湯瑪斯認為，關鍵在於壁蝨的唾液成分，造成過敏反應的很可能是壁蝨加上牠的唾液。換句話說，先被壁蝨咬過，之後又了吃紅肉，是引發肉類過敏是的關鍵。

我問湯瑪斯，α- 半乳糖過敏是否有遺傳傾向時，他告訴我，壁蝨確實更喜歡叮咬某些人。

「四個人去爬藍嶺山脈（Blue Ridge Mountains），其中兩個人可能不斷地被壁蝨攻擊，另外兩個人則沒事。為什麼？」湯瑪斯自問自答，「或許是他們的氣味不一樣。服用立普妥（Lipitor，常見的降膽固醇藥物）會改變皮膚的氣味嗎？清洗皮膚會改變它的氣味嗎？」

這些細微的變化顯然對孤星壁蝨很重要，但我們尚未完全了解。跟遺傳有關嗎？當然。但是差別也可能只是你那天用的體香膏或沐浴乳的味道，或是你正在服用的藥物，不過這其中有一部分也受遺傳影響。

湯瑪斯懷疑 α- 半乳糖過敏可能跟我們的腸道微生物群組成有關。（回到納格勒的研究；一切都互有關聯！）有些人的腸道細菌或許能抑制 α- 半乳糖過敏的發展，所以即使被孤星壁蝨叮咬、身上帶有 α- 半乳糖抗體，也無所謂。研究指出，血型為B型陰性的人比較容易被壁蝨咬，但是沒有人知道為什麼。[57] 最後，對 α- 半乳糖過敏的人當中，有50%的人也對花粉、塵蟎等過敏，另外50%的人則沒有任何過敏問題。

57 U.S. Department of Health and Human Services, "Alpha-Gal Syndrome Subcommittee Report to the Tick-Borne Disease Working Group," last accessed February 13, 2022, https://www.hhs.gov/ash/advisory-committees/tickbornedisease/reports/alpha-gal-subcomm-2020/index. html.

「它跟有花粉熱或食物過敏的遺傳群體不一樣，所以我不太清楚它跟遺傳是否有關。」湯瑪斯解釋了一大圈後，這麼回答。

就像在它之前發現的許多過敏，我們愈是認識α-半乳糖，對它的疑問就愈多。2009年只有二十四例α-半乳糖過敏提出報告；到了2020年已超過了五千例。[58]它的發生率究竟有多高是個未知數，它的發生風險也仍然是謎。在我撰寫這本書的當下，科學家還無法推測哪些人在被壁蝨咬了之後會出現過敏，就連哪些壁蝨會引起過敏也不清楚。

更美好的生活：給父母或未來父母的建議

關於現代生活型態與日常習慣如何導致過敏，在我們的探討來到尾聲之際，我希望大家停一下，再次想想伊莉莎白和她的孩子。伊莉莎白為孩子有嚴重食物過敏而感到內疚，因而想提供孩子最好的照顧。孩子受的折磨讓她也跟著受罪，相信任何父母或照顧孩子的人在讀了她的故事後，都能感同身受。無論如何，伊莉莎白讓感染嚴重的孩子在急診室接受抗生素治療，這個決定絕對正確，這些感染若沒有即時治療，後果會更嚴重。然而多年後，她仍然為這件事感到後悔。我跟許多照顧過敏患者的人談過話，因此知道她並不孤單。

為了確保孩子擁有最好的生活，父母經常在孩子還小的時候，就為自己必須做的無數大小決定感到焦慮。對於很多父母，這樣的焦慮甚至來得更早，從懷孕起他們就開始研究，要怎麼做才能讓孩子不要有嚴重的過敏。有些人會因為必須選擇剖腹產，或基於某種原因無法餵母乳，

---

58 Scott H. Sicherer and Hugh A. Sampson, "Food Allergy: Epidemiology, Pathogenesis, Diagnosis, and Treatment," *Journal of Allergy and Clinical Immunology* 133, no. 2 (February 2014).

而感到難過──即便這是他們考量現實狀況後，所做的正確決定。

在這個資訊爆炸的時代，從合法循證的醫學網站，到令人生疑的
YouTube 影片等等，有來自四面八方的建議告訴我們，面對過敏應該怎
麼做、以及不該做什麼，以確保孩子能健康快樂的成長。從某個方面來
看，這本書也是如此。有人可能會在讀了這本書之後，用這裡面的資訊
來「跟免疫系統較勁」。我不建議你這麼做。最好的做法是遵循現有最
好的醫療建議，因為隨著環境不斷改變，免疫學專家也持續在認識我們
的免疫系統是如何應對的。

我想要說的是，過敏症的患者和父母們，讓自己喘口氣吧！我們沒
有造成自己或孩子過敏的能耐和本事。事情遠比你想的還要複雜。

▎過敏的原因沒有簡單的答案，只有困難的問題

在探討過去兩個世紀過敏發生率驟增的可能原因後，我們學到了什
麼？我們發現，儘管遺傳在免疫系統功能中扮演重要角色，它還是無法
充分解釋或推斷誰會發展出過敏。我們也看到，我們居住的環境（無論
是天然還是人造的環境）絕對有影響，但不會是唯一的原因。此外，人
類行為習慣對我們的整體健康和免疫功能也有很大的影響，但是它們同
樣無法完全解釋我們的免疫系統正在發生什麼變化。我們所經歷的，是
過去兩百年來人類所做的各種改變，以及它們對環境、對我們自身的生
物學帶來的影響──就這麼簡單，也這麼複雜。

芝加哥的濕疹專家彼得・里歐希望大家不要再去找自己過敏的原因
了。他認為這是個錯誤的問題，何況很可能沒有一個簡單的根本原因。
然而很多時候，他的患者並不想聽實話──也就是造成他們過敏的原因，

遠比任何一個理論能解釋的都來得複雜。不過他還是會試著據實以告。

「我告訴他們原因錯綜複雜、難以釐清，有皮膚屏障的問題、免疫系統的問題，還有神經末梢的問題，以及行為層面的影響……」他說道。

食物過敏專家潘蜜拉‧古埃雷羅要我強調一點——研究人員不應該尋找單一成因。她認為這會給人帶來錯誤訊息，以為只要找到了那個癥結，一切就能迎刃而解。如果一般大眾認為過敏只是個簡單的問題，他們就會因為遲遲沒有找到直截了當的解決方法，而愈來愈挫折。就像在第三篇即將看到的，目前用來治療過敏的方法就算再好，仍不盡完善。

「我想傳達的是：過敏不是單一原因造成的，」古埃雷羅說道，「遺傳可能是因素之一，此外還有環境問題，而導致一個族群過敏發生率增加的原因，跟另一個族群不見得一樣。環境因子中的變數實在太多了。」

在辛辛那提兒童醫院的一場討論中，大家談到汙染對氣喘的影響。尼魯‧庫拉納‧赫胥醫生做了很好的總結：「這不是單一因素造成的。如果是，我們早就找到答案了。它的背後是許多因素的結合，而且地理環境不一樣、遺傳背景不同，情況也會有所不同。有時把問題歸咎在某個東西上，會比仔細探究我們的行為和我們製造的問題容易得多。做為一個團體，我們做了什麼事，應該怎麼做更好呢？做為個人，我的什麼行為會導致問題加劇？這些都不是簡單的問題，也沒有簡單的答案。」

3

治療
TREATMENTS

　　打從1819年發現花粉熱後，醫生和患者就不斷尋找能緩解過敏症狀、甚至根治過敏的治療方法。然而誠如此前所述，如果這個疾病的成因不僅僅是生物性的，那麼我們要找的治療方法很可能會超越基本藥學的解決方案。

　　第三部將要檢視從過去到現在，我們為了解決過敏問題所做的各種嘗試——從研發過敏藥物的大企業，到社會與政府為日益嚴重的環境問題所做的努力。我們將看到，解決過敏的方法，複雜程度跟它們的成因相比，有過之而無不及。

7 | 過敏治療方法的過去、現在和未來
Remedies for the Irritated——
Allergy Treatments Past, Present, and Future

關關難過，關關過：
艾蜜莉・布朗避開食物過敏原的冒險旅程

「過去我根本不會考慮什麼食物過敏，」艾蜜莉・布朗（Emily Brown）告訴我。

她在成長過程中得過花粉熱和氣喘，但也就這樣而已。她現在還是會對環境過敏，她的丈夫也是，但是他們家中從來沒有人對食物過敏。

「孩子出生之前，我在托兒所教書，班上確實有幾個孩子有食物過敏，」艾蜜莉說道。「那是我唯一真正接觸到的食物過敏。一直到我有了孩子，食物過敏才開始出現在我的生活中。」

2011年，艾蜜莉的大女兒出生，她打從出生就有嚴重的濕疹。「她沒辦法睡好，而且很容易腹絞痛。總之不是個快樂的寶寶。」艾蜜莉解釋道。做為新手父母，艾蜜莉和丈夫努力想解決女兒不舒服的狀況。大女兒六個月大時，糞便裡出現了血跡。艾蜜莉帶她去看了小兒科醫生，而醫生要她再觀察看看。

2011年的懷孕婦女和新手父母，得到的指引跟現在不一樣。在

2016年以前，醫生會建議為人父母，嬰孩的飲食應該避免常見的過敏原，像是花生和草莓。艾蜜莉在懷孕和哺乳期間照吃不誤，但是她決定遵循醫學建議，一年後再讓孩子吃花生。

「她第一次吃花生醬後，臉馬上腫了起來，」艾蜜莉回憶道。「她長了蕁麻疹。太可怕了。那時我不知道該怎麼辦。」

艾蜜莉立刻打電話給小兒科醫生，醫生要她餵孩子吃些 Benadryl，這是一種不需要處方箋的抗組織胺藥物。她帶大女兒去做過敏原測試，發現她對花生、牛奶、雞蛋、小麥和大豆過敏。艾蜜莉記得醫生開給她 EpiPen，並要她避開這些食物，可是要避開這麼多食物實在不容易。

「我記得離開診所時心想，好吧，這下我們還能吃什麼呢？我應該煮什麼？」

艾蜜莉的媽媽不知所措，就連艾蜜莉最好的朋友——一名婦產科醫生，當時是第三年的住院醫生——也是如此。她這個朋友雖然是醫生，但在醫學院只上過一個小時過敏方面的課程。艾蜜莉很快就明白她只能自救。她上網查找資料，然後清理了廚房，檢查家中食物的標示，把含有過敏原的食物都丟了。她媽媽給了她一張禮物卡，讓她到連鎖有機超市「全食」（Whole Foods）重新購買食材。

艾蜜莉休假一年好全心照顧小孩，希望可以感受那特有的連結，並學習如何當個母親。她原本打算一年後就回去工作，豈料由於女兒診斷出食物過敏，讓她重返職場無望。她上班的托兒所不允許她帶小孩去，因為她有「太多」過敏了。如果孩子不能跟艾蜜莉一起去上班，她負擔不起托兒費用。

一個托兒所老師得設法找個願意收自己孩子的托兒所，這在我聽來相當諷刺。我跟孩子患有嚴重過敏的家長談話時，經常想到：他們是怎

麼找到資源，來因應這個診斷對他們的生活帶來的影響？

「我總是告訴別人，這有點像雪上加霜，」艾蜜莉說道。「我們的花費大幅增加，購買食物的支出一夕間翻漲四倍。我感覺我們的收入減少了，因為錢還沒賺進來就已經在規劃怎麼花。我丈夫是社工，他已經六年沒有調薪了。我們的手頭很拮据，但還是勉強維持下來。真的是非常、非常拮据。」

艾蜜莉停頓了一下，吸了一口氣。「然後那年春天，我母親過世了，」她的聲音安靜下來，但也變得更堅定。「我很少公開談這件事。之所以提起，是因為我覺得有時人們會假設，遇到困難的時候，家人或某個人就會伸出援手啊，不是嗎？但事情未必總是如你所願。我媽媽過世後，我失去了我熟悉的一大支柱。」

在艾蜜莉發現自己懷了第二胎後，事情變得更加複雜。她丈夫建議她，申請加入聯邦政府的「婦幼營養補充計畫」（Women, Infants, and Children，簡稱 WIC），因為他的薪水實在無法再養一個小孩。艾蜜莉在穩定的中產階級家庭長大，從來沒有接受過聯邦救濟。但是她也知道，擔任社工的丈夫經常建議他的服務對象加入 WIC。

艾蜜莉記得他說：「我們有繳錢到這個系統，就加入吧！這只是暫時的。」於是，艾蜜莉參加了。

在我們交談的過程中，艾蜜莉強調她很感激 WIC，讚賞它是個很好的計畫，只不過它提供的食品品牌和分量令艾蜜莉很苦惱。這個援助計畫並不是為有嚴重食物過敏的家庭設計的，而艾蜜莉一家目前唯一可以採行的治療選擇，只有避開包含過敏原的食物。

「我們是這項計畫理應支持的人，卻沒辦法真正受惠，因為它無法提供我們需要的食物，」艾蜜莉解釋道。「要面對的挑戰太多了。我只

能買三十二盎司的玉米餅。但是不知道為什麼，符合條件的品牌只有十六盎司的。這時候我就不能買了，只能把它放回架子上。我不能選任何替代商品。」

以艾蜜莉為例，她的女兒不能吃含有小麥的產品，但WIC計畫許可的麵包都是全麥的。艾蜜莉也指出，商店販售的加工食品幾乎都含有小麥。這種情況簡直是場惡夢。你參與了食物救助計畫，所以只能買那個郡的食物。如果你需要的東西在臨郡的超市才有賣，還是沒有幫助。就算是連鎖超市，在不同的郡所提供的產品也可能很不一樣。

「我碰巧住在最貧困的郡，而我們隔壁是最富有的郡，所以談到取得食物的時候，還涉及許多層面。」艾蜜莉解釋道。

艾蜜莉打電話給WIC的州辦公室解釋她的處境時，他們要她向醫生申請證明，好讓她的女兒可以領取特殊的嬰兒奶粉。可是她打電話給小兒科醫生時，醫生表示按她女兒的年紀，應該要吃固態食物，而不是喝配方奶。於是她把醫生的話回傳給WIC，WIC的人表示他們也愛莫能助，建議她打電話給當地的食物銀行。但是她打電話給食物銀行時，對方給了相同的答案，他們的食物在包裝過程中都暴露在麵粉塵中，所以都含有小麥麩質，建議她去找當地的小型食物儲藏室（pantry），因為這些儲藏室常有從全食超市之類商店回收的食物。最後，艾蜜莉找到一家一點鐘營業的食物儲藏室。她提早半個小時到那裡，但門口早已大排長龍。原來，很多人為了搶到最好的食物，提早三個小時就去排隊了。那一天，艾蜜莉排隊好幾個鐘頭。

「我就這樣看著那些推車從身邊經過。在你肚子餓的時候，會非常希望裡頭有些食物適合你，」她回想著那一天，聲音依舊帶著沮喪和幻滅。「好不容易輪到我時，店裡對我們家安全的食物只剩下兩顆馬鈴薯

和一罐莎莎醬。」那一刻在艾蜜莉心中留下深刻的印象，對於治療方式只有「避開食物過敏原」的低收入戶而言，食物過敏是天大的難題。

「當避開致敏食物成為普遍的護理標準，取得食物就不僅僅是生計問題，而是醫療問題。應該有個機制來確保所有患者都能取得安全的食物，」艾蜜莉說道。她指出，部分問題出在美國社會和醫療體系既有的失衡。「大家普遍認為窮人不能太挑剔，對吧？他們沒有尊嚴可言。」

對艾蜜莉而言，提供沒有過敏原的食物就是提供每個人安全網。他們過去沒有接受過救濟，是因為孩子診斷出患有過敏才需要這麼做，而且她希望這樣的需求只是暫時的，但是這張安全網不存在。於是，艾蜜莉創立了非營利組織「食物平等行動」（Food Equality Initiative），希望能夠解決這個問題。這個組織目前為密蘇里州肯薩斯市的一百五十個家庭提供服務，不過艾蜜莉希望能把它的服務擴展到其他地區。她表示自己之所以成立這個機構，是因為她深知自己不是唯一面臨這種難題的人。

「我知道還有其他家庭，但我知道他們因為某些因素而無法發聲，因為這整個經歷會讓人感覺很不好受。」

過程中的每一步都令人感到差辱，艾蜜莉解釋道。她想要改變這個局面。她知道自己善於做研究和為他人發聲，於是便一頭栽了進去。她決心不只要幫助自己和自己的孩子，還要對那些跟他們情況一樣的人伸出援手。於是在2015年，艾蜜莉借了五百塊美金，為患有食物過敏的人成立了一間食物儲藏室——這是全美國第一間對過敏者友善，提供無麩質食物的儲藏室。

「我總是開玩笑的說，這間儲藏室是我的第三個孩子，」她笑著說道，「因為從有這個想法到實際開張，總共花了九個月。」

她跟儲藏室合作，並且協調貨架空間，然後親自備貨，同時訓練當

地食物儲藏室的工作人員和志工，協助有食物過敏的家庭採購。艾蜜莉估計，在她的區域約有八千到一萬五千人，是符合資格的服務對象，但她只能協助一百五十個家庭，亦即滿足預估需求的1%。主要問題在於資金，此外艾蜜莉希望確保「食物平等計畫」更重視價值，而不是數量。如果服務對象少一點能夠提供較佳的服務，那麼她非常樂意。

她說：「雖然我們想要服務更多人，但是也想確保我們提供的服務有意義、有價值，並且讓接受者保有尊嚴。」

為了確保大家毋須大排長龍，她的服務採預約制，這樣他們就不用為了買食物浪費時間，可以省下時間找工作或是做其他事情。

＊　＊　＊

對於因種族與經濟因素引起的診斷與治療差異，艾蜜莉也直言不諱。非裔與拉丁裔的孩子被診斷患有食物過敏的比例低，但因為急性嚴重過敏而送急診的機率卻高出許多。他們獲得良好醫療照顧和新型治療的機率也比較低，後者像是花生過敏的口服免疫治療（oral immunotherapy，簡稱OIT，第九章會進一步說明）。

「令我難以置信的是，食物過敏真的曾經被視為白人的富貴病，」艾蜜莉說道，「你會聽到過敏專家說，『我的患者中沒有有色人種。』我想這就是隱性偏見帶來的影響。醫生並沒有惡意，但是當他們見到非裔或波多黎各的患者來看診時，並沒有問對問題。診斷上確實有差別。」

同時身為過敏兒的母親與食物過敏方面非營利組織的主事者，艾蜜莉指出我們需要提供急診患者更好的資訊，以及更完善的後續照顧。「某些群體的人非常缺乏這方面的知識，原因不是他們沒有能力懂或不願意配合，而是他們根本沒有機會。這才是真正的挑戰。」

　　過敏治療上也有相同的問題。儘管艾蜜莉對所有治療過敏的新藥物和方法感到興奮，不過當她仔細查看這些研究時，卻發現參與試驗的絕大多數是白人，這令她感到不安。她特別提到食品暨藥物管理局（FDA）剛核准的花生過敏新藥Palforzia，參與該藥物試驗的人有90％是白人。

　　「我跟有色人種患者提到口服免疫療法時，他們完全沒聽過，這是他們不會要求、不會知道、也沒有機會參與開發的藥物——完全被排除在外，它感覺像是為有錢人準備的解決方案。」

　　艾蜜莉擔心，只有白人患者能夠接受口服免疫療法，非裔和其他患者唯一的治療選擇只有避開過敏原，而這擔憂是有道理的。她不知道何時才有根據所有患者、而不只是白人或有錢人的需求，而設計的解決方法。現在她將追求過敏患者的健康平等視為一生的職志。她知道有色人種和貧窮的患者要獲得治療有多困難，因為她親身經歷過。

　　在女兒診斷出過敏後不久，艾蜜莉的丈夫被解雇了，後來他在電話客服中心找到新工作，來支持成員增多的家庭，但這份工作沒有提供醫療保險。他們一家不得不申請聯邦醫療補助（Medicaid），卻也因此失去了向過敏專科醫生求診的機會。

　　「我居住的地區，私人過敏專科醫生都不收聯邦醫療補助，」她解釋道。「我們只能去醫學中心，但是非常難預約。我記得我們等了六個月才約到診。」

　　艾蜜莉開始經營她的非營利組織時，小女兒病得非常嚴重。她在滿一歲時被診斷出發育遲緩，並接受了餵食治療；四歲左右，她被診斷出患有名為EoE的罕見食物過敏。EoE患者的嗜酸性白血球細胞會在食道內襯累積，這些細胞會對食物過敏原產生不良反應，導致食道受刺激、疼痛和收縮等反應，因而難以消化食物。EoE是罕見疾病，發生率大約

是每兩千人中有一名。所幸堪薩斯市有一間 EoE 診所，艾蜜莉的女兒可以在那邊治療。醫生為了診斷，安排了一連串的排除飲食：先是牛奶，接著排除四種食物、八種食物，再來是八種食物加上牛肉和雞肉。

2019年，艾蜜莉受邀到一個過敏研討會演講（她說那是她唯一負擔得起的參加方式）。在那裡，艾蜜莉跟一名傑出的 EoE 研究員交流，她建議艾蜜莉除了限制飲食，再加一種口服類固醇來治療。艾蜜莉這麼做了，女兒的症狀也獲得緩解。現在她七歲了，還處於緩解期，儘管他們不知道她的誘發因子是什麼（就像我們已經知道的，有時候根本找不到）。如果他們沒有使用類固醇，下一步應該要給女兒營養補充配方，但這不在密蘇里州的保險範圍內，艾蜜莉和丈夫就得考慮搬到隔壁有保險給付的州，好省去每個月三千美元的費用。類固醇是發揮了效用，但它們的副作用一直是個隱憂。女兒的皮質醇和內分泌都受到嚴密監測，以避免器官受損。一旦發生這種情形，她的症狀就會復發。EoE 很少有長大就會好轉的情形，這個病是一輩子的事。

* * *

艾蜜莉·布朗的故事既獨特、又熟悉。它道出了過敏患者在得到診斷後的困境與磨難。如我們所見，過敏診斷的過程很複雜，治療過程也不惶多讓。由於每個人的生物反應都是獨一無二，每個患者的症狀也都不一樣，而這使得治療過敏極度困難。

此外，過敏治療在過去兩個世紀並沒有多大進展。直到最近，我們都還困在相同的治療選項中。每一種療法都有優缺點，沒有哪一種能讓患者得到完全而長久的緩解。本章接下來將回顧過敏的治療史，從十九世紀的嗎啡到氣喘菸，乃至現在的喜瑞樂（Xolair）和 Aimmune

Therapeutic製藥公司的Palforzia。我們一起看看這個領域發生了什麼變化、又有什麼維持不變,以及過敏患者在尋求解脫的過程中,面臨什麼困難。最後我們會發現,對於人類飽受刺激的免疫系統,目前沒有什麼簡單有效的治癒方法,但或許可望找出更好的預防與緩解方法。

改變的事物愈多,治療方式就愈維持不變──
過敏治療的過去與現在

1868年,著名的廢奴主義者亨利·沃德·比徹(Henry Ward Beecher)牧師寫信給友人奧利弗·溫德爾·霍姆斯(Oliver Wendell Holmes)醫生,抱怨找不到任何方法治療他的花粉熱。霍姆斯回覆他:「用碎石會有效果,但得是從八尺深挖出來的。」霍姆斯對絕望的比徹開的這個玩笑,反映出大家對當時盛行的過敏療法深感挫折。即便是本身患有過敏的醫生,像是約翰·保斯托和查爾斯·哈里森·布萊克利,在拿自己做實驗和進行臨床治療數十年後,仍找不到緩解的方法。儘管過去這個世紀我們對免疫功能的科學有了更深的了解,但許多人對比徹的困擾依舊感同身受。事實上,直到最近,治療過敏的方式還是沒有多大變化。

為了更清楚闡述過去兩個世紀過敏療法有什麼改變,我們將一起看看三名患有常見過敏疾病的患者接受治療的過程。每個案例都是根據我採訪過、往來過、在文獻上讀過的患者,或是從醫生那兒聽來的案例所塑造的。我將這三名虛構人物設定為中層到中上階層的白人、有良好的醫療健保,並且住在過敏醫療取得相對便利的都市或郊區。之所以這麼設定,是因為至少從歷史來看,大多數過敏患者都是白人、經濟條件良好且居住在都市地區──截至我寫這本書的時候,這些人仍是最有機會

獲得最佳治療的族群。本章的最後，將繼續探討過敏照護這個嚴重且長久的社會問題。

◎ 呼吸道過敏與氣喘

珍妮佛是一名年輕女性，除了從小就有季節性和環境呼吸道過敏之外，沒有其他健康問題。她對橡樹、草類和豚草的花粉特別敏感。此外她還有中度到重度的氣喘，但是除非花粉量極高、運動過量，特別是夏天從事戶外活動時，否則都控制得住。她自小便熱愛踢足球與打壘球，根本不可能避免戶外活動。她曾有幾次嚴重氣喘發作而送醫的經驗。

1800年代到1930年代

如果珍妮佛活在這個年代，她會有幾個治療選擇，儘管沒有哪個特別有效。首先，家庭醫師可能會建議她，試著避免塵土和受汙染的城市空氣，因為有可能是它們導致她氣喘的。另外，任何花草樹木、氣味或灰塵等也可能引起氣喘。簡而言之，就是要把所有已知的過敏源從生活周遭除去。

醫生經常建議呼吸道過敏的患者不要使用窗簾和地毯；撤掉所有畫作和其他容易積灰塵的東西並且徹底清潔；用沾油或打濕的布擦拭所有家具，包括床架的彈簧；經常清洗地板和暖氣機；家裡不要養動物。珍妮佛還可能被建議在植物生長的溫暖季節關起門窗，盡量待在屋內。

如果她夠富裕，醫生還可能建議她夏天時收拾行囊到山上或海邊度過。從1800年代早期開始，富有的患者前往「療養勝地」（通常位於山上或沙漠）以避開城市的空氣和花粉是常見做法。為了服務這些花粉熱、氣喘和支氣管炎患者，美國東半部的阿迪朗達克山脈（Adirondacks）

和白山山脈（White Mountains）大型豪華酒店如雨後春筍般興起。科羅拉多州的山區和亞利桑那州的沙漠則是在美國西部受歡迎的地點。

「亞利桑那州的土桑（Tucson）當今的過敏患者比美國其他地區都多，」歷史學家葛雷格．米特曼（Gregg Mitman）向我解釋，「因為當初有一群氣喘移民湧入，他們不僅增加了人口中的遺傳負荷，還帶來桑樹和橄欖樹等植物要綠化沙漠，最後這些植物反而加劇了他們的過敏症狀。」（第十章會討論種植這些植物的後果。）

如果珍妮佛家的財力沒有雄厚到可以、或是考慮遷徙，那麼她可以服用各種藥物來預防氣喘發作，或控制肺部和鼻腔受刺激的情形。1934年，山繆．費恩伯格醫生在一篇寫給醫生的文章中，建議使用以下可能的療法：氣喘粉劑、香菸、嗎啡和鴉片類藥物、碘化物、乙醚、古柯鹼、酒精飲料和鈣。[1]對於突發性的急性氣喘發作則可以開立腎上腺素。

另一個控制呼吸道過敏的標準方式，是注射花粉萃取物。這種「敏療法」（desensitization）始於1911年的倫敦，目的是要「增強對過敏原的免疫力」，好在過敏發生前就對它們產生抑制作用。[2]若要接受這種治療，珍妮佛有三種方法可以選擇：（一）醫生會在她的皮膚刮出傷口，讓少量過敏原藉由傷口進入體內，這稱為「皮膚法」；（二）進行定量的過敏原皮內注射。醫生會找出導致珍妮佛不適的當地過敏原，自行調製

1　Samuel M. Feinberg, *Allergy in General Practice* (Philadelphia: Lea & Febiger, 1934).
2　沃恩（Vaughan）詳細介紹李納德．努恩（Leonard Noon）和約翰．費里曼（John Freeman）的這一發現，可參考 Warren T. Vaughan, *Allergy and Applied Immunology: A Handbook for Physician and Patient, on Asthma, Hay Fever, Urticaria, Eczema, Migraine and Kindred Manifestations of Allergy* (St. Louis: C. V. Mosby, 1931). Vaughan details this discovery by Leonard Noon and John Freeman.

配方,將過敏原注射到珍妮佛的體內;(三)醫生會將一滴含有定量過敏原的液體直接滴在珍妮佛的結膜囊,讓它引發輕微的眼部反應。

　　透過反覆進行低劑量過敏原刺激,珍妮佛的免疫系統有可能被訓練到對過敏原產生耐受力,只不過不是每個患者採 敏療法都能奏效(這些早期治療的總成功率數據,基本上都不存在)。如果這些方法都沒有奏效,珍妮佛可能得接受更多奇怪的注射。醫生以牛奶、鈣、硫磺、松節油或少量結核桿菌等來提高患者的免疫力,都不足為奇;他們希望這些物質可以誘發患者的耐受力,進而緩解其症狀。有時還會對患者注射他們自己的血清、或從其呼吸道收集來的微生物或「寄生蟲(特別是人類最常見的寄生蟲──蛔蟲)的萃取物」。[3]早期一個著名的過敏專家曾指出,某些醫生正嘗試以流感或傷寒疫苗、腸道細菌、蛇毒等進行實驗。他批評這些過敏原療法實驗缺乏經驗主義,認為它們大多是尋找治療的過程中「毫無價值的副產物」。[4]

　　如果這些做法都對珍妮佛無效,醫生可能會建議她動手術好矯正呼吸道異常。在1930年代,切除呼吸道疾病患者的扁桃腺和腺樣體成了常見的手法,儘管沒有足夠的證據證明這麼做有效。珍妮佛還可能會學習一系列特殊的呼吸運動、結合新的姿勢(背部打直和肩膀下垂),並經常按摩以訓練出「靈活的胸肌」。[5]

3　這個方法與現代一些替代療法呼應,這些療法嘗試使用寄生蟲來抑制與陰性免疫反應相關的發炎。可參考 Moises Velasquez-Manoff, *An Epidemic of Absence: A New Way of Understanding Allergies and Autoimmune Diseases* (New York: Scribner, 2012).
4　Arthur F. Coca, *Asthma and Hay Fever in Theory and Practice. Part I: Hypersensitiveness, Anaphylaxis, Allergy* (Springfield, Ill.: C. C. Thomas, 1931): 744.
5　Arthur F. Coca, *Asthma and Hay Fever in Theory and Practice. Part I: Hypersensitiveness, Anaphylaxis, Allergy* (Springfield, Ill.: C. C. Thomas, 1931).

1940年代至今

經過數十年，隨著醫療科技發展，過敏專家推出了過敏防護室、空氣過濾面罩，以及透過特殊裝置將二氧化碳噴入鼻腔的鼻腔沖洗器[6]；電療法、放射線療法（或紫外線）、X光療法。珍妮佛可能會根據醫生的建議，接受任何上述的試探性療法，來試圖控制她的季節性過敏。

不過典型的呼吸道過敏和氣喘治療方式，在這幾十年來大致維持不變。2022年，針對珍妮佛這種因外來過敏原導致過敏的患者，標準治療方式依舊是避免接觸過敏原。只要將過敏原從患者的環境中移除，或是讓他們離開會致敏的環境，其免疫系統就不會暴露於這些觸發因子，也就不會產生反應。例如，過敏原是貓皮屑時，就可以這麼做（儘管情感上不容易）：把貓送走、清理屋裡的貓皮屑，將來避免再跟貓接觸。但是這個方法顯然不適用於那些對塵蟎、植物花粉等更普遍的東西過敏的情形。想要把這些東西從我們的身邊完全清除，幾乎是不可能的。

預防過敏的第二道防線，一樣從十九世紀到現在沒有多大改變，那就是清潔並且調整居住環境。例如：對齧齒類動物、塵蟎、蟑螂或黴菌過敏的人，要經常打掃家裡、清洗寢具、阻斷所有害蟲的食物來源和水源，以防止牠們進入家中，從而降低暴露於過敏原的機會。另外，還會建議患者使用冷氣和空氣清淨機，這些新型科技能過濾掉部分或大部分花粉之類的過敏原。對於珍妮佛這種季節性過敏患者，也會建議他們一回家就洗澡，洗掉沾在皮膚和頭髮上的花粉，並且立刻換衣服。這些避免直接接觸過敏原的做法，可能會令中度到重度過敏患者疲於應付，而且大多數時候他們就算盡了力，依舊無法完全避開這些過敏原。

6　George W. Bray, *Recent Advances in Allergy (Asthma, Hay-Fever, Eczema, Migraine, Etc.)* (Philadelphia: P. Blakiston's, 1931).

　　珍妮佛的第三道防線，是藉由一種或多種藥物來控制嚴重過敏。許多醫生現在（2020年代早期）開的藥物，對1940年代（甚至更早）的珍妮佛來說，應該都不陌生。

　　「我們還在用一個世紀前的藥，」西北大學的羅伯特‧舒萊默博士告訴我。「你也知道，人類沒有多大改變，藥物也是。我們只是一直在推出更新、或更好的藥物版本。」

　　治療輕度到中度呼吸道過敏的第一線療法，其中一種是抗組織胺，近一個世紀以來都是如此。抗組織胺是治療過敏最古早的藥物，它是1937年在研究天竺鼠的免疫功能時，意外發現的；1942年開始廣泛用於一般用途，很快就成了有效的治療方式。抗組織胺的作用方式是（取代組織胺）和免疫細胞的組織胺受器結合，進而阻斷後續的組織胺反應。在我撰寫這本書的當下，美國的第一代和第二代抗組織胺已經有十種，跟珍妮佛一樣的患者可以透過醫生處方、或自行在藥房購買它們，來控制流鼻水和眼睛癢等症狀。

　　我和舒萊默討論呼吸道過敏的現代療法時，他指出，Zyrtec和Allegra之類的第二代抗組織胺，副作用通常比第一代小。它們的效果一樣，但是第一代抗組織胺有鎮靜作用，經常會干擾大腦的專注力與處理能力（曾經用Benadryl來幫助睡眠的人都很清楚這一點）。新型藥物沒有鎮定效果，不會有第一代藥物那些糟糕的副作用。

　　那麼，為什麼要繼續生產第一代抗組織胺呢？既然它們的副作用這麼嚴重，為什麼醫生還繼續開給患者呢？簡單的答案是，對付輕度到中度呼吸道過敏經常出現的鼻塞，第一代抗組織胺更有效。第二代藥物雖然也能阻止組織胺反應，但無法緩解鼻塞，因此在花粉量高的季節，有些患者寧願使用更古老、更強效的藥物。

　　我想在這裡暫停一下，談談為什麼像珍妮佛這樣的患者，經常對特定品牌或種類的抗組織胺有強烈的依賴與信任。

＊　　＊　　＊

　　訪談過敏患者的過程中，我常聽到採用某個藥物進行治療的一些細節，像是：一直以來服用某種藥物，但幾年後卻沒有效了；某個新型抗組織胺徹底改變了某患者的生活；又或是某個人對特定廠牌的抗組織胺產生了耐受性。即便有這樣的說法，目前並沒有科學研究證實，患者能夠對已核准的十種抗組織胺產生耐受性。研究這個課題的研究人員認為，患者之所以停藥或是想要更換藥物，多半是因為他們服藥期間症狀依舊很嚴重，而不是因為這個藥用久了效果變差。患者的症狀之所以惡化，也有可能是這段期間花粉量變多，或是他們更常接觸到較高濃度的過敏原。換句話說，覺得我們吃的藥沒有效，有時是非戰之罪。[7]

　　「現代藥學更關注『未滿足的需求』（unmet need），這是指那些病情嚴重，常用的有效藥物無法發揮功效的情形。」舒萊默說道。

　　他舉了一個很貼切的例子向我說明。七十年前，有很多像珍妮佛一樣的人飽受氣喘所苦，甚至因此喪命。許多人的症狀都無法以當時的藥物有效控制。接著口服類固醇被開發出來，而且獲准用於一般用途。只是後來發現，那些口服類固醇對氣喘患者其實非常危險，長期使用會嚴重傷害身體組織。

　　「但總比死於氣喘好，」舒萊默聳聳肩說道。「後來吸入性類固醇問

7　有趣的資訊：三環抗憂鬱劑（Tricyclic antidepressants）也具有抗組織胺特性，有時會用於治療蕁麻疹。另外，抗組織胺也被發現有助於緩解噁心、眩暈、焦慮和失眠。人體遠比想像中的複雜，其系統之間相互關聯，超出了我在這裡深入探討的範圍。

世，氣喘的死亡率降低了。它們改良自口服類固醇，只作用於身體局部，不會引起口服類固醇那些可怕的副作用（但口服類固醇仍有使用）。所以有時候我們做的，是使用相同的藥物，但是改良它們。像是抗組織胺目前已經有好幾代，每一代都是改良的結果，就跟類固醇一樣。」

氣喘的治療方式和季節性過敏相似，但是多用一些藥物來控制嚴重症狀。你可能見過有人用吸入器來控制呼吸或幫助預防氣喘發作，那些吸入器裡的藥物會根據患者的需求調整。

氣喘患者的呼吸道症狀通常會用β-阻斷劑（beta-agonist）這類藥物來控制，它是一種短期治療時使用的支氣管舒張劑，獲准在美國使用的β-阻斷劑有六種。albuterol、levalbuterol和pirbuterol用在短效型吸入器；almeterol、formoterol和vilanterol用在長效型吸入器。基本上，這些吸入器就像現代版的麻黃鹼（ephedrine），這是醫生在一百年前用來改善肺部呼吸能力的藥物。

長效型吸入器僅供平日用來控制慢性或持續性氣喘。醫生通常不建議長期使用，因為連續三週每天使用後，就會出現肺活量降低和肺部反應增強的情形[8]；短效吸入器則用來暫時控制症狀，或預防劇烈活動或運動後的症狀，像是珍妮佛於踢完足球後使用。長期使用β-阻斷劑的副作用包括：身體顫抖、煩躁不安，以及胃部不適。

對於以β-阻斷劑治療沒有效果的持續性氣喘患者，吸入性皮質類固醇（通稱類固醇）是第一線藥物。目前美國核准使用的吸入性皮質類固醇有八種。患者最嚴重的症狀一旦控制住，就會換回以最低劑量的類固醇來控制病情。鼻內醣皮質素（glucocorticoids）為另一類皮質類固醇，

8　Rachel G. Robison and Jacqueline A. Pongracic, "B Agonists," in *Patterson's Allergic Diseases, 8th ed., ed. Leslie C. Grammer and Paul A. Greenberger* (Philadelphia: Wolters Kluwer, 2018), 738.

用於治療過敏性鼻炎，因為它們只作用於局部，既有效又安全。這類鼻噴劑（包括 Flonase、Nasonex 和 Nasacort）都是治療常年性和季節性過敏鼻炎的第一線療法。

　　還有一種針對氣喘設計的全新生物藥物——單株抗體，但是價格昂貴。（如果你覺得單株抗體聽起來耳熟，可能是因為我們也用它治療新冠肺炎。）它的商品名為 Dupixent 的 dupilumab，是一種治療氣喘和濕疹的新型高效抗體。該療法目前的費用平均每年約三萬六千美元。如果這個花費真的能根治過敏、消除所有症狀，或許值得。不過舒萊默也提醒我，這些新型藥物同樣有副作用。大約有25%的患者在使用 dupilumab 後出現結膜炎，此外它還可能導致嗜酸性白血球細胞數量增加。就像在艾蜜莉的女兒身上見到的，這類免疫細胞若是增加，可能會帶來像 EoE 等更大的麻煩。「所以那種藥不是靈丹妙藥，只不過目前它是現有最好的藥了。」舒萊默說道。

　　「想想看：三十年前，我們基本上只有抗組織胺可用，而且它的效果顯然有限，」我和美國國家衛生研究院（NIH）的阿爾基斯・托吉亞斯醫師討論現有的過敏治療時，他這麼告訴我。「它的效果有限，但我們當時別無選擇。直到不久前，我們的挑戰還是缺少治療方法。現在這個問題改善了，我們擁有好幾種新的療法，只不過當中有些療法一年就要三萬塊美金——我們要怎麼推廣這樣的治療呢？醫生現在面對一個全新的問題。提供患者最好的療法，是我們醫生的首要任務，但現在我們還必須為成本效益傷腦筋。」

　　總之，珍妮佛現在的治療選擇比以往任何時候都好。最終，她會採用多種方法來控制病情。她可能選擇在草花粉特別嚴重的日子不踢足球；她可能會買空氣清淨機，並且在3月到10月這段期間，每天服用抗

組織胺或使用 β-阻斷劑吸入器。在草花粉量高的夏日出門運動時，她可以隨身帶著藥效較強的類固醇吸入器，來避免氣喘發作或控制已經發作的氣喘。結合這些方法，會讓珍妮佛在多數時候感覺還不錯，但是她（以及像她這樣的患者）可能仍得費一番心力控制最糟的狀況。這一切，當然牽涉到她的保險涵蓋範圍、自付額，以及能夠負擔多少錢。

◎食物過敏

父母第一次發現大衛的問題，是在他六個月大左右，當時他們試著給他吃了一點花生醬，沒想到他居然起了嚴重的疹子。做完檢測後，他們得知大衛對花生、堅果和雞蛋過敏。這些年來，大衛因為不小心誤食而進出急診好幾次，他自己跟父母都嚇壞了。現在他已經十歲，知道要格外小心，別吃到會引起過敏的食物，但是他去朋友家玩或參加日派對時，還是會焦慮。

1800年代到1930年代

如果大衛出生在這個時期，他很可能根本不會對食物過敏。當時，對食物產生不良反應的孩子，採用的治療方法都一樣。在一篇探討「消化道食物過敏」（alimentary anaphylaxis）的早期文獻中，專家警告說，過量餵食是導致嬰孩和兒童過敏的直接因素，因此必須避免。為了控制這些反應，應該把致敏食物從孩童的飲食中剔除。最後，對於這麼做還不夠的嚴重案例，建議使用休克療法、全流質飲食並且「注射樟腦油、乙醚和腎上腺素」。[9]（不意外，休克療法沒有奏效。）

然而，到了1930年代，對於像大衛這樣的過敏患者，標準建議變成採用飲食排除法。著名的食物過敏專家阿爾伯特・羅維醫師相信，飲

食排除法能使患者在日後逐漸恢復食用含過敏原的食物時，發展出脫敏的效果（後來證明大部分是錯的）。羅維醫師還以「蛋白質療法」進行了實驗，將牛奶或結核桿菌注射進患者體內（和治療呼吸道過敏患者的方法相似），但結果「令人失望」。

為了預防在嬰孩時期發展出食物過敏，羅維醫師給孕婦幾項建議：（一）懷孕期間不要飲食過度；（二）嬰孩時期不要過量餵食；（三）不要間歇性餵食嬰孩特定食物，他們的飲食內容應該固定不變；（四）不要太早餵食已知在他人身上會引起過敏的食物（現在已經知道，最後這一項建議終將招致災難）。[10]

亞瑟・科卡醫師在他探討過敏的著作中建議，醫生應該根據食物過敏患者的個別因素，設計專屬的療法。預防過敏發生（預防性治療）應該是任何治療計畫的第一步。[11]患者過敏發作時，第一個選擇是以腎上腺素來控制症狀，接著是麻黃素。其他治療方式包括休息、洗滌（或淨化）、禁食二十四到四十八小時、反刺激（用拔罐或敷膏狀藥物來刺激皮膚）[12]，以及避免患者受到極端溫度和風吹的影響。

然而，除了避開會導致過敏的食物，大衛和他的父母幾乎沒有有效的治療選擇。當時對食物過敏所知甚少，因為患有這種過敏的人相對較少。要再對食物過敏研究個幾十年，它的治療方法和照護才有所改善。

---

9 Guy Laroche, Charles Richet, fils, and François Saint-G irons, *Alimentary Anaphylaxis (Gastro-intestinal Food Allergy)* (Berkeley: University of California Press, 1930), 125.

10 Albert Rowe, *Food Allergy: Its Manifestations, Diagnosis and Treatment, with a General Discussion of Bronchial Asthma* (Philadelphia: Lea & Febiger, 1931), 300-3 01.

11 Arthur F. Coca, Asthma and hay fever in theory and practice; part I: Hypersensitiveness, anaphylaxis, allergy (Springfield, Ill., Baltimore, Md.: C. C. Thomas, 1931), 270-310.

12 譯註：以其他刺激來對抗或減輕原本的疼痛或不適感。

1940年代至今

　　儘管世界各地患有食物過敏的人愈來愈多，但專家能夠提供的治療方法仍相當有限。**避開致敏食物依舊是標準治療方案。**做法通常包括將含有過敏原的所有食物從家中除去，如果無法完全避免，則要留意烹飪用具、鍋碗瓢盆不要交叉汙染。這時，大衛的父母很可能會先改變自身飲食習慣，以避免大衛在家中不經意吃到雞蛋或堅果等。外出用餐時，他們會確保點的食物不含過敏原——這一點比想像中來得棘手，尤其在社交聚會的場合。避開過敏原和避免出現過敏性休克，會令他們心力交瘁。

　　「大家都很絕望，」NIH的食物過敏專家潘蜜拉·古埃雷羅醫師說道。「食物過敏沒有治療方法。除了EpiPen，我沒有其他東西可以給你。」

　　除了確保大衛不會接觸到任何過敏原，他的父母也可能隨身帶著EpiPen，以免大衛不小心吃了導致他過敏的食物。EpiPen是最著名的腎上腺素自動注射器品牌。立即注射腎上腺素能延遲急性嚴重過敏反應、甚至會導致死亡的生物過程。它通常可以讓像大衛一樣的患者有足夠時間前往醫院接受急救。

　　然而，近期有研究發現，過敏情形嚴重到會危及性命的成年患者中，有52％的人根本沒有使用過EpiPen。[13]那些醫生開給自動注射器的患者中，只有89％的人會按處方領藥。沒有去領取注射器的人，首先提到的是注射器太昂貴，再者是他們之前未曾有過嚴重反應。不過即使是領了EpiPen的人，也有21％不知道如何使用。另外有45％的人在經

---

13 Christopher M. Warren et al., "Epinephrine Auto-injector Carriage and Use Practices among US Children, Adolescents, and Adults," *Annals of Allergy, Asthma & Immunology* 121, no. 4 (October 2018): 479–89.

歷嚴重反應時,自動注射器卻不在身邊,使得這個處方無用武之地。

腎上腺素注射器的體積不小,而且必須儲藏於特定溫度範圍(像是在炎炎夏日不能放在汽車前座的雜物箱內)。許多過敏患者私下告訴我,隨身攜帶注射器有時很不實際,也很不方便。青少年和年輕人特別提到,參加派對或聚會時帶著注射器,不僅不方便,也很尷尬。但是像大衛這個年紀的孩童,父母幾乎隨身帶著EpiPen,大多數學校也都備有EpiPen以因應緊急狀況。

除了避免過敏原,以及意外接觸過敏原時自行注射腎上腺素,像大衛這樣的食物過敏患者,唯一還可以使用的治療是免疫療法。免疫療法是指將少量過敏原注入患者體內,讓患者在經過一段時間後,建立起免疫耐受力。通常只有在患者的過敏情形嚴重,以抗組織胺治療和避開過敏原都未能控制住病情時,才會建議使用免疫療法。這個方法的治療時間可能長達數年,治療效果也因人而有很大的差異(在呼吸道過敏患者更是如此)。我們對免疫療法的作用方式還沒有完全了解,不過它確實能改變免疫機制。做為食物過敏和呼吸道過敏的治療方式,免疫療法不只能預防過敏症狀,還能減少發生急性嚴重過敏的狀況。

免疫療法有三種類型:皮下(SCIT)、舌下(sublingual)和口服(OIT)免疫療法。皮下和舌下免疫療法用於像珍妮佛一樣對環境過敏的人,口服免疫療法則用於治療食物過敏。這三種治療通常都是在醫院進行。在

14 康乃爾大學獸醫學院臨床副教授珍妮・彼得－甘酒迪(Jeanine Peters-Kennedy)醫師告訴我,寵物通常也會接受過敏原免疫療法(Allergen-Specific Immunotherapy, ASIT),儘管她往往只是告訴飼主這些是過敏疫苗。一旦發現特定的過敏原並制定免疫療法,飼主就會接受訓練於家中進行注射。與人類不一樣,寵物不必進入診所接受這種類型的治療,不過一樣要連續打好幾針。「大約三分之二的情況下,對寵物來說這個方法都是有效的,一旦有效,寵物終其一生就能免於過敏所苦。另外,寵物有時也會服用抗組織胺、類固醇和其他藥物來

監督下進行免疫療法很重要，因為在很少數的情況下，患者可能會對注入的過敏原產生劇烈的反應。

　　接受舌下免疫療法的患者會服用滴劑或藥錠。給藥方式可能是：滴幾滴藥劑在舌下，等時間到的時候吞下去或吐出來；或者將藥片放在舌下數分鐘，待融化後再吞下去。皮下免疫療法則是在療程一開始時，每週或隔週接受注射。持續三年後，大多數患者都可以安全的停止治療，並持續擁有保護效果。這個效果可以維持數年，但不會永久有效。接受口服免疫療法的大衛則是在臨床監督下，攝入少量過敏原。為了監控吃下過敏原後的反應，初診會花上好幾個小時。接下來的兩個星期，患者每天要在家攝入預設的過敏原劑量。大衛每兩週得回診，醫生會增加他的過敏原劑量，再次觀察他的反應。「增加劑量」的治療階段會持續數個月，待這個階段結束後，大衛會繼續攝入定量的過敏原，以維持脫敏狀態。（如果你現在還是不太懂口服免疫療法，別擔心，第九章會更詳細介紹新型口服免疫療法的原理。）

　　舌下、皮下和口服免疫療法的副作用包括：舌頭、口腔或喉嚨腫脹、口腔瘙癢，以及嚴重過敏反應（這種情況極少）。皮下治療過程中，注射部位嚴重腫脹的情況很少見，但還是可能發生。過去的研究認為，三種免疫療法都是安全的，只是效果不一。[14] 直到最近，大多數過敏還是以皮下免疫療法為黃金標準治療方式。根據過去的經驗，雖然舌下療法

緩解症狀，就和人類一樣。
施打脫敏針似乎的確對口腔過敏症候群有效，55%的孩童在接受注射後症狀有所改善，請參閱 "Allergy Shots May Be an Effective Treatment for Pediatric Pollen Food Allergy Syndrome," American College of Allergy, Asthma & Immunology, November 8, 2019, https://acaai.org/news/allergy-shots-may-be-effective-treatment-pediatric-pollen-food-allergy-syndrome.

比較安全（較少引起急性嚴重過敏），但是皮下療法的效果更好。跟那些只能緩解過敏症狀的藥物不同，皮下、舌下和口服免疫療法的目標，是主動改變患者的免疫功能，使他們的免疫細胞能夠耐受更大量過敏原。

值得一提的問題是，使用於免疫療法的過敏原萃取物中，只有一部分按照FDA所規定的生物過敏單位（biologic allergy unit，簡稱BAU）校正，其他過敏原都是以萃取物中所含的過敏原劑量（通常以單位體積所含重量表示），進行標準化。

換句話說，就像先前多次看到的，全球標準化的情形並不多見。每個藥廠都有自己用來提煉萃取物的標準。這也意謂著並非所有免疫療法都是對等的。同一個地區的過敏專科醫生，可能使用不同製造廠的萃取物，因此患者的反應也會不同。

免疫療法對很多患者完全無效，特別是花粉熱之類的環境過敏患者（這也是為什麼我沒有把皮下免疫療法或舌下免疫療法，列在珍妮佛的橡樹、草和豚草花粉過敏治療選項中）。如果患者接受免疫療法一年了仍沒有改善，建議就終止治療。研究人員目前正在研發簡單的血液試劑，希望可以在患者考慮接受治療時，先預測免疫療法對該患者的效果。[15]這樣的篩檢可以節省患者的時間與金錢，免去伴隨接受這類大型治療而來的不便與壓力。

值得注意的是，在我為了撰寫本書而做調查的期間，發現我訪問

15 Technical University of Munich (TUM), "Allergy Research: Test Predicts Outcome of Hay Fever Therapies," ScienceDaily, October 18, 2018, www.sciencedaily.com/releases/2018/10/181018095355.htm. 最近的一項研究發現，在免疫治療的成功案例中，患者的調節型B細胞較多，而TH-17細胞（一類促炎性T輔助細胞）較少。由於這一反應可以透過血液檢測檢出，因此能藉此預測患者免疫治療的結果會如何，而這將為那些可能無法透過免疫療法獲得那麼多好處的患者，節省大量時間和金錢。

過的患者中只有少數嘗試過免疫療法。當中有幾個人認為這個療法有幫助，但大多數都在接受治療幾個月到一年內便停止治療，因為他們不覺得症狀有明顯緩解，也嫌每一、兩個星期就得看醫生很麻煩。我訪問過的食物過敏成人患者都沒有嘗試過免疫療法；有些人提到對於要吞下劑量多時足以致命的東西感到害怕。口服免疫療法還可能引起胃部不適、口腔刺痛和皮疹等反應，所以有些患者不願意忍受治療（至少最初幾個月）時可能發生的不適。這種治療還會令許多孩童感到焦慮，因為治療之初的狀況，跟他們先前即將發生嚴重過敏反應時的情形很相似。

新的花生過敏口服免疫療法藥物 Palforzia，已於 2020 年 1 月經 FDA 核准上市。現在，大衛的父母還可以選擇使用 Palforzia 治療，來大幅提升大衛誤食花生時的耐受力。它的效果非常好，能讓患者吃下幾顆花生後不致引起嚴重的免疫反應，大大降低了大衛和他父母的焦慮。

但是就如第九章中即將看到的，Palforzia 之類的免疫療法無法「治癒」食物過敏。有位食物過敏專家一再提醒我，Palforzia 雖然有幫助，但只是針對單一種過敏原（花生）有效。然而，大多數過敏孩童都不只對一種過敏原有反應。另外，食物過敏的免疫療法不能停下來，否則效果會消退。換句話說，免疫療法不是治療食物過敏的萬靈丹。卡麗・納多博士強調，光只有一種 FDA 核准的新藥遠遠不夠，專家還得繼續努力：「我們不應該因為目前有食物過敏的療法就感到自滿，從此原地踏步，因為它還是有安全問題。」

傳統療法（避開含過敏原的食物，搭配緊急狀況時使用腎上腺素自動注射器）與免疫療法，是大衛的父母目前僅有的選擇，雖然兩者都不完美，但最終他們也只能從中擇一。

◎ 異位性皮膚炎或濕疹

六歲的艾瑪很喜歡狗和貓，可惜對牠們嚴重過敏。此外，她從嬰孩時期就患有嚴重濕疹。皮膚紅腫的部位通常是臉頰、手肘內側、膝蓋後側和雙手，症狀會持續數週到數月不退，這不僅令她晚上無法睡好覺，在學校也難以專心上課。她的皮膚除了呈鮮紅色，還會瘙癢，抓撓的結果經常會留下開放性瘡口，情況嚴重時還會流出膿液。

1800年代到1930年代

過去，艾瑪的情況會被歸類為單純的皮疹。直到十八世紀中期，才出現「濕疹」一詞，但是要等到1930年代，才有人首度使用「異位性皮膚炎」一詞，開始把它視為過敏反應。在當時，濕疹的典型治療方式是塗抹各種藥膏（由天然物質製成，有點像現代的皮膚膜療法），有時也會採取放血治療。隨著人們愈來愈認識免疫系統，開始有早期的醫生把濕疹和患者的飲食聯想在一起，特別是喝牛奶這件事——藉由限制飲食來控制濕疹發作是常見的做法。但是艾瑪父母的選擇（或說有效的選擇）並不多，只能任艾瑪受折磨，期待她長大之後就會痊癒。

1940年代至今

說實話，一直到最近，濕疹的大多數治療方案都很糟糕。在訪談數十位過敏專家和多名濕疹患者後，我認為濕疹是所有過敏症狀中最難治療的。首先，彼得·里歐醫師告訴我，大部分的異位性皮膚炎患者都不知道是什麼導致他們過敏。有可能是環境中的過敏原，有可能是他們使用的東西所含的化學物質，也可能只是熱或運動。因此，避開過敏原通

常不是治療選項。

異位性皮膚炎的症狀很難忍受。數十年來，試圖處理這些症狀的患者一直處於雙輸局面。

潔西・費爾頓（Jessie Felton）醫生在線上聊天室中，向我講述她在英國布萊頓和薩塞克斯醫學院、以及皇家亞歷山德拉兒童醫院（Royal Alexandra Children's Hospital）擔任兒童皮膚科醫師的經驗。「它就在你的皮膚上，大家都看得到；它就袒露在那給大家看，特別是長在臉上時。」她繼續說道，「它會影響你的專注力和睡眠。而且不只有孩子的睡眠受影響，是全家人的睡眠都受到影響。」

我向她請教，像艾瑪這樣的異位性皮膚炎患者應該如何治療，她跟我說了一個五歲大、患有嚴重濕疹的小女孩的故事。她的情況相當嚴重，因此不得不使用最後一線的方法：用免疫抑制劑來治療。

「那個孩子要她媽媽把家裡所有的鏡子都遮起來，因為她不想要看到自己，」費爾頓說道。「這個孩子才五歲大。皮膚鮮紅、帶有傷口、乾掉後脫皮令她十分難受。」

一般而言，輕度濕疹一開始會以日常的皮膚照護進行治療。醫生會請患者每天塗抹幾次特殊的保濕霜，儘管根據近期的研究，沒有多少證據支持保濕劑有助於預防濕疹。較為持續的輕度或中度案例，則會以外用的皮質類固醇做為第一線治療。外用類固醇有七類，從藥效最強的貝他每松（betamethasone dipropionate）到效果最弱的氫化皮質醇（hydrocortisone），醫生會視情形開立。細菌感染在濕疹患者身上很常見，因此醫生還可能會開立抗生素軟膏或口服抗生素，來控制病情。如果患者同時患有食物過敏和呼吸道過敏，將它們一併控制住也很重要，因為它們也可能導致濕疹發作。

　　第二線藥物包含全身性的皮質類固醇（可能是口服或注射）和免疫抑制劑。這兩種更強效的療法都有效，但是在停用後會引起反彈效應。也就是說，成功治療濕疹的結果，可能會導致濕疹的情形加劇。另外，免疫抑制劑會引起一些惱人的副作用：它們的作用機制是部分關閉免疫系統反應，所以有可能增加感染的風險。

　　費爾頓表示，治療濕疹對艾瑪這樣的患者很困難，不只因為這些治療方法經常很殘暴卻沒有效果，還因為它會令牽扯進來的所有人都飽受精神折磨。「父母在幫孩子塗藥時會很自責，孩子會很不舒服，每次上藥都是一場奮戰。父母想要配合治療，但是孩子會喊著不讓他們這麼做，真的非常、非常辛苦。」她解釋道。

　　治療之所以困難，另一個原因是每個患者的情形都不一樣。待他們來找費爾頓時，往往已經被過敏摧殘好一陣子了。「這些患者已經嘗試過很多方法，」她說，「他們可能做過過敏原檢測，也想方設法去解決了。他們花了許多錢，買了各種東西來塗，但是什麼都沒有用，這令他們挫折不已。」

　　費爾頓醫師做的第一件事，是弄清楚坐在面前的患者發生了什麼事。她把每個異位性皮膚炎患者比喻成一團糾纏的毛線，需要耐心地解開它。她也在抗 IgE 單株抗和 Janus 激酶（Janus kinase，簡稱 JAK）抑制劑等正在發展的新療法中看見希望（第九章會進一步探討這些藥物）。單株抗體 Dupixent 是第一個被核准的異位性皮膚炎生物製劑。費爾頓認為這是史無前例、第一個真正能為重度濕疹患者帶來希望的療法；不過在英國，它還需要通過各種關卡，才能獲得英國國民保健署（National Health Service）批准；至於美國，我聽過有人抱怨，要一些美國保險公司承擔它的費用很困難。

　　儘管在核准上遇到麻煩，費爾頓還是為有了新選擇而深感興奮。患者使用類固醇時，必須定期抽血檢查，監測肝腎功能是否受到影響。話雖如此，費爾頓還是會用類固醇治療皮膚問題，因為她發現長期使用幾個月後，患者的皮膚狀況往往能大大改善，而且不會有反彈效應。常用口服類固醇普賴松（prednisone）不需要監控血液，治療效果也很好，但由於有血壓升高等副作用，不適合長期使用。外用類固醇能緩和發炎，但會導致血管增生、皮膚變薄，並引起免疫上的併發症。外用鈣調磷酸酶（topical calcineurin inhibitor，簡稱 TCI）也能改善瘙癢、發炎和乾燥脫皮，副作用比類固醇少，但是動物研究發現，長期使用可能會增加罹患癌症的機率。隨著新型生物製劑的開發[16]，日後應該可以不用那麼擔心副作用。如果能控制住皮膚反應一年，多數像艾瑪一樣的孩子在停止治療後，並不會出現反彈效應。

　　「小孩的免疫有一些非常神奇的地方，是大人身上不會有的。」費爾頓說道。

　　但還是有些患者即使用了 Dupixent 也沒有效果。西奈山伊坎醫學院的艾瑪・古特曼（Emma Guttman）醫生在一篇發表於美國國家濕疹學會（National Eczema Association）的文章提醒道，**任何這些新型藥物都沒辦法「治癒」異位性皮膚炎**。（雖然有許多孩子長大後就不再有濕疹，但他們的異位性體質還在，日後有可能復發，例如在免疫功能隨年紀增長而衰退，或者壓力大的時候）。就像那些比較舊的治療方法，這些新藥

---

16 過敏的新療法即將出現：LEO Pharma 的新型生物製劑 tralokinumab，可阻斷 IL-13 過敏途徑，並於 2021 年 12 月獲得美國 FDA 的批准；輝瑞的 PF-04965842，一種每日口服的 JAK-1 酶阻斷劑（FDA 將其標記為「突破性療法」）；Eli Lilly 和 Incyte 的 baricitinib 可抑制 JAK_1 和 JAK_2。

或許能讓患者的皮膚清淨個幾年，不過一旦他們的免疫系統適應，濕疹還是可能再次發作，屆時就需要有更新、更好的藥物。

這種「無法滿意」的循環將持續下去，直到我們充分了解過敏免疫反應背後的機制，足以在根源就阻止它發生為止。在那之前，像艾瑪、大衛和珍妮佛這樣的患者，只能身陷「免疫系統受到刺激，就設法讓它冷靜下來」這樣的貓抓老鼠遊戲。我們愈明白過敏如何發生，就愈能夠預防和治療它。

▍明日的療法？即將實現的新技術

過敏專家與過敏患者一致認為，現有的治療方法都遠不夠理想。治療方法雖然有些進展，但是目前使用的幾乎都是一百年前、甚至更早之前發現的。所幸，隨著新的科學技術持續發展，我們可望扭轉過敏治療的困境，開闢出新的道路。接下來數十年即將出現的新發明有個共通點，那就是機器學習與新興實驗室技術。

科學家今日可用的運算能力不僅驚人且會愈來愈快，因而能發展出更加複雜的演算法，以幫助免疫學家從大量患者的數據中理出頭緒——有一部分努力成果已經開始展現成效了。

瑞典的研究人員利用演算法，找到兩個或許能夠幫助皮膚科專家辨別濕疹和接觸性皮膚炎（例如接觸毒藤或香水等帶來的皮膚刺激）的生物標記（數個基因）。[17] 這兩種免疫反應只從表面的症狀很難區分，所以經常誤診。濕疹也分成兩種：過敏性接觸型濕疹與非過敏性刺激型濕疹（由化學物質或運動等事件所造成）。利用這些生物標記研發出來的診斷檢測，或許能協助鑑別這兩種濕疹，進而提供更好的治療方案。

　　美國 AllerGenis 生技公司以著名食物過敏專家休‧山普森醫生授權的過敏「表位」（epitope，抗體與蛋白質結合的位置）進行研究分析，發展出新的過敏診斷和治療技術。他們利用人工智慧中的機器學習，以檢測個人抗體反應的免疫測定數據，來預測（牛奶過敏）免疫療法的成效，準確率高達 87%，這比現行且更普遍的血清檢測準確率還高。

　　美國規模數一數二的健康保險公司安森藍十字藍盾（Anthem Blue Cross Blue Shield）則發揮大數據的力量，與哈佛大學的研究人員合作，希望利用人工智慧改善過敏患者的治療成效。[18]這項突破性合作的目的，是希望從保險公司有如寶藏的患者資料庫中，找出什麼樣的治療方法對什麼樣的患者比較有效。這類研究有助於發展出為個人量身打造的治療方針，省去治療早期時因為試誤而造成的耽擱，同時為保險公司省下一大筆錢。

　　還有研究人員試著結合實驗室的新技術，以及過去數十年的免疫學研究成果，希望找到新的生物機制進行標的治療。丹麥奧胡斯大學（Aarhus University）的研究人員最近發現一個或許可以阻礙 IgE 與細胞結合，讓它不會釋放組織胺的抗體。[19]美國拉荷亞免疫學研究中心（La Jolla Institute for Immunology）的研究人員則希望藉由阻斷訊息傳導蛋白質（signaling protein），讓氣喘發作時，有害的 T 細胞不會在肺部累

17　Vittorio Fortino et al., "Machine-Learning-Driven Biomarker Discovery for the Discrimination between Allergic and Irritant Contact Dermatitis," *Proceedings of the National Academy of Sciences* 117, no. 52 (2020): 33474–85.

18　"doc.ai Partners with Anthem to Introduce Groundbreaking, End-to-End Data Trial Powered by Artificial Intelligence on the Blockchain," PR Newswire, August 1, 2018, https://www.prnewswire.com/news-releases/docai-partners-with-anthem-to-introduce-groundbreaking-end-to-end-data-trial-powered-by-artificial-intelligence-on-the-blockchain-300689910.html.

積。[20] 美國西北大學的研究則發現,抑制肥大細胞中的布魯頓酪胺酸激酶(Bruton's tyrosine kinase,簡稱BTK)能阻止過敏反應升級,如此一來或許就能預防急性嚴重過敏發生。[21] 這項研究用了三種BTK抑制劑[22],成功在試管中阻止了肥大細胞釋放組織胺等過敏訊號。藉由這項研究,或許能開發出新藥物來防止危及生命的嚴重過敏反應。

與此同時,NIH結合了學術界、政府和產業研究實驗室的力量,共同尋找新的過敏途徑和治療方法。從NIH退休的國際著名免疫學家馬歇爾・普拉特(Marshall Plaut)醫生告訴我,幾個跟未來的過敏治療有關最有希望的研究,都發生在「免疫耐受力網絡」(Immune Tolerance Network,一項由NIH提供資金的合作)。「他們提出了一個『過敏＋』的方法,讓過敏原跟某個有協同作用的分子結合,來加速誘導出耐受力,」普拉特解釋道。也就是說,可以利用另一個分子來訓練免疫系統,以加速耐受力生成。這個分子會是免疫系統能夠辨識、但不會產生不良反應的。免疫耐受力網絡的目標是在過敏疾病發生之前,就將它抑制住。

還有許多具有相同目標的新研究,則希望藉由免疫療法或疫苗來對

19 Kim Harel, "Researchers Describe Antibody That Can Stop Allergic Reactions," Aarhus University, January 28, 2018, https://mbg.au.dk/en/news-and-events/news-item/artikel/researchers-describe-antibody-that-can-stop-allergic-reactions/.

20 Donald T. Gracias et al., "Combination Blockade of OX40L and CD30L Inhibits Allergen-Driven Memory Th2 Reactivity and Lung Inflammation," *Journal of Allergy and Clinical Immunology* 147, no. 6 (2021): 2316–29.

21 Melanie C. Dispenza et al., "Bruton's Tyrosine Kinase Inhibition Effectively Protects against Human IgE-Mediated Anaphylaxis," *Journal of Clinical Investigation* 130, no. 9 (2020): 4759–70.

22 BTK抑制劑目前用於癌症治療,每天的費用約為五百美元。是否有副作用?已知這些藥物會導致免疫系統缺陷,造成白血球數量降低以及增加感染機率。

23 Julia Eckl-Dorna et al., "Two Years of Treatment with the Recombinant Grass Pollen Allergy Vaccine BM32 Induces a Continuously Increasing Allergen-Specific IgG4 Response," *The*

付過敏。針對草花粉開發的BM32疫苗已經來到第二期臨床試驗，它可以將花粉引起的呼吸道過敏症狀減少25％。[23]另一個開發中的疫苗是瑞士的HypoCat，其作用是讓貓的免疫系統與牠自行製造的主要過敏原Fel-d1[24]結合成為抗體，藉由這樣的中和作用來減少其分泌。接受過疫苗的貓所製造的過敏原會變少，可以緩解飼主對貓皮屑過敏的情況。該公司現在正根據類似的原理開發狗的疫苗。澳洲福林德斯大學（Flinders University）則在測試以advax這種菊苣纖維衍生物為佐劑的新型蜜蜂毒液疫苗（這個佐劑也用在加增強流感疫苗的功效），以大幅加快免疫療法的速度。[25]目前用的蜂毒疫苗需要在三年內施打五十劑。關於一個舊型免疫療法的研究也發現濕疹可以用過敏注射（或免疫治療注射）來治療，讓異位性皮膚炎的患者多了一項新選擇。[26]

美國杜克大學（Duke University）的研究人員則將免疫療法的構想提升到全新層次，嘗試以奈米顆粒來「重新訓練」免疫系統對食物過敏原的耐受力。[27]這些奈米顆粒中裝有抗原和細胞激素（cytokines，參與細胞訊息傳遞的小蛋白質），經由患者的皮膚注入其體後，會移動到淋巴結

Lancet 50 (November 27, 2019): 421–32.
24 譯註：一種貓的唾液腺和皮脂腺分泌的蛋白質。
25 Robert Heddle et al., "Randomized Controlled Trial Demonstrating the Benefits of Delta Inulin Adjuvanted Immunotherapy in Patients with Bee Venom Allergy," *Journal of Allergy and Clinical Immunology* 144, no. 2 (2019): 504–13.
26 American College of Allergy, Asthma, and Immunology, "Severe Eczema May Best Be Treated by Allergy Shots: Significant Benefits Seen in One Medically Challenging Case," ScienceDaily, November 16, 2018, www.sciencedaily.com/releases/2018/11/181116083213.htm.
27 "Animal Study Shows How to Retrain the Immune System to Ease Food Allergies," DukeHealth, February 21, 2018, https://corporate. dukehealth.org/news/animal-study-shows-how-retrain-immune-system-ease-food-allergies.

所在位置，讓抗原較溫和地與免疫細胞相遇，進而提供對急性嚴重過敏的保護。美國西北大學的新研究則透過類似原理，試著以內含小麥麩質的奈米顆粒，來訓練乳糜瀉患者對它的耐受力[28]（請注意：乳糜瀉並不是過敏，而是食用小麥後引起的自體免疫反應）。患者的巨噬細胞（可以包起並殺死其他細胞的大型白血球細胞）會吸收這些顆粒，將它們呈現給免疫系統，來增加免疫耐受力。臨床實驗上，西北大學的奈米顆粒能使暴露於小麥麩質患者，其免疫發炎反應程度降低90％，可見奈米科技在誘導患者產生耐受力方面，前景相當看好。希望完全開發出來後，能幫助有遺傳體質的人有效預防過敏性疾病。

另一個有機會「治癒」過敏疾病的方法，倚賴的是一種相對傳統的基因技術。昆士蘭大學研究人員利用這項操作細胞基因的技術，成功刪除動物T細胞的記憶，使牠們的免疫系統更能耐受致敏蛋白質。[29]該研究使用的是氣喘的過敏原，但是科學家認為，同樣的原理也能應用在其他種類的過敏原，像是蜂毒或帶殼的海鮮。這類研究的終極目標，是以單次注射的基因療法來改變患者T細胞的決策過程，增加它們對各種過敏原的耐受力。

另一方面，基因研究人員則在嘗試設計沒有致敏蛋白質的基因改造生物（genetically modified organism，簡稱GMO），希望從源頭阻止過敏發生。美國亞利桑那大學的艾略特・荷曼（Eliot Herman）博士嘗試生產一種對大豆過敏的人吃了也不會過敏的大豆。[30]這種大豆是跟一種更常

28 Northwestern University, "New Treatment May Reverse Celiac Disease: New Technology May Be Applicable to Other Autoimmune Diseases and Allergies," ScienceDaily, October 22, 2019, www. sciencedaily.com/releases/2019/10/191022080723.htm.

29 Jane AL-Kouba et al., "Allergen-Encoding Bone Marrow Transfer Inactivates Allergic T Cell Responses, Alleviating Airway Inflammation," *JCI Insight* 2, no. 11 (2017).

見、但致敏蛋白質含量很低的品系雜交而來，荷曼目前正以一種對大豆特別敏感的豬隻（有些豬原本就具有這個特質，人也是）進行試驗。就看結果如何，或許很快就會有對抗食物過敏的新工具：低抗原食物。

　　儘管這些科學研究都令我們滿懷希望，但別忘了，從科學研究到新療法還有一段極 漫長、昂貴且艱鉅的路要走。

　　「我們現在能利用大約五十年的免疫學研究來真正幫助患者，但依舊無法治癒過敏。」辛辛那提兒童醫院的馬克‧羅森伯格博士表示。

　　話雖如此，羅森伯格告訴我，他相信我們今天所做的研究是在為未來的治癒方法鋪路。針對過敏背後的生物機制所做的基礎科學研究，是科學進步的關鍵。就像這本書裡看到的歷史發展，我們得以進一步理解免疫學，大多是拜「意外」發現所賜，或是那些有直覺或天生好奇的聰明人發現的。羅森伯格認為大家應該把治癒過敏當成目標，自由開放地共享研究成果，而不是只把這些知識用來尋找治療症狀的OK繃。事實上，他因為在自己架設的EGIDExpress網站（https://egidexpress.research.cchmc.org）上公布自身研究的數據而惡名昭彰。

　　「有太多繁文縟節與種種規範了，」羅森伯格解釋道，「我們有很好的團隊，但卻受制於時間，也受限於資金。一個新發現要發展成為FDA核准的新藥需要花三十年。如果你有孩子罹患這些疾病，就能體會這種等待有多麼漫長。」

　　這幾乎是從事過敏研究的人都會跟我說的話：他們需要更多經費來雇用更多人、買更多科技、做更多研究。如果不能投資更多在免疫科學的基礎研究，更好的過敏療法和「治癒方法」就永遠遙遙無期。

---

30 American Society of Agronomy, "Tackling Food Allergies at the Source," November 16, 2020, https://www.agronomy.org/news/science-news/tackling-food-allergies-source/.

▍替代療法、安慰劑效應，以及緩解過敏的種種做法

　　我在曼哈頓一間皮膚科診所做年度癌症篩檢時，告訴醫生我正在寫這本書。得知有人在寫一本有證據依據的過敏書籍，我的醫生很欣慰，因為她的患者經常自己做功課（在 Google 或 WebMD 上找答案），然後自行診斷並治療他們的皮膚問題。她告訴我，光是治療這些患者就夠頭痛了，現在還要為了他們從網路或朋友那邊得知的錯誤資訊，花力氣跟他們爭論。最令她惱火的是，她的姪女患有濕疹，她的嫂嫂竟然不聽她這個有醫師執照和多年經驗的皮膚科醫師給的建議，而是聽信某個住在南非的 YouTuber，還買了她知道對姪女毫無幫助的保健食品。

　　「真的很令人沮喪，」我的皮膚科醫生邊說、邊用放大鏡檢視我皮膚上的雀斑和痣。「我知道她很著急，但是我希望她能聽聽我怎麼說、聽科學怎麼說。」

　　我不知道該怎麼跟大家談另類療法；一方面，我不希望給沒有科學根據的理論太多焦點，但又不想要嘗試它的人覺得被看輕或感到羞愧。我能理解，有些人在生物醫學無法改善他們的症狀時，會尋找其他辦法。過敏情形嚴重時是很可怕、很痛苦，令人身心俱疲。治療既關乎科學，也關乎信心與盼望。安慰劑效應確實存在：當你相信某個東西有效，它可能就會為症狀帶來明顯的影響。既然這樣，如果有患者吸了大麻、

---

31 數千年來一直用於治療呼吸困難的中藥「麻黃」，成為麻黃鹼藥物開發的契機。事實上，科學家已經發現有許多傳統草藥含有活性成分，並將其納入西方生物醫學中。並非所有替代或補充治療都無效，不過確實有許多替代或補充治療如果擅自使用會有危險，例如：一些草藥製品被發現含有危險物質，比如鉛的殘留物。

32 Scott H. Sicherer and Hugh A. Sampson, "Food Allergy: Epidemiology, Pathogenesis, Diagnosis, and Treatment," *Journal of Allergyand Clinical Immunology* 133, no. 2 (February

做了針灸或鹽室療法後，覺得症狀緩和了，我們能說它無效嗎？

「大家會尋找各種可能有幫助的方法，也許是中國草藥或其他東西。」在美國國家衛生研究院時，潘蜜拉・古埃雷羅這麼告訴我。

我訪談過的過敏專科醫師或科研人員，沒有一個會譴責試圖為自身問題尋找解決方法的患者，但他們幾乎也都表達了跟我的皮膚科醫師一樣的挫折感。這些專家強調，並非所有另類療法或保健食品都值得一試：中藥[31]、順勢療法和針灸是當中幾種可能真的有益處的，而且正在進行臨床試驗。紐約市西奈山醫學院就在進行這樣的研究。然而，服用益生菌[32]、靈氣按摩、整骨按摩或食用當地產的蜂蜜，在對照研究中則顯示益處極小，甚至沒有任何益處。

接受我採訪的過敏患者中，有很多人都嘗試過至少一種另類療法。有些人表示他們的症狀因此改善了，也有人說這些療法一開始有效，但過一陣子後就又失效了。大多數患者會結合不同來源的訊息來選擇治療方法，這些來源包括：他們的家庭醫師、過敏科醫師、藥師、有類似症狀的朋友、家庭成員，還有些時候是線上支持團體裡的陌生人。做為醫療人類學家，我認為另類療法不管在現在或未來，都有機會在過敏治療中占有一席之地（但理想狀況是跟生物醫學配合），因為它們除了有可能為患者帶來緩解（或許是因為其中的有效成分，也可能是安慰劑效應），更重要的是，還能帶給患者希望。

2014): 301. 該文作者指出，「2012年世界過敏組織的一項審查得出以下結論：益生菌對於預防或治療過敏，並沒有確切的作用。」
我採訪凱瑟琳・納格勒博士時，她告訴我：「健康的微生物群充滿了乳酸桿菌和雙歧桿菌，這些是典型的益生菌，可以從全食物中獲得。這些益生菌不會產生任何作用，不過當你胃部不適時，這些益生菌能幫助你感到舒服些，同時不會影響到免疫系統。不過有數據顯示，一歲以前益生菌和異位性皮膚炎有關。」

我訪談過的許多專家都認為，整合性療法（也就是結合數種療法）是照護過敏患者最好的選擇。任職於昌迪加爾醫學研究所的梅努・辛格醫生相信瑜伽對患者有幫助，因此她除了提供傳統生物醫學的治療，還會建議患者練瑜伽。她發現瑜伽練習有助於控制呼吸，進而幫助緩和氣喘。辛格告訴我，發展貴了十倍的新型生物製劑，對貧窮的患者根本沒有意義。話雖如此，那些價格低廉的治療（像是吸入器），也有它們面臨的挑戰。辛格提到患者的父母和爺爺、奶奶經常擔心孩子會對吸入器或類固醇上癮。只要孩子的症狀一好轉，他們就會停藥。

辛格還表示，不只過敏的診斷檢測昂貴，胸腔X光檢查和電腦斷層掃描也所費不貲。一次完整的過敏檢測費用高達一萬盧比（約新台幣三千八百元），家醫科醫生要患者做檢測，卻不知道如何解讀它們。一份好的過敏病史需要花一個小時完成，大多數醫生都不願意花這個時間，或者他們根本沒有時間，因為診間總是擠滿了病人。她認為花時間傾聽患者是最好的良藥。

「很多時候，他們抒發完後就會覺得好多了，」辛格告訴我。「然後下次他們就會聽你說話，因為他們信任你了，願意把孩子的健康交在你手上。因此聆聽他們說話絕對是必要的。」這麼做，很可能是治療過敏最有效的另類療法：花時間傾聽患者，了解他們的生活經歷。這或許是人們會去尋求另類療法的主要原因。在芝加哥經營整合性濕疹治療中心的彼得・里歐告訴我，他會盡可能花時間跟患者交談，陪他們探索不同的治療方法。基本上，辛格和里歐都明白，患者在尋求緩解過敏的路上，真正需要的是有人願意傾聽。

不同地區、不同種族與社會階級的人 得到優質照護的機會

艾蜜莉·布朗的女兒首次診斷出有食物過敏時，她上網尋找訊息和支持團體。最後，她發現了一個在堪薩斯市聚會的地方團體。艾蜜莉每個月會開四十五分鐘的車去參加一次。他們的聚會通常是在購物中心的一家連鎖麵包店潘納瑞（Panera Bread）舉行。

「我根本吃不起那裡的東西，」艾蜜莉解釋道，「那時候我們非常拮据，開車來回的油錢已經是額外的開支了。那是我一整個月當中，唯一外出的時間、最重要的時刻。」

支持團體裡的那些媽媽，孩子涵蓋各個年齡層。艾蜜莉覺得聽聽過來人聊聊自己正在經歷的事，非常有幫助。「我覺得這個團體很有價值，但是我仍然感到有些尷尬和不適。我是當中唯一的有色人種，當然也是最窮的。我記得她們都在討論她們的過敏專科醫師，」艾蜜莉回憶道，「但是我們沒去看過敏專科醫師，只能去看小兒科醫師。雖然我們當時有保險，但是它沒有涵蓋看專科醫師的費用。看小兒科醫師一次要二十五元，但是看過敏專科醫師要五十元。我們連食物都買不起，花出去的每一分錢都要再三考慮。」

基本的過敏照護與支持團體，不像大家以為的那麼好找。健康保險和是否負擔得起治療費用，則取決於包括人種、居住地和經濟條件在內的眾多因素，至少在美國是這樣。並不是確診和接受治療這麼簡單而已。

「這個疾病對有色人種患者影響特別嚴重。當你發現患者發聲的世界中沒有有色人種時，就該知道當中一定有什麼問題。」艾蜜莉說道。

艾蜜莉認為，社會普遍沒有注意到低收入食物過敏患者的家庭困

境，就連以教育和支持為重點的食物過敏非營利組織，例如食物過敏研究與教育組織（Food Allergy Research & Education，簡稱FARE）都沒有注意到。我敢保證，低收入的氣喘和濕疹患者的家庭困境也是如此。擁有健康保險和可以支配的收入，是得到過敏治療的患者共通的條件。

在女兒診斷出有食物過敏後的那幾年，艾蜜莉家裡使用了九個月的食物援助和一年半的Medicaid。她提醒我，每個人都會有遭遇挫折的時候，沒有人應該認為自己一輩子都不會需要公共救濟。她認為，我們應該確保這些服務夠強大，可以滿足所有人的需求。她也擔心所有私人捐款都被用來資助科學研究了，沒能留給她這樣的非營利組織。

她表示：「如果所有錢都用來研究治療方法，我們就沒辦法幫助那些有需要的家庭。」

我在訪談歷史學家葛雷格‧米特曼時，他也認同艾蜜莉的觀點。他質疑我們過度專注於發展更好的藥物，從而忽略了環境問題。我們可以花一千億美元，讓住在市區的孩子有吸入性類固醇可用，也可以花同樣的錢制定促進健康環境的措施，像是排放量高的公車的停靠站位置與低收入戶家庭住處之間的關係。葛雷格和艾蜜莉想問的是：大家在取得醫療、早期診斷和擁有健康的居住環境上，是不是平等的？

「很難說我們的錢應該花在哪裡，」葛雷格說，「因為我們從沒有研究過這樣的比較。大家都以為改善基礎設施比提供藥物的成本更高。」

但如果我們處理過敏照護的方法是錯的呢？如果預防過敏其實比治療它們便宜得多呢？再者，即便開發出了像Dupixent這樣神奇的藥物，又是誰有資格使用呢？窮人、社會底層、有色人種、住在沒有過敏專科醫生的鄉下人，以及發展中國家的人民，有機會使用這些更新、更有效的治療嗎？

　　我和阿爾基斯・托吉亞斯談到過敏治療和照護時，他再次提及醫療費用的事。他認為醫生不應該擔心他們提供的醫療要花費多少錢，只要考慮哪一種治療最有效。但在醫療健保不夠普及，而且藥物費用補助不足的情形下，這樣的想法是不切實際的。

　　「執業醫師正在被保險公司和醫療體系帶來的矛盾給拖垮，我認為這是過敏照護的另一個挑戰。」托吉亞斯說道。

　　隨著過敏發生率愈來愈高、免疫系統所受刺激愈來愈多，過敏治療的市場也持續擴大。事實上，上個世紀的過敏發生率增加，給過敏照護相關產業創造了無限商機。接著，我們就來看看金錢在全球過敏疾病治療中扮演的複雜角色。

8　蓬勃發展的過敏治療產業
The Booming Business of Allergy Treatments

　　和所有慢性疾病一樣，過敏也帶來了龐大的商機。全球過敏人數穩定增長，意味著從藥廠到食品公司，乃至化妝品公司等眾多行業，都能夠藉由製造更好或更新的診斷工具、藥物、吸入器、腎上腺素自動注射器、不含過敏原的商品等，為全球數百萬名過敏患者提供產品與服務，賺取巨額利潤。

　　誠如醫學史學家馬克・傑克森（Mark Jackson）所說：「步入新世紀之際，過敏意味著金錢。」多少錢呢？非常多。讓我們快速看一下一些最新的預測：

- 2026年時，過敏診斷（測試）和治療的全球銷售總額可望達五百二十億美元，相當於非洲坦尚尼亞一年的國內生產總值。
- 到了2027年，中國人花在過敏照護上的金額將來到八十七億美元。
- 2020年的新冠肺炎危機時期，估計全球花在抗過敏藥物的總金額為兩百四十八億美元，其中美國人就占了六十七億美元。市場分析師推測到了2027年，全球花費將攀升至三百五十億到三百七十億間，年成長率約為6.8％。
- 預計到了2030年時，無過敏原食物的市場價值將達到一千零八十億美元。

這些數字都非常龐大。本章我將用三個故事，講述生物醫學與商業之間波折不斷的關係。這些故事都檢視了金錢，尤其是資本主義下的醫療體系在追求利潤的過程中，如何影響過敏治療的發展與獲得治療的機會。首先，我們將透過2016年發生的EpiPen價格醜聞，來探討最糟糕情況。接著會談到最好的情況，即美國FDA最近核准的生物藥物Dupilumab。最後，我們要來看看政府如何透過資助學術界研究過敏的基礎機制，進而吸引投資者支持利用這些新生物技術的初創公司，從而為過敏帶來創新的診斷或治療方法。

事件一：EpiPen價格醜聞

如果你不知道EpiPen是什麼，那你算是幸運的。EpiPen是數百萬名過敏患者生活中不可或缺的東西，尤其是患有中度至重度食物過敏的患者，或是可能因為意外接觸過敏原而導致重度過敏的任何人。EpiPen是一款擁有專利的自動注射器，長度約十五公分，裡面裝有腎上腺素。除了EpiPen，市面上還有幾個其他品牌的腎上腺素自動注射器，但EpiPen一直是醫生開給患者緊急使用的第一選擇。

EpiPen自從1987年上市以來，就成了緊急腎上腺素注射器的代名詞。過敏患者在提到他們的自動注射器時，會直接稱呼它EpiPen或Epi。在美國，如果有人需要注射一劑腎上腺素，便會說自己需要EpiPen。之所以出現這種情形，主要是因為它是第一個問世的自動注射器，且因操作容易而聲名遠播。過去幾十年來，過敏患者已經認定EpiPen最適合用來預防最糟的過敏狀況：因急性嚴重過敏而喪命。由於它可靠且曾經挽回許多生命，醫生和患者都非常信任這個品牌。

　　然而它這麼受歡迎還有一個原因——EpiPen經過大力行銷。2007年，邁蘭製藥廠（Mylan Pharmaceuticals）收購了生產EpiPen的公司後，就開始在宣傳活動中強調急性嚴重過敏確實相當危險且日益嚴重，大力推廣這項新產品。當時，食物過敏發生率正急劇上升，新聞時不時報導，有孩童或青少年因為不小心吃了含有花生的餅乾、或含有蛋的食物，而不幸死亡。急性嚴重過敏事件日益頻繁，給了邁蘭宣傳這項救命產品的絕佳機會。他們的宣傳手法非常高招，比如在2014年，他們跟迪士尼樂園合作，架設了一個以重度過敏患者的家庭為對象的網站，並發行了幾本童書。

　　除了增加EpiPen的行銷經費，邁蘭還雇用了許多遊說者。美國公共誠信中心（Center for Public Integrity）表示，在2006年到2016年這十年間，邁蘭製藥廠聘僱的遊說者比任何美國公司都要多（目前有一千五百八十七位有註冊的藥廠遊說者在華盛頓特區工作）。這些遊說者集結起來的力量有了斬獲。FDA將它商品標示上的使用對象從曾經患有急性嚴重過敏的人，換成了有急性嚴重過敏「風險」的人。

　　邁蘭的手法還包括：2010年到2014年間，在美國三十六個州進行遊說。都已經獲得FDA的支持了，為什麼還要花這麼多錢拉攏立法人員呢？邁蘭的目的是什麼？答案是：讓這些州立法規定，所有公立學校都必須購入腎上腺素，以備不時之需。

　　立法要求在學校備有自動注射器在過去確實很有必要，因為有患者發生嚴重過敏反應時，及時給予一、兩劑腎上腺素就能拯救其生命。然而，對於邁蘭這樣的製造商，這類法律和其利益是掛鉤的，一旦某個州頒布這類法律，就代表有數千所學校需要購入自動注射器。2012年，邁蘭成立了EpiPen4Schools計畫，免費提供學校EpiPen的入門組合（四

支免費自動注射器），以及日後購買 EpiPen 的優惠。[1] 捐贈的 EpiPen 可以抵稅，同時還大大的打開了知名度。

　　儘管邁蘭在行銷和遊說上的付出有道德疑慮，卻成效斐然。他們的緊急用腎上腺素自動注射器市占率，從 2007 年的 90％增加到了 2016 年的 95％，幾乎壟斷了市場。

　　我在為了寫這本書做研究的期間，得知父親的死跟前述歷史有個有意思的關聯。父親的女友提到，他其實知道自己對蜂毒過敏，但是在 1996 年過世之前，他從來沒有因為被蜜蜂螫到而出現急性的嚴重過敏反應。1990 年代初期那時，醫生只能開 EpiPen 給「已經有過」嚴重過敏反應的人，儘管我父親並非標示所列的使用對象，醫生還是開了這個處方給他，建議他在蜜蜂多的季節帶在身上「以防萬一」。然而，由於我父親未曾有過嚴重過敏反應，所以他的保險公司不給付這個處方。我父親是非常務實的新英格蘭人，他自己盤算盤算後，認為他承受的風險不值得自掏腰包購買 EpiPen，更別提夏天隨身帶著它有點不便。最後，他為此付出了代價。要是他晚個十年才被診斷出來，就可以因為 FDA 添加的新條例而拿到保險給付，如此一來，或許就能挽救他的性命。

＊　　＊　　＊

　　2016 年夏天，邁蘭藥廠將標準包裝（內含兩劑腎上腺素）的 EpiPen 處方價格調高為六百多美元。每年大約有三百六十萬名過敏情形嚴重、甚至會危及生命的美國患者，會拿醫生處方去購買這個擁有專利、裝有精準救命劑量腎上腺素的自動注射器。別急，我已經幫你算好了：按照

1　該優惠屬於 EpiPen4Schools 計畫的一部分，2016 年 9 月紐約總檢察長為此開始對邁蘭製藥廠進行反壟斷調查，因此，邁蘭停止了許多與該計劃相關的銷售行為。

這個價格，EpiPen的製造商這款原廠藥每年的銷售額大約是兩百一十六億美元。這個數字本身就夠驚人了，然而事情不只有這樣。回到2008年，就在邁蘭獲得EpiPen的專利時[2]，完全一樣的處方，過敏患者只需要付一百零三美元。由於市場上沒有競爭對手或可信賴的學名藥（學名藥），邁蘭藥廠在六年內，將它賣得最好的商品價格調高了五倍以上，每隔幾年就漲個幾百元，一直到2016年最後一次提漲之前，都沒有人反彈。

那年夏天，過敏患者和過敏兒的父母在社群媒體上抗議。患有嚴重過敏，但沒有健康保險或保險不足的人該怎麼辦？新價格令貧窮家庭甚至中產階級望之卻步。聯邦強制執行的《學校緊急腎上腺素法案》（School Access to Emergency Epinephrine Act）在2013年由歐巴馬總統簽署通過，根據該法案，學校必須為過敏學生儲備EpiPen，因此邁蘭的定價也給原本就吃緊的全國教育預算帶來了壓力。大家開始購買瓶裝腎上腺素，再自行將相同劑量的腎上腺素裝入空的注射筒，然後請醫護人員教他們如何幫自己或他們的孩子注射——這是一個便宜許多，但相對風險較大的EpiPen自動注射器替代方案。

儘管遭到全國各地民眾強烈抗議，邁蘭還是沒有調整EpiPen的價格。到了2018年夏天，過敏患者面臨了供應短缺的問題。新聞報導有許多（還買得起的）家長驚慌失措、到處尋找EpiPen庫存。整個缺貨期間，EpiPen的價格還是維持在六百多美元——如果買得到的話。[3]

EpiPen事件是一部再平凡不過的道德劇，它凸顯出患者權益團體、

2　EpiPen使用的專利注射器機制，最初是Sheldon Kaplan在1970年代發明，用於向士兵注射神經毒氣的解毒劑。EpiPen於1987年首次獲得美國FDA批准使用。

3　另一家製藥公司諾華（Novartis）則在2019年夏天，推出自行生產的版本進入美國市場，以解決EpiPen短缺問題。

醫生和其他醫療單位,以及製藥廠間持續不斷的鬥爭。如果你覺得該事件就此落幕,那你錯了。在這個事件之後,還有更亂更髒的事情。

＊　　＊　　＊

2017年8月,美國司法部指控邁蘭公司,在聯邦政府的醫療補助計畫中的EpiPen定價過高,向邁蘭索賠。最後,邁蘭在支付聯邦政府四十六億五千萬美元後,雙方和解。同年,邁蘭的競爭對手賽諾菲製藥公司(Sanofi SA)也對它提出違反競爭投訴。[4]於是,美國證券交易委員會開始調查邁蘭的價格操縱行為。[5]2019年,邁蘭同意以三千萬美元跟證券交易委員和解,終止他們的調查。[6]

與此同時,FDA為了幫助患者取得急救用的腎上腺素,在2018年8月首度核准EpiPen的學名藥和EpiPen Jr。由梯瓦(Teva)製藥廠生產的學名藥作用跟EpiPen差不多,劑量與效果也一樣,而且預計在隔年上市。值得注意的是,梯瓦的學名藥並非市面上第一個EpiPen的替代品,Adrenaclick和賽諾菲的Auvi-Q早已上市多年。如果沒有好的保險給付,Auvi-Q也相當昂貴,兩劑包裝要五百九十八塊美元(但是比我幾年前開始寫這本書時的最高價格五千美元,仍便宜得多)。Adrenaclick就比較便宜了,兩劑的價格為一百零八元,但是它的注射原理和EpiPen不

4　多年來,邁蘭製藥廠一直謊稱其根據該計畫向患者所提供的自動注射器是學名藥,而不是品牌藥,因為當中是一種仿製且易於獲得的藥物—腎上腺素,以此逃避政府昂貴的扣稅。

5　指控方聲稱,如果保險公司和醫療補助機構同意不報銷賽諾菲的自動注射器,邁蘭製藥廠就會提供回扣給他們。

6　有趣的是,邁蘭從未正式承認其定價政策有任何不當行為。只有一次,邁蘭的執行長希瑟·布萊許(Heather Bresch)在2016年富比士醫療保健高峰會(Forbes Healthcare Summit)公開承認他們有公共責任,但即便如此,她仍聲稱所有價格上漲都是由於公司對產品進行改進之後的合理調整。

一樣。這點讓許多家長、患者，甚至醫生不太放心，因為他們在學習怎麼注射時，使用的都是EpiPen。某位母親解釋：「你不會想要在發生緊急狀況時，還得研究怎麼使用這個便宜版注射器吧？」梯瓦的注射器是第一個複製EpiPen注射機制的版本，所以比較能取代原版注射器——要是邁蘭沒有推出自家的學名藥的話。

邁蘭為了迎戰梯瓦，開始以原廠藥一半左右的價格，販售自家的學名藥，售價是兩劑三百二十元。由於當時市面上沒有第三款學名藥，梯瓦只能訂下跟邁蘭學名藥差不多的價格（兩劑三百多美元），以保有市場競爭力。2019年，輝瑞藥廠（Pfizer）生產學名藥的子公司Upjohn與邁蘭合併，成立輝致藥廠（Viatris），目前他們的EpiPen還是維持在兩劑六百五十到七百美元，學名藥則約三百五十美元。儘管價格醜聞餘波盪漾，但由於EpiPen一直以來受到各方信任，其品牌的長期市場影響力可能還會持續一段時間。

EpiPen這段醜聞的簡短歷史真正暴露的，是市場所驅動的醫療體系之陰暗面。跟只需要在短期內治療或服用處方藥一、兩次的急性疾病不同，像過敏或糖尿病這類慢性病需要長期醫治與照護，因此需要在數個月、數年、甚至一輩子，多次購買處方藥與接受治療。食物過敏通常是一輩子的事，而自動注射器會過期，所以每年都需要添購；它們必須儲藏在攝氏十五度到三十度之間，一旦超出這個範圍，腎上腺素就會降解，需要更換。這些林林總總加起來，能給製藥廠商帶來一筆穩定而可觀的收入。生產腎上腺素的花費不高（一毫升不到一美元）；雖然生產注射器的成本比較高（估計大約二到四美元，確切數字未知），但任何細微的「改良」都可以讓廠商「聲稱」為了回收研發成本，必須合理漲價。過敏患者應該為這個救命藥花多少錢？該由誰來負擔這筆費用？這

些問題的答案會帶來很嚴重的後果。

舉個例子，昌迪加爾醫學研究所的梅努・辛格醫生告訴我，印度根本不用EpiPen，因為實在太貴了；有嚴重過敏的患者會隨身帶著小瓶腎上腺素，然後在食物過敏發作時，試著盡快就醫。因此，印度的急性嚴重過敏死亡率比美國高出許多（大約1％到3％，在美國則是0.3％）。伊利諾州是美國第一個要求保險公司全額給付兒童EpiPen的州[7]，然而在其他州，有保險的父母通常還是得負擔自付額。因此根據居住地不同，使用自動注射器的機會也不一樣，死亡風險會跟著有所差異。這之間的關聯簡單直接而可怕。

┃ 事件二：Dupixent帶來的希望與它的價格

我為了寫這本書做了五年的研究，這段期間談到過敏治療時，我最常聽到的方法就是Dupixent——這是治療氣喘和濕疹的針劑藥物。每當我問到「目前有什麼新型療法最令你感到興奮」，大家普遍會提到Dupixent。幾乎沒有例外，總是會有人說：「Dupilumab之類新型生物製劑很有潛力。」某些人（特別是皮膚科醫師）亟需更新傳統的藥物組合，而Dupilumab的臨床試驗令他們滿懷希望。他們告訴我，Dupilumab對皮膚症狀的效果好到令人難以置信，他們非常高興能提供最嚴重、最頑強的異位性皮膚炎患者這個新選擇。

Dupilumab是再生元製藥公司（Regeneron Pharmaceuticals）和賽諾菲合作開發的產品，品牌名為Dupixent。其中的有效分子是再生元發現的，

7　眾議院法案3435。

賽諾菲則提供了大量資金。2021年秋末，我和這兩家公司電子郵件往返數個月後，跟再生元的副總裁兼精準醫療部（Precision Medicine）的負責人珍妮佛・哈彌爾頓（Jennifer Hamilton）博士，以及賽諾菲的全球發展、免疫學暨炎症部負責人奈米許・帕特爾（Naimish Patel）醫生，針對他們這個突破性藥物的發展進行了一場視訊會議。[8]

　　就像我們想像的，大型製藥公司在與外面的人（特別是記者或作家）談話時，態度往往非常謹慎，尤其是在邁蘭醜聞或更近期的奧施康定（OxyContin）訴訟之後。我不怪他們，畢竟他們經常被描繪成哄抬價格、讓我們負擔不起醫療照護的貪婪敵人。不過，我接下來要談的事情比這還要複雜一點——是製藥廠科學家如何倚賴最初發生在非營利實驗室的生物醫學研究，之後又反過來回饋它的故事。

　　現有的過敏途徑基礎免疫學研究成果，是全球各地的學術性實驗室與政府實驗室，在經過數十年漫長且審慎的研究得來的。這些實驗室的經費有一大部分來自政府（例如NIH），換句話說，是公共基金推動了這些過敏反應基礎機制的研究，進而得到這些可供應用的資訊。由於NIH的宗旨與目標，是促進世界各地全體人類的健康，因此前述資訊會被有原則、有目標的公開於科學期刊或網站上——這是基礎科學、尤其生物醫學科學發揮作用該有的模式。

　　接著，公共資助的研究會被拿來成立像再生元之類的營利性公司，將研究成果變成智慧財產。也就是說，聯邦政府的資金用來促進我們更加了解免疫學等科學，而公司資金則用來將這些收穫發展成具有療效、

8　賽諾菲和再生元並沒有為本書的開發、出版或發行提供任何贊助。本書也未直接引用再生元或賽諾菲員工的觀點和聲明，書中皆為我個人的觀點與見解，同時賽諾菲或再生元也沒有對書中內容背書。

可以上市販售的治療方法，當然，會有鉅額利潤隨之而來。另一方面，大眾則得以受益於獲得更好的醫療——至少主流觀點是這麼認為的。

如果說這當中有什麼壞人，那就是這種資金循環本身有不良影響。如果NIH的預算被刪或維持不變（經常如此），能用來進一步研究基礎科學的經費就會減少，如此一來，剩下的會是更多應用科學，或是以製造產品為導向的科學，而這些產品的價格通常是依其創新程度而定。

並不是說再生元和賽諾菲這樣的公司所做的研究和臨床試驗，沒有提升原本的研究價值，他們確實有，也應該為其貢獻得到應有的報酬。但是在此需要問一個關鍵問題：這些藥廠在將基礎科學發展成像Dupixent這樣成功的療法時，獲利多少算是合理？還有，追求有利可圖的藥物，會對「治療」這個終極目標帶來什麼影響？

＊　　＊　　＊

這個事件始於2000年代後期。正如美國西北大學的羅伯特‧舒萊默在第七章解釋的，開發藥物的第一步，是找到還沒有滿足的需求，然後滿足它。再生元的研究人員在與西北大學的科學家、以及紐約市西奈山醫學院的臨床界同儕談話後，得知「濕疹」這種異位性皮膚炎需要有效的治療方法；他們也很清楚，過敏性皮膚炎會嚴重影響患者的生活品質，找到副作用比現有療法（類固醇藥膏和免疫抑制劑）少的治療方法，將能大幅改善他們的整體健康。他們發現，濕疹很適合用來測試一種他們發現的新分子，這個分子有機會阻斷關鍵的過敏途徑。

但是，為了真正了解用Dupilumab這類單株抗體和類固醇治療濕疹有什麼差別，我們得先簡單了解其背後的科學。

單純從技術角度來看，Dupilumab是一種單株抗體（IgG抗體底下

的一個類別），它的標的是白血球介素-4（interleukin-4，簡稱IL-4），這是一種由T細胞和肥大細胞製造的細胞激素（細胞激素是免疫細胞製造來影響其他細胞的蛋白質）；也就是說，免疫細胞可以透過細胞激素來啟動或關閉其他細胞的特定功能。IL-4是第二型過敏免疫反應訊息傳遞途徑中的關鍵分子。Dupilumab可以藉由和免疫細胞上的IL-4受器α結合，來預防涉及IL-4及IL-13的過敏途徑的相關發炎反應。簡單的說，這個藥物能阻斷導致嚴重過敏反應的細胞訊號。不只濕疹，IL-4還和多種異位性疾病有關，這就是為什麼Dupilumab對其他過敏疾病也有很好的效果（稍後會再探討）。

用來治療過敏的常見藥物，像是類固醇或免疫抑制劑，都不像單株抗體這樣具有專一性。由於前者可以跟數個訊息傳遞途徑上的多種標的結合，對身體的影響較廣泛，也因此發生嚴重副作用的機率會更高。

帕特爾解釋，類固醇或許可以有效抑制濕疹患者的發炎反應，但同時也會抑制能幫助身體抵禦細菌、病毒或黴菌的發炎反應。此外，這些受類固醇影響的生物途徑，還對骨骼生長和肌肉維持至關重要，這就是為什麼它們不能長期使用；長期使用類固醇可能導致骨質疏鬆、骨裂，或增加皮膚遭受感染的機會。難怪醫生和患者對口服和外用類固醇總是又愛又恨：它們既會帶來幫助，又會造成傷害。帕特爾表示，Dupilumab這類新的抗體治療之所以令人振奮，就是它們非常精準，附帶傷害小很多。

「我們希望治療具有專一性，不要有副作用，」哈彌爾頓說道，「所以免疫抑制劑不是我們的理想。我們要針對的只有免疫系統中會驅動過敏疾病的那個部分。」Dupilumab先是在實驗室的小鼠模型中試驗成功的，但是人體的臨床試驗才是真正的考驗。

　　初步結果一出來，哈彌爾頓就知道他們手上這個東西很特別。「真正令我們震驚的是關於瘙癢的數據，」哈彌爾頓回憶道。它的效果非常明顯，而且速度比研究團隊一開始預估的快得多。他們原本以為要數個星期到數個月，才能看到濕疹範圍變小、瘙癢程度顯著改善——但他們錯了。大多數患者在一個星期內就見到效果了。由於抗體的目標精準，所以沒有其他濕疹治療那麼多副作用，例如在試驗期間，患者的皮膚感染機率沒有增加，甚至還能改善皮膚上的微生物群。

　　「接受 Dupilumab 治療後，金黃色葡萄球菌（Staph aureus，一種存在於皮膚上的病菌）變少了。同時皮膚上的微生物群多樣性提高了，更接近正常狀況。」哈彌爾頓說道。

　　使用 Dupilumab 治療的做法如下：透過預裝的針頭，隔週進行注射。大多數患者會在初次注射後的十二到十六週之後開始看見效果，接下來必須持續注射以維持效果。因此它被視為一種「長期」治療，也就是必須長期持續進行。

　　2017 年 3 月，FDA 根據後續臨床試驗數據，核准 Dupixent 用於濕疹患者，兩年後又大幅放寬使用範圍，核准用於有中度到重度異位性濕疹的青少年；2020 年 5 月，它的藥品標籤再度更改，允許用於六歲到十一歲的孩童；2022 年 6 月，FDA 核准 Dupilumab 用於患有中度到重度異位性皮膚炎，但症狀無法以其他外用處方控制，或不宜使用這些處方的六個月到五歲大兒童。以上這些許可大大拓展了它的潛在使用族群。

　　其實 Dupixent 被核准使用以前，異位性皮膚炎與濕疹的藥物市場已經很龐大。2017 年，異位性皮膚炎藥物的全球市場總額大約是每年六十億美元，其中又以皮質類固醇為大宗，但 Dupixent 之類生物製劑有機會取代它們，成為皮膚炎市場最大的收入來源。距離 FDA 初次核

准使用不過四年，Dupixent便已經創造每年四十億美元的價值（全球市場總額每年約六十億）。隨著Dupilumab修改藥品標籤，適用的年齡層和適應症愈來愈廣，其市占率也愈來愈大。預估到了2026年，異位性皮膚炎藥物的全球市場總額將達到每年一百三十億美元以上。這對於企圖壟斷市場的製藥廠來說，無疑是很大的利潤。再生元和賽諾菲可望獲得令人咋舌的鉅額利潤，尤其這項產品的專利權期限還有至少十五年，甚至更久——只要他們稍微修改藥物本身或它的給藥方式即可。果然，2020年6月，FDA核准了可以自行注射的Dupixent。藥本身是一樣的，不過新的投藥方式使得自行注射的Dupixent得以另設專利年限。

　　然而Dupixent的潛在客戶群遠不只這些。臨床研究顯示，它還可以明顯改善過敏患者的肺部功能，顯著降低嚴重氣喘發作的機率。FDA根據初步數據，在2018年3月核准這個生物製劑用於中度到重度氣喘患者；2019年6月，又核准了它用於治療慢性鼻竇炎（鼻竇的慢性發炎，會導致鼻腔內長息肉，非常不舒服）；兩年後，做為額外治療，FDA在2021年10月核准Dupilumab用於治療六到十一歲，以嗜酸性白血球細胞為表型、或皮質類固醇倚賴型的氣喘患者；2022年5月，FDA核准了Dupilumab用於十二歲以上、體重超過四十公斤的EoE患者。我在寫這本書的當下，Dupilumab在結節性癢疹（prurigo nodularis）、小兒嗜伊紅性食道炎（pediatric eosinophilic esophagitis）、手足異位性皮膚炎、慢性誘發型蕁麻疹、伴隨第二型發炎證據的慢性阻塞性肺病、慢性自發性蕁麻疹（或蕁麻疹）、不明原因的慢性瘙癢症、未伴隨鼻息肉的慢性鼻竇炎、過敏性黴菌型鼻竇炎、過敏性支氣管與肺部麴菌病、大疱性類天疱瘡（bullous pemphigoid）上，都已經來到了第三期臨床試驗。我想我不需要告訴你未來這個藥物的標籤變化，能為再生元和賽諾菲帶來多少利益

——全來自於這一個「神奇藥物」。

從這些臨床數據看來，說醫學界正在把Dupilumab視為所有過敏相關疾病的一站式療法，一點兒也不誇張。帕特爾告訴我，賽諾菲跟學術單位合作進行了縱向研究，想要看看是否能以Dupixent進行早期治療，來阻止異位性皮膚炎孩童患者的異位性體質發展，以預防它演變成氣喘或是食物過敏（就我目前看到的，我敢打賭這件事情會成）。

目前，一切看來都很樂觀。或許讀到這裡，你也開始對用這個藥物治療其他過敏相關疾病的效力和潛力感到振奮。我當時也很興奮。然而，**我後來從訪問的專家一再聽到以單一種治療方式來「治癒」所有過敏疾病的危險**。有數十年治療過敏經驗的人不斷提醒我，就像任何藥物干預一樣，Dupixent也有它的不足之處。

首先，是它的副作用。[9]就像在上一章看到的，儘管過敏專家和免疫學者對Dupilumab的整體效果和可能性非常期待，但他們也開始擔心起它的副作用，而目前的數據則應驗了他們的擔憂。在一份以兩百四十一位使用Dupilumab的法國患者為對象進行的研究中[10]，研究人員發現，Dupilumab的效果確實跟臨床試驗時一樣，但是患者發生結膜炎的比例（38％）和嗜酸性白血球細胞的數量（比使用Dupilumab前高了24％）都增加了——嗜酸性白血球細胞增加通常發生在寄生蟲

9　說句公道話，每一種異位性皮膚炎的治療方法都有副作用。長期使用皮質類固醇會導致皮膚變薄、皮膚撕裂、瘀傷、痤瘡、紅斑痤瘡、傷口癒合不良和毛髮過多。許多患者在使用類固醇後效果良好，然而多數的醫生將自身對於類固醇的恐懼或偏執歸咎於大多數患者對治療的不滿。我想補充一點，如果正如許多人說的那樣，類固醇對他們的病情沒有多大幫助，那麼輕微的副作用可能也不是一件值得我們去煩惱的事了。

10　Sarah Faiz et al., "Effectiveness and Safety of Dupilumab for the Treatment of Atopic Dermatitis in a Real-Life French Multicenter Adult Cohort," *Journal of the American Academy of Dermatology* 81, no. 1 (July 1, 2019): 143–51.

感染、某些癌症和過敏反應。另一份研究[11]則發現，使用Dupilumab的患者中，有23％的人有「新增的局部性皮膚病」（新的皮膚受刺激區塊），特別是在臉上。研究人員懷疑，這些新的皮膚問題可能是潛在的接觸性皮膚炎過敏所引起，並建議患者在使用新的生物製劑之前，先在局部皮膚進行測試。然而他們也注意到，並不是所有案例都可以用過敏觸發因子來解釋。

值得注意的是，即便眼睛看起來像潰瘍一樣，許多患者並不介意改用Dupixent。網路論壇上的患者、以及那些參與美國國家濕疹學會Dupixent定性研究的患者都表示，只要能治好濕疹，他們就會繼續使用。許多人對Dupixent讚不絕口，也鼓勵別人只要醫生和保險許可，就趕快開始接受治療。我想，這是那些中度到重度濕疹患者所做的見證。症狀嚴重的患者似乎都願意用些許副作用來換回正常的生活，認為這樣的治療令他們「重獲新生」。

我想，這就是珍妮佛·哈彌爾頓和奈米許·帕特爾成為生物研究員的原因。他們知道濕疹會給患者帶來沉重負擔，而他們想幫助這些人減輕痛苦。哈彌爾頓把一名參與Dupilumab初期臨床試驗的患者寫給他的郵件，印出來貼在辦公室的公布欄，提醒自己從事這份工作的初衷。

她告訴我：「說到底，我們從事這個行業就是為了改善患者的生活，以及拯救性命。」而對許多人而言，Dupixent的確實現了這個目標。

但正如臨床醫生一再提醒我的，總會有些患者對這個「神奇藥物」是沒有反應的。臨床醫師報告指出，大約有四分之一的患者對Dupixent的反應不如最初預期。根據美國臨床與經濟評論研究所（Institute for

---

11 G. A. Zhu et al., "Assessment of the Development of New Regional Dermatoses in Patients Treated for Atopic Dermatitis with Dupilumab," *JAMA Dermatology* 155, no. 7 (2019): 850–52.

Clinical and Economic Review，簡稱ICER）的調查，30％到44％的患者在使用Dupixent後症狀明顯改善，可以說這筆高昂的費用花得值得。然而，有些患者一開始使用Dupixent時雖然反應良好，但是到了後來又恢復原狀。Dupixent在這些患者身上的藥效似乎退去了。就像皮質類固醇等其他療法一樣，患者的身體似乎會適應它們，導致它們的效果逐漸變差。這些患者通常會被標記為「反應無法持久者」。為此，我們會不會像史丹佛大學西恩・帕克過敏與氣喘研究中心的主任卡麗・納多博士所擔心的，過於推崇Dupilumab的成功，不再積極尋找更好的治療了呢？或是更糟的，會不會停止尋找可以解決所有過敏反應的永久性方案呢？現在看起來似乎沒有這個問題，光是針對濕疹，目前就有好幾種新藥（其中有許多是跟Dupilumab一樣的生物製劑）在評估中，已經進到第二期臨床試驗的lebrikizumab，其效果甚至比Dupixent更好。

* * *

最後，並不是每個患者都可以拿到Dupilumab的處方，有些患者會因為「情況不夠嚴重」而不能使用這個昂貴的藥物。異位性皮膚炎是輕度、中度還是重度，並沒有一致的臨床定義。就像先前討論過的，氣喘的定義和分級也是如此，這是過敏照護的共同問題，它使得過敏診斷更為困難。在沒有全球標準的指引和定義下，醫生也只能憑自己的臨床經驗和診斷標準，來判定患者的嚴重程度。而就像英國的小兒皮膚科醫生潔西・費爾頓向我解釋的，醫師診斷為中度或重度，是患者拿到Dupilumab這類新藥的關鍵。因為Dupixent非常新、非常昂貴，目前也還沒有便宜一點的學名藥，大多數保險公司和國家健保單位（像英國的國民保健署）只會給付最嚴重的案例。中度患者不見得會在保險給

付範圍內，特別是患者對皮質類固醇藥膏或短期免疫抑制劑的反應良好時。費爾頓表示，她的患者想要拿到 Dupixent 得經過許多關卡。換句話說，Dupixent 在治療多種過敏情況的效力或許驚人，但也僅限於能拿得到處方的人，而就目前看來，人數還很有限。

多年來，我一直潛伏在各社群媒體上觀察過敏患者之間的互動。在異位性皮膚炎和濕疹的討論中，大家都對 Dupixent 帶來的應許興奮不已。有些幸運的患者甚至發了治療前和治療後的照片，來呈現這個藥物清除濕疹能力有多神奇。但很多時候，在同一個討論下，也有人抱怨他們的保險公司不願意負擔其藥物費用。「真為你感到高興！」有人這麼寫道，「真希望我也可以拿到 Dupixent，我那可惡的保險公司竟然說，鑑於我的濕疹影響生活的程度，他們認為毋須為我負擔 Dupixent 的費用。」還有些人則是傳授大家如何申請援助計畫，在沒有保險的情況下拿到藥（順道一提，這些資訊在賽諾菲的 Dupixent 官方網站上就可以找到）。

Dupixent 在沒有保險的情況下，四週的花費是 3,203.39 美元，許多能因它受益的患者應該都負擔不起。我幫你算好了，使用 Dupixent 一年的花費是 41,644.07 美金。[12] 約 80％的保險公司會負擔部分 Dupixent 的費用，但是患者每個月的自付額仍要六十到一百二十五美金，對於預算吃緊的人來說，還是太高了。那麼有醫療補助（Medicare 或 Medicaid）的患者呢？只有部分計畫有將 Dupixent 涵蓋在內。至於那些不是那麼富裕的國家，患者恐怕至少得再等十年才有 Dupixent 可用。

---

12 在本書的研究、寫作和編輯過程中，我試圖提供當前各種藥品的正確價格，但實在有困難。藥品的價格經常波動，而且患者的實際花費會因多種因素而有很大差異。為此，建議讀者自行上網搜尋相關藥品的價格，會比較準確。書中的金額只是大致的範圍，在我看來，預測特定時刻的藥品價格就和天氣預報一樣不容易。

Dupixent的營業額最後只會受限於需要它的人，而誠如前幾章看到的，這樣的人有增無減。

　　再生元知道讓患者和醫生知道Dupilumab的成功率〔13〕，對提高它在皮膚炎藥物的市占率至關重要。在他們看來，由於患者長久以來的選擇非常少，所以必須讓他們知道有Dupilumab這個新選項，而且還要讓他們知道，它比皮質類固醇或免疫抑制劑好得多。如果這聽起來跟EpiPen的故事雷同，是因為它確實如此。至少在美國，直接向消費者推銷新藥是製藥公司的慣用手法。如果他們能將某個藥物的療效宣傳出去，患者就會向醫生詢問這個藥。做為一位熟悉醫病關係的醫療人類學家，我可以告訴你，大部分醫生除了要照顧患者的基本健康之外，讓患者感到開心也是令他們備感壓力的事。在這個資本主義的系統中，病人就像顧客，再生元首席執行長倫納德・史萊佛（Leonard Schleifer）除了需要為公司股東帶來利潤，也要讓他的客戶（患者和保險公司）滿意。再生元的董事會承諾，如果現有的成長能維持下去，會給他十四億美元獎金，以表彰他的努力。目前為止，Dupixent是市面上成長最快的生物製劑。在過敏疾病的患者不斷增加的情況下，它的成長毫無減緩的跡象。

　　開發像Dupixent這樣的藥物很不容易。它突顯出製藥公司經常是建立在非營利實驗室的基礎科學研究上。中間的利益交換看似不平衡，特別是像再生元和賽諾菲這種使用了這些資訊後，獲利源源不絕的公司。但事實是，學術單位沒有資源（人力、全球聯繫、資金）進行大型臨床試驗，來將Dupixent這樣的藥安全地帶進市場。反過來，像賽諾菲這樣的公司也不可能為了進一步了解疾病的進程與關鍵因素，不考慮

13 再生元首席執行長倫納德・史萊佛曾公開表示，他認為大力行銷是增加Dupixent營收的關鍵，成功的行銷讓這個原本每年營收二十億美元的藥物，變成每年一百二十億美元。

時間和資源限制的進行長期研究。這部分是學術性實驗室的強項。學術界、政府和藥廠科學研究員之間，存在一個動態的複雜關係。就像我們看到的，這個方法有可取之處，但也有它的問題，至少在研究資金的取得和大多數新療法的開發成本上是不平等的。於是，「幫助患者」與「實現盈利」兩者之間就出現了緊張關係，就像下一個事件。

▎事件三：商業界中的學術

　　某些我訪問的免疫科學家和臨床研究員，同時有兩份工作：一方面，他們是大學或教學醫院裡的研究員，正式職位可能是教授、臨床研究人員或實驗室科學家（很多時候可能三者皆是）；另一方面，他們在新創的生技公司擔任要職，是新手企業家。這在現代大學中並不罕見，有愈來愈多企業與學術機構合作，提供資金給校園研究實驗室。從很多方面來看，這麼做頗為合理。我訪問過的過敏專家都是該領域的佼佼者，他們擁有關於過敏型免疫反應的所有知識。任何生技公司想要開發更新的或更好的診斷方法或療法時，他們絕對是最佳的合作人選。

　　然而，這樣的安排明顯存在著緊張的關係，我訪談過的研究人員當中，就常有人直接坦率的跟我提到這個問題。生物醫學專家渴望幫助病患和公司獲利之間的衝突，存在於研發過程中的各個階段。選擇加入生技公司的學者，往往有個凌駕依一切的目標：創造更好的東西來幫助更多的人。這是他們之中大多數人希望透過加入這些企業來實現的目標。然而，在學術界和企業間，這些安排涉及的資金問題鮮少被明確提及，大多避而不談。學術界的薪資完全屬於中產階級；科學和工程領域的教員年薪約九萬到十五萬美元，實際收入取決於資歷和任教單位（哈佛大

學給的薪資顯然比內布拉斯加大學高）。可以想像，**對許多想要連結基礎科學與應用科學，或是從學術界跨足商業界的學者和醫生，要取得平衡非常困難。**

正因如此，一些專家表示他們會盡量避免受獲利動機所影響。辛辛那提兒童醫院的馬克・羅森伯格博士，就對生物科技公司的炒作機制抱持審慎態度，因為他們看重的是風險投資的報酬，而不是科學或患者的需求。醫生和基礎研究員關心的是患者的健康，以及如何透過臨床照顧和研究來改善患者的生活；像羅森伯格的實驗室這樣的學術單位，是製造智慧財產的引擎，可以提供製藥公司各種好點子。

「事情就是這樣，」羅森伯格說道，「具有應用潛力的新發現經常引起製藥公司的興趣。這些公司和創投家之間現在最熱門的議題，是可以阻斷嗜酸性白血球疾病（例如EoE）的藥物。我每週都會接到詢問電話，但十年前可以說乏人問津。」

對羅森伯格而言，患者的健康永遠是最優先的。如果他的研究能幫助到人，那他的目的就達到了。至於要在哪些研究上繼續追求，他則態度謹慎，交由這些製藥公司決定哪些研究可以轉換成貨幣。

NIH的迪恩・麥特卡爾菲醫師則解釋道，過程如出一轍。臨床上使用的吸入器、類固醇和生物製劑只會來自大型製藥公司，因為只有他們才有進行臨床研究的資金和系統。學術實驗室的研究員使用NIH的資金研究過敏反應中細胞訊息的傳導，但他們沒有資源（通常是人力和資金）來發展可以影響這個傳遞途徑的新分子（例如Dupilumab）。這就是製藥公司上場的時候了。學術人員將跟訊息傳遞有關的研究成果發表在科學和醫學期刊上，接著，製藥公司的實驗室按需求，拿這些發現去開發能啟動或關閉傳遞訊息的分子。

「我們面對的挑戰，是做這些工作的成本太高了，」麥特卡爾菲表示。

多高呢？很難說得準確。首先，想要取得研發新藥相關花費的詳細資訊，有如從固若金湯的堡壘挖金礦一樣困難。製藥公司不會明確透露他們的成本，所以估算範圍非常大，FDA 核准的每一個新藥，開發經費從一千九百萬美元到三十億美元都有。不論哪一邊是正確的，NIH 都花不起，因為該單位在 2022 年的總預算也不過四百六十億（還要分給各個研究中心，用於因應各種疾病和健康問題）。換句話說，倚賴 NIH 的學術研究員，往往還要從其他地方尋找資金才能應付開銷——這就是為什麼來自企業的資金如此誘人。缺少這些外來資金，大多數非營利實驗室恐怕都生存不下去。因此，幾乎所有學術研究員都必須在基礎科學與應用（更有利可圖的）科學間波濤洶湧的水域航行。

芝加哥大學的凱瑟琳・納格勒博士原本相當排斥參與過敏科學商業化的事。在她的大學辦公室針對其研究長談時，她向我表示當然有企業徵詢過她。最初，她視自己為單純的科研人員，一個想要更了解人類微生物群的免疫學家。納格勒希望她的研究能帶給食物過敏患者正面影響，但在她試著了解微生物群與腸道免疫細胞間的交互作用時，附帶影響出現了，而且這個影響還緩慢而穩健的開始往舞台中央移動。

「對我而言，這已經不再是單純的學術研究了，現在我想幫助那些對這個研究有貢獻的患者。我想實現我對他們的承諾。」納格勒說道。

納格勒和在義大利拿波里的同事合作，分別從健康的嬰孩和對牛奶過敏的嬰孩取樣，希望在他們的微生物群中尋找關鍵差異，以解釋他們的情況。他們將這些微生物群移植到不帶細菌的無菌小鼠身上，然後觀察它們在小鼠腸道上皮細胞誘導出來的基因有無差異。當他們整合健康和過敏嬰孩的微生物群差異，比較它們誘導出來的基因變化時，發現一

種名為「糞厭氧棒狀菌」（*Anaerostipes caccae*）的梭狀芽胞桿菌屬（*Clostridia*）厭氧細菌，在健康嬰孩中的數量高出許多。納格勒認為這類特殊細菌是腸道的「維護者」之一，它們會使食物纖維發酵來製造像丁酸之類的短鏈脂肪酸，對維護腸道上皮細胞層的健康非常重要。此外，糞厭氧棒狀菌還會誘導或製造調節 T 細胞來調節腸道屏障。

納格勒創立的公司 ClostraBio 製造的第一個產品是一種合成聚合物，目的是將丁酸送到正常腸道中生成丁酸的位置。她也對活體生物療法和益生元膳食纖維的進一步應用感興趣，這些產品可以促進腸道中的糞厭氧棒狀菌之類細菌生長，使其更健康。與納格勒一同創辦公司的是個分子工程師，納格勒告訴我，透過創業過程的密切合作，她現在對轉化研究已經改觀了。

「我們正在尋找兩千萬美元的 A 輪融資，將這項研究帶入臨床階段，」納格勒一邊說道、一邊給我看初步發現的投影片。「我想要將我的學術工作轉化成治療方法。」

不同於其他不能停藥的治療方法，納格勒認為她的療法不會需要終身進行。她希望 ClostraBio 的治療方法能夠幫助食物過敏患者，有效恢復腸道的屏障功能，提升其免疫耐受力。在納格勒看來，這個療法最棒的是能改善微生物群，因為它不使用抗生素，而抗生素正是最開始時的主要麻煩製造者。

對納格勒而言，跨過基礎科學與應用科學中間的分隔之所以重要，是這麼做為幾十年來對她的研究做出貢獻的人（患者本身）帶來了改變。雖然她還是對將科學轉化成能賺錢的治療方法感到遲疑，但是她也看到了這麼做可以幫助更多人。況且，科學研究如果不能促進全人類的健康和福祉，還有什麼意義呢？

錢、錢、錢，研究基礎科學的資金怎麼運用？

從過敏患者身上獲利的不只製藥公司，另外像是空氣清淨機的銷售額，到了2027年預估會有兩百八十三億美元。[14]連鎖飯店也看中了蓬勃發展的過敏市場，推出更高價的「無過敏原房間」。[15]儘管我們對於什麼東西可以標示為「低過敏原」還缺乏規範，但過敏友善或低過敏原的產品如今已隨處可見。[16]管理諮詢公司McKinsey & Company估計，目前有八千五百萬名美國人在採買時，會避開至少一種主要食物過敏原，並且習慣付更多錢購買「安全」的食物。這些林林總總加起來，為那些以滿足全球不斷增加的過敏患者為目標的公司帶來了鉅額收入。

然而，就像我們看到的，過敏市場中最賺錢的還是治療性和預防性療法，例如Dupixent在讓眾多患者症狀改善的同時，也為製藥公司賺進了數十億美元。重點是要在追求先進治療、尋求過敏解決方案、以及從中獲利之間，找到平衡。因此，對於研究經費應該如何使用、以及由誰來進行臨床研究，必須非常謹慎。

我和NIH過敏部主任阿爾基斯·托吉亞斯醫師談到這一點時，他非常關注金錢在促使科學研究成為更好的治療方法時扮演什麼角色——這是個他非常清楚的複雜議題。

「NIH是美國、也是全世界最大的過敏研究資助者，」托吉亞斯說

14 "Air Purifier Market Share, Size, Trends, Industry Analysis Report by Type [High Efficiency Particulate Air (HEPA), Activated Carbon, Ionic Filters]; by Application [Commercial, Residential, Industrial]; by Residential End-Use; by Region, Segment Forecast, 2021–2029," Polaris Market Research, November 2021, https://www.polarismarketresearch.com/industry-analysis/air-purifier-market.

道，接著繼續闡述研究資金和利潤間的問題。「我們提倡、也資助特定研究單位從事食物過敏與氣喘方面的研究，但我們也不斷在將它們整合成一個更大的計畫。我們支持研究過敏基礎機制，也支持臨床研究。做為國家衛生研究院，我們的信念是基礎科學對於理解疾病極其重要。」

托吉亞斯舉了個例子，告訴我哪些事是NIH會做、但是以賺錢為目的的單位不會做的。NIH在資助臨床試驗時，會堅持研究內容必須包含了解該疾病的機制。換句話說，只是證明藥物有用是不夠的。另外，NIH還想知道這個藥物「為什麼」有用。

「有人會問，『為什麼要這樣？你在測試新藥；發現它有效，那就好了。』我們的答案是，有效當然很好，不過這不足以讓它成為最終的治療方式，」托吉亞斯解釋道，「我們需要收集資料好知道關於下一代治療的訊息，找出下一步應該怎麼走。但是製藥公司絕對不會這麼做。」

即使是資助者和非營利組織，也不在意為什麼這個東西有效，只要有效就好了——他們看重的是結果，而不是基礎生物機制。托吉亞斯指出，這種做法的問題在於：它不會擴展我們的知識基礎。我們沒有機會從中學習免疫系統如何反應、為何這樣反應，以及在關鍵時刻（也就是過敏反應發生之前）如何改變它們。比起試圖尋找另一種更好、但是只能預防或治療症狀的藥物或產品，資助那些想要進一步了解免疫系統如何運作的基礎科學研究，例如NIH目前針對肥大細胞如何釋放組織胺、

15 更多有關過敏商機的趨勢，可參考 https://www.pureroom.com/; Tanya Mohn, "Sneeze-Free Zone," *New York Times*, January 10, 2011, https://www. nytimes.com/2011/01/11/business/11allergy.html; and Alisa Fleming, "Hotel Havens for Travel with Allergies and Asthma," Living Allergic, February 5, 2014, https://www.allergicliving.com/2014/02/05/hotel-havens/.

16 為了解決這個問題，美國氣喘和過敏基金會啟動了一項審查此類產品的計畫。關於他們的方法和產品清單，請見https://www.asthmaandallergyfriend.com/USA/.

或是免疫耐受力網絡的研究，可能是運用有限經費更妥善的方法。找到一種可以在一開始就制止所以過敏反應發生的方法，終究勝過一百種新的生物性製劑或療法。只有重新重視政府和社會對基礎免疫科學的研究，以及讓健康醫療不再和金錢利益掛鉤，我們才能實現這個目標。這裡的「我們」是指每一個人，而不只是那些負擔得起最好的醫療、來自第一世界、居住在城市的富有白人。

9 什麼是有效的治療？
權衡治療方法的效益與風險
What Makes a Treatment Effective?
Weighing Benefits and Risks

　　有一件事我們還沒有好好討論，那就是過敏照護中的人（包括患者、過敏兒的照顧者、醫療從業人員和臨床醫生）如何看待與權衡各種治療選擇。做決定的過程中，成本與效益、特定療法的效果和潛在副作用，以及患者身心的整體安全和健康，都會有爭議。過敏反應較嚴重的患者在接受治療時，通常需要承受一定程度的風險。而一種疾病的解決方案，幾乎總有可能引發另一種疾病，尤其我們討論的是難以理解、需要巧妙維持平衡的人類免疫系統。

　　在此我想暫停一下，請你做個簡單的思想實驗。或許你有中度到重度過敏情形，或是認識某個有中度到重度過敏的人，我們每個人對這一章要討論的議題熟悉度可能有所不同。所以首先，我想要讓大家對於有哪些治療選擇、以及可能面臨什麼風險，有些共識。

　　請你想像自己有個五歲大、對花生嚴重過敏的兒子。他的過敏相當嚴重，只要吃到一點點花生就會喪命。不管是帶他去朋友家玩、參加派對或送他上學，都讓你很擔心。你就像一張跳針的唱片，每當遇到跟他接觸或是有機會照顧他的人，便會警告他們你兒子對花生過敏。長年的緊繃和焦慮令你筋疲力盡。後來，連你才五歲大的孩子也開始焦慮了，

因為他知道環境中有看不見的東西會傷害他。事實上，你們全家人的生活都受到了影響。從四年前得知孩子對花生過敏之後，你們每天都必須面對這件事。

現在，請你根據以下情形回答一個問題：如果你們帶著孩子去買冰淇淋，光是一個新來的年輕店員不小心用沾了花生的勺子，舀泡泡糖口味的冰淇淋給你兒子，就足以在他身上引起致死的急性嚴重過敏反應，那麼，你會讓你兒子接受口服免疫療法嗎？即使療法本身也可能引起相同的反應？

無論從哪個角度切入，這個問題都很難回答。如果你的過敏專科醫生和小兒科醫師意見分歧，一個堅持新型口服免疫療法的效果很好，另一個告訴你他不敢建議你這麼做，因為對它的不良反應和長期效果都還沒有足夠的研究呢？再想像一下，你花了數個小時坐在電腦前自行研究，把焦點放在那一小部分在治療過程中發生急性嚴重過敏的孩子。接受一生中會有幾次意外接觸的風險，跟有意的讓孩子接觸少量已知會引起急性嚴重過敏的過敏原幾個月，哪一邊比較好呢？

如果接受治療，也成功了，那麼你的孩子可以在不小心吃了兩顆花生後，不至於需要送急診。你覺得這聽起來很不錯；但是你又發現，口服免疫療法是個很新的治療，我們還不知道它的效果能不能維持十年以上，所以需要無限期的持續治療，而一旦停止治療，他經過一系列艱難和緊張的治療換來的一點點免疫耐受力，可能又會慢慢消失。同時，這些假設的先決條件是你有好的保險、過敏專科醫師，並且負擔得起每次看診的自付額。

現在請你再次回答相同的問題：**你是否會讓孩子冒著生命危險，來換他以後不再經歷急性嚴重過敏事件？**

　　這些不是純粹假設性的問題，而是確確實實存在、孩子患有嚴重過敏的父母每天都被問到的問題。寫這本書時我發現，臨床醫師、患者和父母權衡治療風險與花費的方式，很不一樣。例如是否接受口服免疫療法，就不是個能輕易做出的決定——差得遠了。

　　這些決定涉及重大的道德和生存問題，包括患有嚴重或致死過敏疾病的患者願意承擔多少風險，來「治癒」這個病，或至少緩解最糟的症狀。FDA利用利益—風險框架（Benefit-Risk Framework）規範，來確保生物療法不會對患者造成不當傷害。FDA表示，該框架是「一個有組織的定性方法，重點在辨識並針對FDA利益風險評估中的關鍵議題、證據和不確定性進行溝通，並討論這些考慮因素如何影響決策」。[1]換句話說，監管單位會利用臨床試驗的數據，來評估患者的利益與風險。然而，新的療法即使獲得FDA批准（就像Aimmune的花生過敏藥物Palforzia），也不代表所有過敏專家或患者都同意它的益處大過於風險。

　　事實上，過敏症的治療方法不見得對每個人都有效，即使有效，也不代表它的效果能夠持久。另外，治療可能非常昂貴，而且不容易維持，因為整個療程可能需要數年（甚至一輩子）。

　　接下來，我們將以食物過敏和異位性皮膚炎為例，看看不同的利害關係人如何定義什麼樣的治療方法「有效」，以及在面對FDA核准的新療法時，患者如何斟酌他們的選項。照例，這又是個複雜的故事。最後，是否接受新治療，是個人根據生活經驗所做出的決定。在缺乏真正的預防性療法時，許多過敏情況嚴重的患者只剩下兩個選擇：嘗試新的治療方法，或是……拒絕嘗試。

1　U.S. Food and Drug Administration, "Benefit-Risk Assessment in Drug Regulatory Decision-Making," March 30, 2018, 3, www.fda.gov/files/about%20fda/published/Benefit-Risk-Assessment-in-Drug-Regulatory-Decision-Making.pdf.

▍真實案例一：以口服免疫療法治療食物過敏

開始談這個故事之前，我們先了解相關知識。誠如前述，免疫療法其實是非常古老的構想，過敏專科醫生施行這個方法已經超過一百年，但效果不怎樣。現在市面上這些更新、更先進的標準化免疫療法（例如，治療花生過敏的 Palforzia）基本上原理不變，終極目標是重新訓練免疫系統，提高免疫耐受力。目前的免疫療法有分別針對呼吸道過敏與食物過敏的，其療效因治療對象而異。這還不是一門準確的科學，因為從生物學嚴格的角度來看，我們甚至不確定免疫療法是如何發揮作用的，只知道這麼做對許多患者有用。

過去，食物過敏的免疫療法幾乎都是過敏專科醫師自行設法進行的。從1900年代早期到1970年代，過敏專科醫生會利用當地的花粉或其他過敏原，自行配製過敏原萃取物。1970年代到1980年代，隨著科學進展，大家開始將過敏原標準化，並且按不同規格製造。現在，過敏專科醫生可以訂購過敏原，然後按照患者的個別需求，將它們混合或稀釋使用。[2] 用於不同患者的過敏原濃度可能不同，流程也可能大相逕庭。

針對花生過敏，早期和現在的過敏專科醫生通常都會購買大量花生粉，自行製成舌下或口服的免疫治療錠，並在數週或數個月的期間內，給患者服用劑量逐漸增加的治療錠。免疫專科醫生告訴我，這些自製的花生藥丸成本非常低廉，整個過程也相對簡單，只要確定每一次給予正確劑量的過敏原即可。由於這些藥丸沒有經過標準化，偶爾會弄錯劑量。

2　美國過敏、氣喘和免疫學學會於2014年出版的《實務管理資源指南》（*Practice Management Resource Guide*）用了一整章的篇幅，來說明如何將標準化過敏原與患者的個人化免疫治療組合妥善的一起使用。

現在，除了這個方法（仍然有人使用），患者也可以選擇吃Palforzia。

Palforzia是用脫脂花生粉做成的處方藥，目前治療對象定為四歲以上的患者，但是它在年幼童身上的效果其實比成人更好。患者必須連續六個月每天服用，療程分為三個階段，分別是：初始劑量遞增階段、劑量增加階段，以及維持階段。花生劑量會從初始階段的三毫克，逐漸增加到三百毫克。目前，Palforzia是FDA唯一核准的口服免疫療法處方藥，但它只能用於治療花生過敏。患者一開始必須在醫生的監督下接受治療，以防出現嚴重的不良反應。每次增加劑量時，也會在醫療人員的監控下進行，不過，如果患者的反應良好，接下來就可以在家自行完成。

不管是過去或現在，食物過敏口服免疫療法都有風險。對於過敏情形嚴重的患者，治療本身就可能造成急性嚴重過敏，這也是為什麼初始劑量和劑量增加時，會需要在有急救設備和專業人員在場的醫療院所進行。即便患者承受得住，治療還是可能（而且通常都會）帶來不適。不管是Palforzia或傳統口服免疫療法，口服免疫療法的副作用包括：嘴巴和舌頭刺痛或腫脹；呼吸困難或喘鳴；喉嚨緊或腫脹；臉部或眼睛腫；皮膚起疹子或搔癢；胃絞痛、嘔吐或腹瀉，以及頭暈或昏厥。狀況嚴重時，可以暫時減少劑量。對於某些患者，口服治療還可能引起食道發炎或嗜伊紅性食道炎（EoE）。許多患者（和他們的照顧者）在治療過程中，可能因為這些副作用而產生焦慮，特別是在初始階段和劑量增加階段，還有些人會因為副作用而終止治療。

在近期的一項研究中，一千一百八十二位年紀在四歲到十七歲的患者在接受Palforzia治療的前三個星期，分別出現輕度症狀（35％的人）和中度症狀（55％的人）[3]，而有四十一位患者（相當於3.5％）出現了嚴重反應。急性嚴重過敏反應的比例很低，但三年內確實有1.2％的發

生率。這種情形通常會隨著療程的進行而降低。四分之三的患者可以堅持到最終的維持劑量（三百毫克）。

是否接受口服免疫治療，大多取決於如何看待整體治療的效果，而不同利害關係人對「有效」的定義可能有很大差異。

◎ 觀點一：患者的觀點

史黛西・斯特納（Stacey Sturner）在臉書上經營了一個大型的食物過敏社團。她的兒子里德在2013年（十二個月大時）花生過敏發作，史黛西於2015年成立社團的時候，里德正在接受相關的治療。這個社團除了提供資訊，也給了大家表達同理心、互相支持和分享個人故事的空間。史黛西告訴我，大多數的人都是因為面臨治療的抉擇（例如是否應該接受Palforzia治療），而加入這個社團。有些人是在開始接受口服免疫治療時加入；有些人慶幸自己做了這樣的決定，並為沒有做同樣選擇的父母覺得遺憾；也有些人分享了他們在治療過程的負面經歷，希望尋求支持。身為傳播和行銷專家，史黛西希望這個社團不要僅僅用來分享奇聞軼事。

「大多數關於過敏的社群媒體群組通常都只有分享故事。『你的故事是怎樣？對我會有幫助嗎？』基於各種原因，我認為這麼做會出問題，」我們第二次在電話中長談時，史黛西這麼說道。我們的討論特別著重在：跟她有一樣狀況的人，要如何做治療選擇？

史黛西自認很幸運，在兒子被診斷出過敏時，她遇到了一個非常好

---

3 Thomas Casale, A. Wesley Burks, James Baker, et. al, "Safety of Peanut (Arachis Hypogaea) Allergen Powder-dnfp in Children and Teenagers with Peanut Allergy: Pooled Analysis From Controlled and Open-Label Phase 3 Trials," in *J Allergy Clin Immunol* 147;2 (2021): AB106.

的過敏專科醫師──不是每個人都像她這麼幸運。她認為掌握最新、有證據支持的資料，是了解過敏和其療法的關鍵。好資訊可以決定過敏患者能否過上好生活。她開始參與線上團體時深感挫折，因為大家很少分享有證據的資訊。大多數的人都在講故事，提供的「事實」也缺少出處或連結。2014年1月，史黛西在做了許多研究之後，決定自己成立社團來分享這些研究。她的社團現在有超過一萬三千個成員，而且都經過篩選：遇到貼文時沒有附上科學數據的人，史黛西會將他們退出社團。

「迫切需要幫忙的家庭很多，食物過敏可能給生活帶來許多不便。因它而來的壓力，會引起許多心理健康方面的問題。」她說。

2016年，里德在過敏專科醫師的診間裡接受花生過敏的食物試驗失敗了。令人慶幸的，他的反應算是輕微的，但還是需要施打腎上腺素。事實上，里德從來沒有因為不小心吃了花生引起急性嚴重過敏反應而需要進急診室的經驗。對應花生的IgE抗體量也算是低的，所以很自然的被認為長大就會好了。因為這樣，里德沒有參與資格先前的Palforzia臨床試驗。事實上，他的情況確實輕微，史黛西大可選擇「再觀察看看」的策略，但她想要嚴正看待這件事，不想要冒險。她給自己一個期限：如果到了五歲，里德在食物試驗還是對花生有反應，她就要在他上幼稚園前嘗試口服免疫療法。

史黛西告訴我，里德做食物試驗時反應相對輕微，這反而讓她更容易做決定。首先，她能夠明確看到他過敏發作的情形（皮膚起疹子和腫起），而且他能從這個治療中受益。其次，她很有把握里德扛得住治療本身──連續食用微量花生數個星期。有些小孩有食物恐懼，害怕食物有危險或者會致死，但里德沒有。史黛西向里德解釋他的病情時一直很謹慎，因為不想嚇到他，導致他不敢吃東西。所以比起其他孩子，里德

更願意嘗試吃含有花生的東西。由於具備上述這些條件，加上史黛西掌握了關於成功率和潛在風險的最新訊息，所以很容易就做出了讓里德接受口服免疫治療的決定。

然而，有件事令她比較掙扎：她的大兒子患有克隆氏症，這是一種會影響食道的免疫障礙疾病（克隆氏症通常只影響腸道，但是有很少數也會影響食道）。患有EoE的患者不建議接受口服免疫療法，因為它可能導致嚴重（通常危及生命）的併發症。史黛西最不想要的，就是讓小兒子因為接受口服免疫療法而衍生其他問題。

「我想所有人都同意，治療方法不能比疾病本身來得糟，」史黛西說道。

最後，大兒子的專科醫生（一名EoE專家）接受了她讓里德採用口服免疫療法的決定，儘管他對此持保留態度。史黛西回去找為里德做食物試驗的醫生，登記接受口服免疫療法。在治療初期，史黛西會帶里德去看診，吃完該吃的花生劑量後，留下來觀察四十五分鐘。起初她有點緊張，但是一段時間之後，由於里德沒有什麼負面反應，她也更有信心了。史黛西告訴我，她的臉書社團中有許多家長分享了類似的經歷。在孩子的狀況改善後，他們不再那麼焦慮，也愈來愈興奮和期待。然而史黛西認為，這時過敏專科醫生需要給家長打一劑「現實針」來控制他們的期望。患者在口服免疫治療初期反應良好，不代表接下來的療程就能一帆風順。誠如我們一再重申的，每個人的免疫反應存在很大差異，因此口服免疫療法的結果也可能大不相同。

最終，里德完成了標準口服免疫治療，結果非常成功。過程中最大的障礙是他們的生活因此被打亂了，因為這個治療每天要進行兩次，而且得連續做幾個月。但是六個月過後，里德已經具備了對八顆花生，即

四千毫克左右的花生蛋白質的耐受力。[4] 接著，他又接受了三年的維持治療來維持耐受力。最後，他血液裡的抗體濃度趨近於零，皮膚測試也呈陰性。這時，醫生建議里德暫停維持治療一個月後，再回來做一次食物試驗。他成功通過了試驗，在吃了十四顆花生後，沒有任何反應。現在里德每個星期至少會吃兩次花生來維持他的耐受力，這一點他甘之如飴。史黛西告訴我，士力架巧克力是特別受歡迎的「藥物」。

「我們欣喜若狂，立刻成為這個療法的擁護者，」史黛西說。「只不過我得非常小心，因為我知道大多數的人結果不會這麼好。這處理起來有些棘手，因為在經營食物過敏社團，我不希望人們理所當然的認為，我的經歷也同樣會發生在他們身上。確實有機會，只不過機會不是那麼高。我們非常幸運。」

史黛西告訴我，她擔心的一個問題是這些口服免疫療法並不一致，過敏專科醫生們各有各的做法，而這給食物過敏患者的父母帶來了許多困惑和恐懼。由於她自己做了研究，所以對於讓孩子接受口服免疫療法有把握，不過她也能理解那些無法或不願意這麼做的父母。

自從 Palforzia 於 2020 年 1 月獲得批准以來，史黛西發現，有愈來愈多接受這個新型口服免疫治療的人加入她的社團。她認為整體而言這是很好的趨勢，因為這代表 Palforzia 讓口服免疫療法變得容易取得，即使在沒有很多過敏專科醫師的地區也是如此。再加上 Palforzia 有標準的療程和關於成功率的紀錄，所以醫生和患者對它也比較放心。史黛西認為這對口服免疫療法的公關很有利。

4　目前 Palforzia 的治療量不能超過三百毫克。如果想和史黛西的兒子一樣繼續接受口服免疫療法，就得停止使用 Palforzia，改用其他更傳統的口服免疫療法。

史黛西不只是過敏患者的母親，也為食物過敏發聲，於是我請她就她在社交媒體上所看到、以及從其他患者和患者家人聽到的訊息做個評論。由於史黛西自己經歷過，也在經營的臉書社團看到大家如何積極的為治療決策尋求諮詢，所以她能站在獨特的視角評論人們如何看待風險，以及一般人是如何做出決策的。

她毫不遲疑地給了答案。在她看來，最大的問題是許多人是對口服免疫療法沒有任何頭緒，就加入社團了。他們被告知他們的孩子適合採用口服免疫療法，所以他們有考慮這麼做，然而卻對於這麼做有什麼風險一概不知。

「我非常驚訝有很多人會留言問，『哈囉，我們明天就要進行口服免疫療法了，請問有什麼風險嗎？』我真的不懂，」她說道。

史黛西觀察到，整體而言，人們的期待沒有受到證據所影響。例如，他們根本不知道口服免疫療法可能引起消化道的併發症，也沒有人告訴他們，有嚴重氣喘的孩子不應該接受口服免疫療法。最糟的是，當其他社團成員告知他們這些潛在風險時，他們還會不高興。

她認為，過敏症專科醫生有必要好好向患者解釋所有風險和益處。或更進一步，不只對醫療決定負有最大責任的父母或照顧者，所有家人都需要對治療議題達成共識。她告訴我，如果兒子的胃出了問題，她丈夫可能會要他停止治療，因為他不想讓兒子覺得不舒服，所以史黛西事先告訴她的過敏症專科醫生這一點。但很多事情往往不是這樣。

「總的來說，關於口服免疫療法的錯誤訊息很多，」史黛西說道，「其中有很多是行銷手法。我是做行銷的，所以這一點讓我不太高興。我認為行銷策略不該涉足醫療領域，來影響患者選擇特定療法。當然，開發這些療法的公司應該獲利，我也確實認為口服免疫療法有許多好處，但

我還是認為患者在選擇接受治療前，應該獲得更好的教育。」

說完這一切之後史黛西告訴我，要不要接受口服免疫療法（或許是Palforzia，也可能是更傳統的治療方法），每個人還是會有各自的決定。

「我是個遇到問題就會設法解決的人，但這是我自己的決定，」史黛西在解釋她決定讓兒子接受口服免疫療法時說道，「每個人對於這個治療的可能風險，接受程度都不一樣。」

◎ 觀點二：專家的觀點

芝加哥大學的凱瑟琳‧納格勒能理解患者對口服免疫療法的擔心，以及決定是否接受像Palforzia的治療時面臨的困難。如果患者在生理和心理都付出了努力，也花了時間接受治療，卻還要擔心效果是否能持久，那這算是一筆好的交易嗎？值得嗎？

納格勒不確定。至少她不認為Palforzia或其他口服免疫療法，該是醫生提供給患者的唯一選擇，因為口服免疫療法並沒有解決真正的問題，也就是潛在的過敏反應。

「我想說的是，它永遠不夠好，」納格勒說道，「口服免疫療法的目標在於關閉免疫反應。但是我們想要改善細菌導致的屏障反應，從源頭杜絕過敏原進入血流。我認為如果不雙管齊下，能得到的最好結果頂多是暫時脫敏而已。或許你能夠一輩子維持這個狀況，但它仍然不是最好的辦法。」最新的研究也支持這一點。史丹佛大學在2019年做的一項研究發現，終止花生口服免疫療法或若以低劑量繼續進行，都會導致耐受力大幅降低。[5]

5　R. Chinthrajah et al., "Sustained Outcomes in a Large Double-Blind, Placebo-Controlled, Randomized Phase 2 Study of Peanut Immunotherapy," *Lancet* 394 (2019): 1437–49.

在這項研究中，接受了二十四個月的口服免疫治療、並通過食物試驗的受試者，每天都會服用三百毫克的維持劑量或安慰劑。一年過後，所有受試者重新做了食物試驗：接受維持治療的人，有37％通過了花生的食物試驗；安慰劑組則只有13％的人通過。這表示停止口服免疫療法的維持治療，會削弱脫敏帶來的保護作用。研究也顯示，即使患者嚴格進行維持治療，還是有可能對該食物有反應。食入少量時雖不至於致命，但他們還是得避開該食物。

患者在考慮是否接受口服免疫療法時，不見得清楚這些結果。他們不知道即使治療成功，還是得隨身帶著EpiPen以備不時之需，飲食依舊得避開過敏原。儘管口服免疫療法宣傳做得很大，人們也對其寄予厚望，但它並非治療食物過敏的長久之計，或許短期間能緩解大家最大的恐懼，但是長遠來看它確實有安全疑慮。臨床與經濟評論研究所（ICER）是針對醫療治療的臨床效益和成本效益，進行獨立分析的非營利機構，事實上它就曾於2019年時，在一篇關於Palforzia的報告中提到「長期治療存在相當大的不確定性」[6]，從而一致拒絕推薦這個療法。

此外，個別患者反應的不確定性，也使得這些評估更加困難。

納格勒解釋說，我們無法預測各人對過敏原的反應，有可能是輕度（嘴唇腫、蕁麻疹）、中度（胃痛），也可能是重度的（心血管休克、急性嚴重過敏）。不僅如此，這些反應還會變化。今天的反應可能只是蕁麻疹，明天則更加嚴重（過敏的症狀可能取決於劑量、過敏原種類，以及接觸方法）。就算測量IgE的量，也不見得能正確估計反應程度。一名IgE量很低的患者，還是有可能出現急性嚴重過敏反應；相反的，

6　Institute for Clinical and Economic Review (ICER), "Oral Immunotherapy and Viaskin® Peanut for Peanut Allergy: Effectiveness and Value Final Evidence Report," (July 10, 2019): ES6.

一名IgE量很高的患者可能完全沒有症狀。所以IgE量高低無法幫患者或其父母決定要不要接受口服免疫療法。另外，治療可能會引起嚴重焦慮，尤其在比較容易出現過敏反應的第一階段治療。

* * *

紐約市西奈山醫學院的「艾略特與羅思琳・傑夫食物過敏研究中心」主任史考特・希雪爾醫師則認為，口服免疫療法是否「有效」，取決於如何「定義」治療成功與否。在ICER的最終報告中，專家評審委員會表示，「脫敏」是個沒有明確定義的概念。一個人能吃兩顆花生，還是能吃三十顆花生，才叫「脫敏」呢？IgE濃度降低或皮膚過敏檢測呈陰性，叫脫敏嗎？臨床基礎上，大家對「脫敏」一詞的意義並沒有共識。這會使口服免疫療法的成效無從比較，因為大家的耐受標準都不同。

「一開始，他們通常會要求你必須對少於三分之一顆花生有反應，才能參與研究，」希雪爾解釋道，「他們可能會把最後的門檻設在兩顆花生。如果你在研究結束時能夠吃兩顆花生，就算成功了。假設三分之二的受試者在接受治療後可以做到這樣，吃花生的能耐提高了，而安慰劑組的人還是維持不變，就可以說透過這個治療，我們成功提高了三分之二的人吃花生的能耐。」我們認為這是件好事，因為現在你到餐廳裡告訴服務生你不能吃花生，就算他們疏忽了，你也不見得會注意到差別。但另一方面，這個治療本身也大幅增加你發生急性嚴重過敏的風險。

我第一次採訪希雪爾時，Palforzia還在做臨床試驗，不知道能否獲得FDA批准。他向我解釋這個領域裡的衝突，以及大家在研討會上的爭論：從嚴重反應發生率來看，口服免疫療法究竟是不明智的選擇，還是最好的做法呢？

「從現有的研究來看，口服免疫療法引起的過敏反應和急性嚴重過敏，多過在飲食中避開過敏原。」希雪爾說道，「患者和家人擔心不小心接觸過敏原會引起過敏反應，所以他們會多問幾個問題、不在特定地方吃東西，或者索性不吃餅乾等。這麼做還是有可能出錯，意外引發過敏反應，但是接受這個治療代表你每天都要吃進一點過敏原，的確有人在治療過程中突然出現過敏反應。看這些研究會發現，安慰劑組的人發生過敏反應或急性嚴重過敏的機率，比治療組的人還少。這跟擔心餐廳會不會犯錯相比，有比較好嗎？我不知道這個問題的答案，但我可以告訴你，當我跟這些家庭討論時，有些家庭會說，『嗯，我不想接受這種治療』，也有家庭會說，『我怎麼沒有早一點知道這種療法』。我認為這些家庭每天的經歷、以及這些議題對他們的意義，才是他們做決定的依據。」

換句話說，這是根據病患或其家人如何看待「接受口服免疫療法與避開過敏原的相對風險」，而做出的決定，而他們的看法有很大程度受了自身的經歷影響。誠如史黛西・斯特納所說，當中的考量因人而異，需要患者自行判斷；不是所有人都會選擇相同的治療途徑。

在ICER的最終報告中，專家審查所有跟Palforzia（報告中使用它的科學名稱AR101）有關的數據後，反對讓它成為標準的一線治療。他們認為，三分之二的研究受試者能耐受六百毫克的花生蛋白質，不足以彌補出現消化道症狀、全身過敏反應，以及腎上腺素使用顯著增加等壞處。[7]此外專家小組也認為，並沒有看到患者的整體生活品質有所提升，而且意外接觸花生引發過敏反應的情況也沒有因而減少。

7　Institute for Clinical and Economic Review (ICER), "Oral Immunotherapy and Viaskin® Peanut for Peanut Allergy: Effectiveness and Value Final Evidence Report," (July 10, 2019): ES6.

　　審查小組下結論：「因此，和嚴格避開過敏原與盡快使用腎上腺素相比，AR101只有中等確定性的相同、很小或顯著的健康淨效益，以及很小（但不是沒有）的負健康淨效益。考慮到患者在劑量遞增階段，需要經常到醫院，並且面對頻繁發生的負面事件，在開始AR101脫敏治療前應仔細詢問患者的傾向，取得充分的知情同意。」[8]

　　也就是說，ICER的審查小組建議，提供患者Palforzi的臨床醫生必須確保患者了解所有可能結果，並完全同意該項治療。首先，他們可能會經歷副作用，而且治療有其相關風險。其次，並不是所有患者都能從治療獲得同等的益處，此外患者需要無限期的接受維持治療。患者在充分了解所有潛在風險和益處後，應該跟他們的醫生討論最佳方案。然而，最後的決定權還是在患者手上。

◎ 觀點三：製藥公司的觀點

　　Palforzia是由Aimmune Therapeutics這家公司開發出來的產品。該公司是在2011年舉辦的食物過敏研究與教育組織退修會（retreat）結束後成立的，與會成員有食物過敏患者、過敏專科醫師、科研人員和來自NIH的代表。Aimmune在其網站上寫道，該會議的目的是「將重點從資助基礎科學研究，轉向尋找最可能獲得FDA批准的食物過敏治療方法」。[9]該會議促成Allergen Research Corporation這家公司於2011年成立，並在2015年改名為Aimmune Therapeutics。

　　從一開始，Aimmune的研究目標就是口服免疫療法。2020年1月，在歷經將近十年的研究與臨床試驗後，Palforzia獲得FDA核准使用，成

8　Institute for Clinical and Economic Review (ICER), "Oral Immunotherapy and Viaskin® Peanut for Peanut Allergy: Effectiveness and Value Final Evidence Report," (July 10, 2019): ES7.

為第一個聯邦批准的食物過敏藥物。十個月後，雀巢透過子公司雀巢健康科學（Nestlé Health Science），以超過二十一億美元收購了 Aimmune。這家食品製造公司在 2016 年開始投資 Aimmune，投資金額為一億四千五百萬美元，這時 Palforzia 還在早期的臨床試驗階段。該筆交易之後，雀巢又在 2018 年和 2020 年陸續投資 Aimmune Therapeutics，投資總額達四億七千三百萬美元。相當於收購之前，雀巢就已經擁有了該公司 25.6％的股權。[10]

Aimmune 的官網上清楚寫著其商業行為的道德準則，聲明他們遵循最高的商業道德準則，還進一步表示其準則「比任何商業實踐或適用法律、規則或法規的要求還要高」。換句話說，Aimmune 期許自己成為更好的製藥公司，可以說從為食物過敏發聲這點開始，它就有別於典型的製藥公司了。然而，它在被雀巢收購後，成了這家全球食品製造業龍頭的一部分，雀巢有自己的歷史，而且它的商業行為不怎麼道德[11]，像是向發展中國家的貧窮父母大力推銷昂貴的配方奶粉，或是為了支持自身龐大的瓶裝水事業，表示擁有水不是「權利」，而是「需求」。雀巢以每股 34.5 美元的價格收購 Aimmune，當時該公司估值為二十六億美元，但是自 2019 年以來，Aimmune 的股價上漲了大約 50％。也就是

9　這對於特定醫療狀況的倡議團體來說，有好有壞。雖然基礎科學對於治療方法的發展至關重要，但倡議團體往往能推動針對特定需求的研究，而這可能是好事，因為這樣確實簡化了流程；但是這也可能有壞處，因為它排擠了研究過敏反應背後機制所需的資金。從事基礎科學研究與渴求應用科學（新的療法），兩者之間很難取得平衡；倡議團體有時會有「一廂情願的想法」，以致有時會推動批准那些效果不如預期的藥物。有關這方面的討論，可參閱以下備受爭議的阿茲海默症新藥的報導：Pam Belluck, "Inside a Campaign to Get Medicare Coverage for a New Alzheimer's Drug," New York Times, April 6, 2022, https://www.nytimes.com/2022/04/06/ health/aduhelm-alzheimers-medicare-patients.html.

說，投資 Aimmune 是很正確的財務決策。為什麼呢？因為 Palforzia 和 EpiPen 一樣，是食物過敏治療的第一個品牌，在過敏患者中的知名度高，具有壟斷地位，很可能是接下來數十年口服免疫療法市場的領導者。有了雀巢公司這麼有力的公司做後盾，Aimmune 在食物過敏療法的持續領導地位更是難以撼動。

這時，你可能會想要知道大型食品公司為什麼會對食物過敏治療公司有興趣。得知雀巢公司和 Aimmune 之間的關係時，我一開始也很不解，但是在我收集了一些有關食品標籤法（美國聯邦法律要求製造商列出食品中，所有已知或可能含有的成分）和意外接觸過敏原的故事，並認知到全球食物過敏發生率在不斷上升時，就發現這件事愈合乎直覺。

雀巢、嘉吉（Cargill）和阿徹丹－尼爾斯‐米德蘭（Archer-Daniels-Midland）等大型食品公司極力想提高產品的市場占有率。患有食物過敏的人變多，對他們的盈利是不利的；同時食品包裝也因為對過敏原標示不明，受到食品過敏家庭批評。如果有人吃了一片餅乾喪命，對該公司的形象和獲利都沒有好處。對食品公司的決策者而言，能夠「簡單」且安全的解決食物過敏問題絕對是一筆好的交易[12]，這麼做既保護了消費者，也保護了公司股東，是雙贏的局面。從公司的角度來看，口服免疫

10 Press Release, "Nestle to acquire Aimmune Therapeutics," Aug. 31, 2020, https://www.nestle.com/media/pressreleases/allpressreleases/ nestle-to-acquire-aimmune-therapeutics.

11 關於雀巢的爭議事項不計其數，從僱用童工和奴工到污染等方面都有。如欲了解詳情可參閱 https://www.zmescience.com/science/nestle-company-pollution-children/ and https://www.mashed.com/128191/the-shady-side-of-mms/ and https://www.ethicalconsumer.org/company-profile/nestle-sa.

12 事實上，2019年雀巢投資了 SpoonfulONE 這家食物過敏治療公司，其創辦人之一卡里‧納多（Kari Nadeau）博士是優秀的食物過敏專家。這家公司的成員全是女性，公司成立宗旨是希望透過及早提供十六種主要食物過敏原，來預防食物過敏。

療法是一種「有效」的療法,因為它降低了企業的責任風險。

　　你可能會覺得我這是以小人之心度君子之腹。或許我是,但是,雀巢公司在2020年的收入總額是七百六十八億美元,投資Aimmune對它而言根本不算什麼。如果Palforzia的治療方法能成功,對雀巢產品有過敏反應的人就會變少、訴訟的情形也會減少。兩家公司都將因Palforzia的持續成功獲益匪淺。

▍真實案例二:以JAK抑制劑治療異位性皮膚炎

　　直到最近,治療異位性皮膚炎的方法仍相當有限,而且緩解嚴重濕疹的效果遠不及患者或臨床醫生的期望。情況嚴重時,醫生會開外用的皮質類固醇藥膏來幫助控制症狀,但它的效果經常會逐漸減弱,還可能出現嚴重副作用,例如皮膚變薄或潰瘍等,所以也不宜長期使用。此外在停藥後,患者經常病情嚴重復發的。正如先前看到的,最近開發並核准使用的Dupixent,為患者和臨床醫生提供了新的治療選擇,也為更有效的控制濕疹帶來了新希望。然而Dupixent並不適用於所有人,而且也有副作用。

　　我訪問專門治療異位性皮膚炎的臨床醫生,詢問他們有沒有新的治療方案時,他們經常提到一種被歸類為Janus激酶(JAK)抑制劑的新藥。Janus激酶包含四種酵素,它們的基本作用是將磷酸鹽添加到其他分子,藉此活化那些分子、或去除其活性以傳遞訊號。可以把它們想像成小小的開關,能夠用來啟動或關閉我們體內的各種功能。發生過敏(與許多自體免疫疾病)的時候,JAK是訊息傳導機制的一部分,作用在活化細胞激素(會導致發炎的老朋友)。這代表只要能阻斷它們,就能夠抑制

各種免疫反應引起的發炎。

不同的 JAK 抑制劑會作用於不同的 Janus 激酶，可用來治療從類風濕性關節炎、克隆氏症到異位性皮膚炎等，各種免疫誘導的疾病。臨床試驗中，它們對於控制不同發炎症狀有很好的效果。事實上，有好幾種 JAK 抑制劑已經獲得 FDA 核准。然而 2021 年 12 月，FDA 宣布要求四種 JAK 抑制劑要貼上「黑框警告」（black box warning），這是 FDA 最高的警告類別。如果一款藥物在臨床安全試驗上，出現了嚴重或可以威脅生命的副作用，FDA 就會要求製造商在其標籤上明確強調這些危險，例如：FDA 發現 Xeljanz 這種治療關節炎的口服 JAK 抑制劑，會顯著增加血栓、癌症、心臟病和中風等嚴重心臟方面的風險，甚至有可能致死。

截至我寫這本書的時候，FDA 僅核准了兩款治療異位性皮膚炎（濕疹）的 JAK 抑制劑，想要深入了解其中第一款該類藥物 Ruxolitinib，我們得先了解以下科學背景。

2021 年 9 月，FDA 核准了一款叫 Ruxolitinib 的小分子藥物，做為異位性皮膚炎的外用藥。它的商品名是 Opzelura。Opzelura 是外用藥膏，使用方法是每天塗抹在患部兩次；由於它會產生蕁麻疹和感染（細菌、病毒或黴菌）等常見不良反應，因此是短期用藥。Opzelura 的對象是十二歲以上，有輕度到中度異位性皮膚炎，並且無法以類固醇或 Dupixent 控制住症狀的患者。

在第三期臨床試驗中，Opzelura 表現得很好，大多數患者對它的耐受力良好，而且跟控制組相比，有 50％ 的患者症狀明顯改善。[13] 使用該藥膏的患者表示他們的瘙癢（主訴）有顯著改善，而且多數濕疹患者在第一次使用後的幾小時內就能見效。在這些臨床試驗中，沒有任何患者在使用 Opzelura 後，用藥部位有臨床上顯著的不良反應。

該使用Opzelura嗎？如你所見，這和食物過敏患者面對的是不同的抉擇。患有異位性皮膚炎的人不會因此死亡。話雖如此，濕疹是令人難以忍受的過敏情況，會嚴重影響患者的生活品質。在這些特殊情況下，「有效的定義」會隨著對象和關注的治療面向不同，而有所改變。

◎ 觀點一：患者的觀點

詹姆斯‧漢森住在佛羅里達州，是個勤奮的丈夫和父親，空閒時間喜愛運動。我第一次「遇見」詹姆斯，是潛伏在Reddit論壇的濕疹討論板時。我注意到他提倡生物製劑比類固醇好，所以我認為，他會是告訴我「濕疹患者在做治療決定時會考慮什麼」的最佳人選。2022年1月，我們在一波新的新冠肺炎浪潮中，利用視訊討論了他罹患異位性皮膚炎的經歷，以及他最近決定嘗試Opzelura的事。

「擇日不如撞期，」詹姆斯說道，「我今天的皮膚狀況特別好。如果是四個月前，我的皮膚會是全紅、脫皮，狀態非常糟。這幾個月情況改善很多，不過我已經跟過敏與濕疹搏鬥一輩子了。」

詹姆斯患有食物過敏和中度氣喘，第一次出現濕疹是在嬰孩時期。他不記得自己這輩子有什麼時候皮膚是完好的。事實上他很坦白的告訴我，他曾經因為這樣而想要輕生。從很多方面來看，過敏已經成了他生活中的焦點。

「沒有人會懂，」他說。「他們覺得我在無病呻吟，皮膚起疹子或發炎有什麼大不了的。但是他們沒有看到我情況嚴重的時候，我不想要人

13 K. Papp et al., "Efficacy and Safety of Ruxolitinib Cream for the Treatment of Atopic Dermatitis: Results from 2 Phase 3, Randomized, Double-Blind Studies," *Journal of the American Academy of Dermatology* 85, no. 4 (October 2021):863–72.

家看到我，也不想要見到任何人。我只是很沮喪的躲起來。」

　　任何原因都可能引爆詹姆斯的濕疹。有時是皮膚接觸到的東西，有時是食物，還有些時候是壓力造成的（他的工作壓力很大）；他有一個兒子，還有一個即將出生，由於孩子還小，有時睡眠不足也會引發濕疹。幾十年來，詹姆斯大多是用類固醇來壓下皮膚發癢、發紅、變粗、滲出液體等症狀。

　　「我一直在想，『有什麼東西能讓我盡快看起來比較好、感覺比較好？不管是什麼都行』，所以無論醫生介紹什麼，我都會試試看。外用類固醇起初效果不錯，但經過一段時間後就不管用了，於是醫生只好不斷提高藥效。最後，所有外用類固醇對我都沒用了。我只好換成口服類固醇，它立刻見效。」詹姆斯解釋道。

　　但是前面說過，類固醇有一些可怕的副作用，所以不論是外用或口服類固醇，都不宜長期使用。詹姆斯發現由於長期使用類固醇，他的皮膚已經開始而變薄了。最後，他陷入了使用類固醇的惡性循環——吃了藥後，皮膚狀況會變好，然而一旦停藥，症狀就又出現了，而且往往比之前更糟。

　　「我的皮膚像是上了癮，」詹姆斯說道。

　　談到治療方式時，詹姆斯告訴我他什麼都試過了。他試了整全療法（holistic remedy），像是在皮膚抹油和凡士林，也試了對皮膚有益的保健食品，但唯一有效的是類固醇，只不過效果跟他希望的還是有落差。詹姆斯一共使用三種外用類固醇：臉上一種、身體一種、頭皮一種。即使塗了類固醇，他晚上睡覺時還是會去抓撓皮膚和臉，醒來時身上到處都在流血。婉轉的說，類固醇並不能解決他的問題，事實上，他開始認為類固醇讓他的濕疹整體而言變得更嚴重了。為此，他開始尋找更有效、

但是副作用較少的治療方法。說得更明白一點，他想要找只需要短期使用、而且停藥後不會復發的治療方法。

「就在這時候，我聽說了Opzelura這個非類固醇新藥，」詹姆斯說道，「它不像類固醇那樣會使皮膚變薄，於是我決定嘗試看看。」

我向詹姆斯問及黑框警告時，他說他已經對JAK抑制劑可能帶來的副作用做了很多研究。一開始他也很擔心，不過後來他注意到這些警告針對的是口服藥物，而不是像Opzelura這樣的外用藥物。他知道這是個新藥，也還不知道它的長期安全性，所以風險總是有的，但對他而言，它可能帶來的好處遠大於風險。

「當你的皮膚狀況真的很糟時，根本不可能好好生活，」詹姆斯解釋道，「濕疹爆發時，我真的很痛苦，所以我覺得那些風險是值得的。我也看了發生比例，去了解有多少人會出現負面影響。我覺得沒有超過10％就算不錯了，那表示我有90％的機率不會有這些問題。」

我們進行訪談時，詹姆斯已經進行了幾個月的Dupixent和Opzelura結合治療了。Dupixent治療是每天使用，Opzelura則是在濕疹發作處局部塗抹。我們在視訊會議時，他的皮膚看起來很好，他的小孩在後面玩耍，詹姆斯對於生活恢復「正常」感到很開心。他可以睡得很好、有體力工作跟陪伴老婆和小孩。很快的，他們的第二個小孩也要出生了。詹姆斯證實Opzelura改變了他的生活。至於副作用呢？他想要試試停掉Dupixent看看，只保留Opzelura將來在患部使用。理想狀況下，對詹姆斯來說完全有效的治療方法，應該要讓他的濕疹痊癒，甚至同時治好他的食物過敏和氣喘。

◎ 觀點二：專家的觀點

當我請教西北大學費恩伯格醫學院的皮膚病學和兒科臨床助理教授、芝加哥綜合濕疹中心創辦人彼得‧里歐醫師，他如何看待「治療效果」時，他熱切而興奮的回答了我。這些年來，他在治療嚴重的異位性皮膚炎患者時，也一直在思考這個問題。他們當中有許多人患的是頑固型濕疹，多年來一直在尋找更好的療法來控制病情。

「這個問題很有深度，雖然聽起來直接，但其實很複雜。」他說。

跟他研究食物過敏的同事一樣，里歐也強調「治療是否有效」其實取決於患者的觀點。非當事人無法揣測患者怎麼看待他們的膚況，因為這通常不是檢視皮膚和傷口那麼簡單而已。

「我有一些患者膚況很糟，但他們很開心，不想做任何改變。」里歐說道，「相反的，也有些情況很嚴重的患者在接受治療後，大部分時間都沒有症狀，但他們還是很不滿意，想要更好一些。這兩種情況都有，我們的工作有很大一部分，是在與患者共同決策的過程中，協助權衡他們處於什麼位置、有何背景，然後看看他們如何得到最新的治療。」

臨床醫生可以測量並客觀評估患部的大小、顏色或情況，但是無法知道患者對皮膚病變有何感受，或是它們對日常生活有什麼影響。里歐和一些臨床醫生指出，臨床指標（例如濕疹面積和評估異位性皮膚炎的嚴重程度指數〔Eczema Area and Severity Index〕）不足以判定任何過敏治療的整體效果。

里歐表示：「我們必須權衡每一種療法的效果、安全、耐受性，以及患者是否方便取得它。當然，某個人覺得可怕的副作用，另一個人可能完全能接受。」

對於像詹姆斯這樣的人來說，日後罹患心臟病或癌症的風險增加，與現在皮膚的外觀和他的感受相比，似乎顯得微不足道。或許是詹姆斯相對年輕，所以他看待這些風險時，權衡方式可能跟身體有其他狀況的人不同。有些人可能一看到JAK抑制劑藥膏上的黑框警告，就決定不要承受那些風險──儘管統計上，它們發生的機率非常低。也有些患者（特別是保險不足的人）光看價格就打退堂鼓了。目前一條六十公克的Opzelura藥膏，價格大約兩千美元（不過如果保險公司願意給付，患者的自付額最低只要十美元）。

為了幫助患者了解他們的治療選項，里歐建議臨床醫師使用異位性皮膚炎控制工具（Atopic Dermatitis Control Tool，簡稱ADCT）這個相對較新的診斷調查。該調查會詢問患者，跟他們上週的經歷有關的六個問題，像是：睡眠品質、膚況如何影響日常生活和心情、癢癢的程度等。調查得到的分數能幫助患者和醫生追蹤病況進展，看看目前的治療在改善整體健康和生活品質上效果如何，這麼做有助於做決定時比較客觀、比較有把握。里歐表示，使用這樣的工具，他比較能確切知道像Opzelura這樣的JAK抑制劑是否真能緩解患者的症狀與擔憂。

「我認為這是未來的趨勢，是向前邁出的一大步。」里歐結論道。

◎ 觀點三：製藥公司的觀點

Opzelura是由生物科技公司Incyte所生產製造。於2002年經合併成立的Incyte，著重在尋找與開發治療腫瘤和皮膚病的新生物製劑，也就是說，該公司想要利用當前不斷增長的免疫系統科學知識，來嘗試治療各種與免疫系統有關的疾病。

Opzelura異位性皮膚炎藥膏內所含的Ruxolitinib小分子藥物，在

2011年時首度獲得FDA核准用於治療骨髓纖維化（myelofibrosis，一種罕見的骨髓癌）。口服型的Ruxolitinib商品名為Jakafi，它可以阻斷JAK1和JAK2，但是有導致血栓和心臟問題等前面提過的嚴重副作用。典型的外用型Ruxolitinib副作用包括：腹瀉、支氣管炎、嗜酸性白血球細胞增加、流鼻水和蕁麻疹。

Ruxolitinib可說是Incyte生技的搖錢樹，2021年第三季其銷售額為五億四千七百萬美元，占該公司當季總營收的70%，淨利率比2020年同期增加了12%。這樣的成長幅度會令任何製藥公司欣喜若狂，這些數字甚至不包括最近批准的Opzelura銷售額。我們都很清楚，過敏患者有增無減，Incyte勢必會從治療異位性皮膚炎的JAK抑制劑系列藥物，獲得相當可觀的報酬。在我開始訪問患者和臨床醫生時，Opzelura是FDA唯一批准的此類藥物，所以在其他製造JAK抑制劑的製藥公司通過臨床試驗前，Incyte將享有短暫的市場壟斷地位。將這些因素都考慮進去後，華爾街分析師預估到2030年，該藥物將為Incyte帶來每年六億到十五億美元的收入。

然而，ICER對於這些新的生物藥劑（包括Dupixent等單株抗體生物製劑與Opzelura等JAK抑制劑），卻有些顧慮。首先，獨立的專家小組指出，這兩類藥物，都只有在患者能提出資料證明目前使用的治療方法無效時，醫生才會開立，保險公司也才會給付。Opzelura的對象是患有輕度至中度異位性皮膚炎的患者，但是正如ICER的報告指出的[14]，目

---

14 Institute for Clinical and Economic Review (ICER), "JAK Inhibitors and Monoclonal Antibodies for the Treatment of Atopic Dermatitis: Effectiveness and Value Final Evidence Report," August 17, 2021, https://icer.org/wp-content/uploads/2020/12/Atopic-Dermatitis_Final-Evidence-Report_081721.pdf.

前並沒有好的指引或標準來決定「哪些人」屬於此類患者。例如，詹姆斯的濕疹屬於重度，所以照理來說不屬於這類患者（臨床醫師經常需要用假的診斷代碼來為患者爭取保險給付，這種情形不只發生在過敏患者身上）。ICER 認為，要成功使用這些新藥，必須先改良並標準化目前的診斷工具。這當然是值得努力的目標，但由於過敏照護本身就很雜亂，這個目標恐怕很難實現。

另外，ICER 也提到了安全方面的問題，建議在拿到更多安全性試驗的數據之前，不要對患者長期使用這些藥物。儘管這些藥物看似前景無量，但長期使用它們會對免疫功能有什麼整體影響，事實上目前我們所知甚少。

美國聯邦政府批准的新藥物大多是這樣，早期使用這些新藥的患者，實際上成了一場大型無控制組實驗的一部分，加上異位性皮膚炎患者可能不只使用一種藥物，這使得研究結果變得更加複雜。就像詹姆斯說的，很難判斷他的改變是 Opzelura 單獨帶來的，或者其實是 Dupixent 和 Opzelura 結合的效果。對於許多像詹姆斯這樣患者，當他們已經別無選擇時，參與新藥研究、成為真實世界數據的一部分，反而成了更好的做法。

在製藥公司看來，單株抗體和 JAK 抑制劑填補了皮膚治療領域必須填補的空白，也為公司帶來了巨額利潤。對他們而言，一款藥物是否有效可以從醫學觀點來看（從臨床評估量表看它是否改善了患者的生活），也可以從財務計算的角度來看（銷售情形是否良好，患者群體是否大到可以確保獲利持續增長？），但是不管從哪個角度來看，Opzelura 顯然都是贏家。

回頭談談究竟什麼是「有效」？

我們還在持續探索人類的免疫系統；關於我們的身體與周遭世界互動的許多面向，依舊錯綜複雜且充滿未知。然而過去這十年，基礎免疫學上的重大進展，帶來了許多充滿希望的創新。新的過敏治療方式，像是 Palforzia 和 Opzelura，都需要患者和他們的醫生審慎權衡其風險與益處，因為它們都嘗試干預身體的免疫功能，所以很可能伴隨著副作用。

詹姆斯・漢森經常在跟濕疹和外用類固醇戒斷相關的 Reddit 討論區上，分享自身的治療經驗。對其他患者而言，同病相憐的詹姆斯的經驗，可能跟從臨床角度看到的 Opzelura 有效性科學數據一樣重要，甚至更重要。迫切想要找到更有效的治療方法的人，可以在詹姆斯的故事中找到共鳴，這是證據確鑿的數據無法帶給他們的。這樣的故事不只讓他們得知新的治療選擇，還找到了希望。

這本書也不例外，它充滿了故事。像詹姆斯和史黛西這樣的患者的故事，像希雪爾和里歐這樣的過敏專科醫生的故事。這些故事都可能影響正在讀這本書的你。

再次想像一下，如果你有個對花生嚴重過敏的孩子，你會讓他接受 Palforzia 治療嗎？或是你會選擇繼續避開過敏原？如果你的孩子不願意吃含有花生蛋白質的東西，你會強迫他們嗎？要是他們吃了之後胃痛呢？

你做了什麼選擇？你對自己的決定有何感想？深具信心？內疚？有希望？焦慮？或者以上皆是？

這些是中度至重度呼吸道過敏、皮膚過敏和食物過敏的患者，以及他們的照護者經常面臨的困境。他們需要更好的資訊、更多與專業醫療

人員好好溝通的機會，以及隨著過敏發生率持續成長，而更加迫切需要的財務與情感支持。最後我們還要思考：我們這個社會應該採取什麼行動？針對過敏發生率持續增加，社會或集體要有如何回應才有效果？

過敏也是一種社會問題
Allergy Is a Social Problem, Too

▎美國文化中的過敏患者形象

　　我十三歲時很喜歡《七寶奇謀》(*The Goonies*) 這部電影，或許你也看過（順帶一提，我最近重看時，還是覺得它很不錯）。這是史蒂芬‧史匹柏在1980年代執導的電影，講述一群青春期前的孩子（片名中的「七寶」）試圖破解一張兩百五十年前的海盜藏寶圖，並從房地產開發商那裡拿回他們工人階級的家園。這部電影的主角麥奇‧沃爾許（Mikey Walsh）是個患有氣喘的小伙子，他在片中首度登場是他哥哥正在舉重，而他在一旁使用吸入器，哥哥叫他「弱雞」。

　　「我才不是弱雞！」麥奇喊回去。

　　電影一開始時，麥奇的媽媽告誡他哥哥，別讓麥奇出門，免得他生病。「要是他氣喘發作，我不希望他在外面淋到雨，」她說。但是 媽媽前腳剛走，麥奇的哥哥就說：「你想要呼吸困難？我成全你。」他抓住麥奇，用手臂夾著他的頭，接著用手指戳了他的頭頂──這是1980年代電影裡的經典動作。

　　在整部電影中，麥奇時不時在使用吸入器，而它在這些場景中發揮著相同的作用：代表麥奇正感到緊張、焦慮或恐懼。事實上，麥奇使用吸入器的次數，頻繁到我這個研究過敏的人都不禁為他擔心。如果真實

生活中有人這麼使用，是會出問題的，因為沒有人能在這麼短的時間消化這麼多類固醇或支氣管舒張劑。扮演麥奇的，是因為演出《魔戒》而出名的希恩・艾斯汀（Sean Astin），當年的他身形瘦小，還戴著牙套。雖然這個角色很勇敢，是七寶中的領袖，但也經常被當成愛做白日夢的人。

在電影的尾聲（以下劇透），麥奇和好友們藉由機智，成功擊敗那些壞蛋，拯救了家人。哥哥那個漂亮的女友走向麥奇，提及早些時候的一次親吻，說道：「你那些缺陷都不算什麼了。」麥奇聽了她的話後，扔掉了吸入器，嘟囔道：「哦，誰需要這個？」這裡傳達的訊息很清楚──麥奇克服恐懼後，就不再「懦弱」或氣喘了。他不再需要他人呵護；他的勇氣治好了他。弱者才會有氣喘，但是麥奇不是弱者。

我在此提起這部歡樂的兒童電影，是為了點出一個重要的觀點：媒體（往往不經意的）塑造了我們對典型過敏症患者的印象。成長於1970年代晚期到1980年代早期的我，透過像《七寶奇謀》這類電影提供的文化形象，而學到患有呼吸道過敏會局限患者的能力，以及它是一種生理缺陷，代表患者要不是更虛弱（好的時候），就是更像書呆子（壞的時候）。不管是現在或過去，許多電影、電視劇和小說都把呼吸道過敏或食物過敏患者，跟「魯蛇」、「怪咖」或文化底層的人連結起來，或者將過敏當成輕鬆幽默的元素，幫助觀眾放鬆觀影。

美國長篇動畫影集《辛普森家庭》（The Simpsons）中的書呆子米爾豪斯（Milhouse），就以對小麥、乳製品和自己的眼淚過敏而著稱。美國電影《野獸婆婆》（Monster-in-Law）裡，珍妮佛・羅培茲（Jennifer Lopez）未來的婆婆則是故意讓她吃杏仁。整個情節都是為了搞笑：羅培茲扮演的角色立刻開始咳嗽，說她的舌頭怪怪的，接著她的臉就腫了起來。喜劇演員路易斯・C・K（Louis C. K.）曾開玩笑說，花生過敏或許是演化上的

挑戰，「如果你碰到花生會蹺辮子，那麼你或許確實該死。」文化會引導我們用特定模式思考事情。以過敏這件事來說，這些描述雖然看似無傷大雅，實際上卻可能留下長久的影響。例如，美國動畫《彼得兔》（Peter Rabbit）裡的食物過敏霸凌就是典型的例子。

這部2018年的動畫大致改編自著名的英國童話《彼得兔》。片中，一群兔子與老農夫麥格雷戈的侄子湯瑪斯有一場鬥爭（牠們的領袖當然是彼得）。麥格雷戈因心臟病過世之後，彼得和牠的朋友接管了農場，但是湯瑪斯想要收回它。一場大戰隨即展開，彼得和朋友開始拿各種水果往湯瑪斯身上丟。其中一隻兔子拿起黑莓的時候，想起湯瑪斯對黑莓過敏，於是牠們開始用黑莓對準湯瑪斯的臉丟，其中一顆剛好丟進了湯瑪斯張開的嘴巴。湯瑪斯吞下後身體立刻起了反應，接著他從口袋裡拿出一支EpiPen，往自己的大腿一扎後，後仰倒地。這群兔子們以為打敗了他，直到腎上腺素讓湯瑪斯再度起身。見此彼得不禁驚呼：「這傢伙是巫師吧！」

上述場景引發關心食物過敏議題的人士群起抗議。他們之所以不高興有幾個原因，其中最重要的是，這是一部給孩童看的電影，還是根據兒童故事改編的，這個場景究竟要傳達什麼訊息？你可以拿食物朝會對這個食物嚴重過敏的人丟？這樣做沒關係，因為那個人只要用自動注射器打一針就沒事了？

大家開始在X（前推特）等社群媒體上抵制《彼得兔》。在輿論壓力下，發行商索尼發聲明表示，對於工作室輕視嚴重的疾病，以及沒有「更理解和體諒」嚴重食物過敏患者的處境，深感抱歉。但是許多人認為傷害已經造成了——已經有幾百萬個孩子看了那個場景。有些家長和為食物過敏患者發聲的人擔心，如果觀眾能接受銀幕上的食物霸凌橋段，在

現實生活中也會更容易接受這種事。

　　過敏霸凌是真實的現象，尤其在學校環境，像是餐廳或操場。我聽過無數這樣的事，潔米的故事就是其一。潔米從小就患有嚴重濕疹，皮膚則在她讀幼稚園時開始過敏。這些年來，她的情況時好時壞，有時緩解、有時發作，有時又恢復正常。1982年，潔米念小學五年級的時候，濕疹又發作了，這次的反應很嚴重，而且拖了很久。

　　「我會一直抓，抓得手上和手臂上到處是傷口，只好戴手套睡覺，但還是抓個不停。早上起床時，手套會因為傷口流出的液體而黏在手上。」潔米停頓了一下，降低音量說道，「然後就有人開始取笑我。」

　　潔米的班上有個住在她家附近的男孩傑克，他注意到潔米的皮膚問題。搭公車上學時，傑克會嘲笑她，還找其他男生一起笑她有「鱷魚皮」。整個小學到中學階段，傑克都這麼捉弄潔米。「這件事一直影響著我的情緒，」潔米說道，「我不知道他有沒有發現自己對我造成多大的傷害。我想沒有。我爸媽曾去跟他父母抱怨，但是對方說男孩子就是這樣，所以完全沒有處理。這對我的打擊很大。」

　　那段不愉快的經歷至今依舊歷歷在目。潔米的皮膚雖然已經痊癒，但無情嘲弄所留下的創傷，卻持續了很長一段時間，以致她認為那大大影響了她的人格。對於那些因為過敏而受到侮辱或霸凌的孩子，這樣的經驗往往會留下永久的社會傷痕。

　　身為大學教授，我遇過很多患有過敏的年輕人，跟他們交談時我經常問起，他們有沒有因為過敏而被嘲笑、霸凌，或者遭到排擠。所幸大多數的人都跟我說，他們沒有因為生病，而從親近的朋友或家人那裡經歷到負面情緒；小學和中學期間沒有，現在也是。話雖如此，在社交場合時，他們還是不喜歡帶著吸入器或腎上腺自動注射器；跟朋友相處

時，也不喜歡過於強調自身的症狀。如果可以，他們更希望能「融入」沒有過敏的同儕中。他們的原則似乎是：不想拿過敏需求來擾亂正常的社交活動。

對於不想要隨身攜帶處方藥這件事，西奈山醫學院艾略特與羅思琳·傑夫食物過敏研究中心的精神科醫師埃雅爾·歇梅胥（Eyal Shemesh）並不意外。他告訴我，年輕患者在確診後的前幾年，普遍有這種迴避心態。沒有人想要外界一直提醒他們跟同儕不一樣，或是他們可能會死於過敏。這太可怕了，所以不去想它比較容易。另外，他們也不想因為因此遭到排擠。然而，因過敏的文化形象所帶來的負面標籤，與公然被霸凌之間是有區別的。

「霸凌有非常明確的架構，它是為了傷害受害者而反覆做出的行為。」歇梅胥告訴我。

就像動畫《彼得兔》所呈現的，霸凌的目的就是傷害別人。歇梅胥得知食物過敏患者普遍遭受霸凌時，非常震驚。你可以在Google或其他社群媒體上，找到許多食物過敏霸凌的例子，像是有人把玉米片的起司沾醬塗在對乳製品過敏的女孩臉上；有人把起司丟到一名十三歲男孩裸露的皮膚上，造成他死亡；一名年輕人說起有很多次，別人拿花生醬三明治將他趕離餐桌。2011年的一項研究發現，患有氣喘的兒童和青少年，有可能因這個疾病而遭受霸凌。[1]

「值得注意的是，他們的父母大多不曉得這些事，」歇梅胥說道。即使父母直接問他們，這些患有過敏的孩子仍會試著隱瞞在學校或社

1　L. Gibson-Young, M. P. Martinasek, M. Clutter, and J. Forrest, "Are Students with Asthma at Increased Risk for Being a Victim of Bullying in School or Cyberspace? Findings from the 2011 Florida Youth Risk Behavior Survey," *Journal of School Health* 87, no. 7 (July 2014): 429–34.

交上的負面經驗。只有在中立者（像是臨床醫生）問起他們的社交互動是否受到過敏影響時，他們才會坦承遭到霸凌。在2012年的一項研究中，歇梅胥發現，有超過三分之一的過敏孩童曾經因為過敏而被霸凌。[2]然而另一項研究則發現，只有五分之一的食物過敏孩童的父母表示，自己的孩子曾遭受霸凌。[3]換句話說，當過敏的孩子社交出現問題時，他們的父母不見得會知道。

歇梅胥認為，過敏霸凌是個日益嚴重的社會文化問題，需要我們努力去解決。在美國，孩子經常被告知別理會霸凌他們的人就好了。歇梅胥也說，父母發現孩子被霸凌時，往往會試著自行解決，通常是找對方的父母談談。但歇梅胥認為這兩種方法都沒有效。

他說：「這不是孩子的問題，我們必須共同合作來阻止它。」

這就是問題的關鍵：我們需要攜手努力來幫助愈來愈多的兒童和成年過敏患者。本章要探討美國文化對於過敏的態度、我們對擁有敏感免疫系統的陌生人的同情心，以及這對將來的過敏和其他環境政策制定可能意味著什麼。最近關於飛機上是否應該提供花生、設立無過敏餐桌或無過敏空間、食品標籤法、過敏霸凌，以及對電影或電視節目中相關情節的爭議，都凸顯了大家如何看待過敏預防與照護的社會責任。

過敏問題使我們知道，社會上每個人的健康與福祉都彼此相連，而且最終互有責任。如果過敏是由我們所做的事情所引起，那麼就需要我們共同來解決。

2 Eyal Shemesh et al., "Child and Parental Reports of Bullying in a Consecutive Sample of Children with Food Allergy," *Pediatrics* 131, no. 1 (2013).

3 American College of Allergy, Asthma, and Immunology, "Nearly One in Five Parents of Food-Allergic Children Are Bullied," ScienceDaily (November 13, 2020), www.sciencedaily.com/releases/2020/11/201113075250.htm.

▌美國人怎麼看待過敏

2019年，新冠肺炎疫情爆發的幾個月前，我找了一千名美國人進行了調查〔4〕，想要更了解人們對過敏的文化態度和想法。這個調查結果，代表了各種人口統計特徵族群的觀點，包括56％的過敏患者〔5〕，以及44％幸運的非過敏患者。設計這份問卷時，我才剛開始為寫這本書訪問專家和患者，所以根據的是我已做過的歷史研究、以及各種媒體對過敏患者的描述，而不是接下來三年的訪談。

身為人類學家，我懷疑長期以來我們將過敏與神經質、女性、都市人和受過高等教育者聯想在一起，進而影響我們如何看待現代過敏患者。我原本預期，整體而言美國人會認為跟非過敏患者相比，過敏患者是「弱者」——或許是生理上的，也許是心理上的，也可能兩者皆是。但是結果令我非常驚訝。

我的調查發現，大多數美國人並不認為患有過敏的人比沒患過敏的人來得虛弱。〔6〕只有四分之一的受訪者認為，沒有過敏的人身體比較強壯，而只有14％的人認為，沒有過敏的人心理上比較堅強。這些發現指出，我們在過敏方面的集體經驗正在改變文化敘事。（先前我提過，十九世紀和二十世紀早期的人認為，過敏的人比較虛弱且神經質，還認

4　這項調查由獨立的社會科學研究機構、芝加哥大學的NORC協助進行。前身為美國國家民意研究中心的NORC，向來以其嚴格的方法論而聞名，因此調查受訪的對象，準確反映了上次人口普查中美國人口當前的組成。雖然調查結果充其量只是公眾輿論的縮影，但我有信心，NORC提供了有關美國人對過敏的態度和信念的最佳數據。

5　在回答「有」過敏的人當中，顯然最多人表示他們患有花粉熱；四分之一的人僅表示他們有過敏。此外，回答「有」過敏的人之中，有39％是自行診斷患有過敏，他們從未就自己的過敏問題諮詢過敏專家或其他醫療專業人員。

6　有這種想法的，往往是學歷在高中以下的人。

為就是神經質導致他們過敏的。）

　　我詢問受訪者，他們是否認為患有食物過敏和氣喘的孩童，他們的父母過度保護孩子，大多數的人表示「不是」（分別是食物過敏59%，氣喘69%）。話雖如此，大約有39%的人確實認為，患有食物過敏的孩童，其父母過於擔心他們的孩子了（這麼認為的男性比女性多）。另外，至少有30%的人認為，患有嚴重呼吸道過敏或氣喘的孩童，其父母過於擔心孩子的健康。這意味著：美國人雖然不認為患有過敏的孩子體質較弱，但當中確實有一些人認為，父母可能對他們孩子的狀況反應過度了。

　　我在訪問沒有過敏的人時，認為他們會懷疑過敏患者和其照顧者誇大了過敏的症狀或病情，而調查結果也證實了這一點。大多數（72%）美國人都表示，他們認識至少一名患有過敏的人；超過35%的受訪者認為，患有過敏的人「有時候」會誇大自己的症狀；41%的人表示，他們懷疑過某個認識的人「裝病」或說謊。有趣的是，持懷疑態度的年輕人（十八到二十九歲）幾乎是年長者（六十歲）的兩倍。儘管如此，大多數受訪者都不認為社會對過敏者太過包容；只有36%的美國人認為社會過於警戒（其中大多數認為我們只是「有點」過於包容）。再次，比起年長者，那些十八到二十九歲的人更覺得學校、餐廳、航空公司和其他機構對過敏患者「過度」包容了。

＊　　＊　　＊

　　年輕一點的美國人在成長過程中，比較有機會遇到患有過敏的同學或親朋好友。那麼，為什麼他們更容易懷疑這些人誇大症狀，也比較不想要社會包容他們的需求呢？看著這些結果，我猜想，對過敏過於熟悉

是不是會引發某種輕視，或者至少導致沒那麼有同理心？或許年輕世代對過敏的直接經驗使得他們習以為常，把過敏視為「正常」生活的一部分，因此認為不值得給過敏的人特別待遇。

有48％的美國人認為過敏問題正在惡化，有67％的人認為過敏患者比二十年前更多了；另外有81％的人認為，過敏會導致生活品質變差。我請他們將八種常見疾病按照「最不值得同情到最值得同情」排列，結果花粉熱（呼吸道過敏）是他們最不同情或憐憫的，接著是食物過敏，第三個則是嚴重的濕疹。

受訪者認為哪些疾病較嚴重，更值得關心呢？心臟病、慢性疼痛和皮膚癌。[7]四十五歲以上的美國人，認為最嚴重的疾病是心臟病，而（十八至二十九歲）年輕的美國人則認為，皮膚癌是最嚴重、最值得同情和關心的疾病。這剛好和他們所處的人生階段一致。如果你已經四十五歲以上，可能會更害怕心臟病或慢性疼痛。一般而言，我們更傾向於同情那些自己可能面臨、以及會致我們於死地的疾病。

雖說前述調查結果還有許多不足，但我對大部分的發現感到滿意且驚奇。從積極的一面來看，大多數的美國人看法一致：都相信過敏問題在惡化，患有過敏的人愈來愈多了，而且過敏會對其生活品質帶來負面影響。不那麼積極的一面則是，雖然大多數美國人都願意包容過敏患者，但很明顯他們不見得同情這些人的遭遇。遺憾的是，大多數美國人都覺得，過敏患者有時會誇大他們的過敏情形——不過這種態度也不難想見。仔細觀察，美國人對待過敏的態度還挺複雜的。如果這些調查結果無誤，而Z世代在擁有自己的孩子後態度也跟著改變（這是有可能

7　在我們設計的同理心量表中，氣喘和第二型糖尿病放在中間位置，而最終它們的排名也在多數人的中間位置。

的），那時候情況或許會慢慢變得不一樣……變得更好。

但是，對過敏患者的認識和同情，將來是否能轉化為地方和國家層級上，有利於整體社會的政策呢？

過敏政策、法規與法律概況

2015年，某日我搭飛機前往科羅拉多州途中，聽見坐在後排的一名年輕女子請求她周圍的乘客，在飛行途中不要吃含有堅果的東西。如果有人帶了這樣的零食，她很願意付錢買一份不含堅果的零食跟他交換。坐在她旁邊的先生說他有一支燕麥棒，但他不會打開來吃。隔著走道，一名年長男性告訴她，他孫子也有同樣的問題。

過沒多久空服人員就廣播，請所有乘客在飛行途中不要吃任何含有堅果的東西，他們也不會提供含有堅果的食物。這時前座那邊傳來了幾聲埋怨，而我們周圍則靜悄悄的。我瞥了一眼身後那名安靜坐在位子上的年輕女子，她的雙頰已經泛紅。

交通部並未明文規定飛機上能否提供堅果（或其他會致敏的食物），而是交由各航空公司自行決定。在這個沒有正式法律或法規規範的道德與倫理灰色地帶，大多數航空公司都制定了「過敏友好政策」來保護過敏乘客。西南航空公司、聯合航空公司和加拿大航空都決定，即便乘客當中不一定有人對花生過敏，吸入花生粉塵引起急性嚴重過敏反應的機率也微乎其微，他們還是會全面停止供應花生。另一些航空公司則是遇到過敏患者事先告知時，會特別安排配合。

然而，即使像這樣看似微不足道的讓步，也會迅速引起討論。2018年，當西南航空禁止在飛機上食用花生時，X平臺、臉書和Reddit等社

群網站上湧現了大量評論，有支持這項措施的，也有人批評。大多數的人都讚賞這個做法，但也有人譴責美國人竟然變得這麼「軟弱」，還說讓少數人影響多數人的習慣是不公平的事。一些人甚至留言表示，儘管有禁令，他們仍要在飛機上吃堅果。

　　多年後，我仍經常回想起那次飛行。如果我們這些坐在那位患有嚴重過敏的女子周圍的人當中，有任何人不願意配合她的懇求，就可能危及她的健康。如果有人無視臨時發布的禁令，打開一包綜合堅果，就算沒有造成這名年輕女子過敏，也會大大影響她的安全感。我們（與她同行的乘客和人性）會令她失望。那天，航班上沒有發生任何值得一提的事，大家都很配合，那名女子也平安的下了飛機。但是我知道，有些需要公眾配合以確保自身安全的過敏患者，就沒那麼幸運了。

＊　　＊　　＊

　　2018 年 7 月，凱莉・崔佛斯－史塔佛（Kellie Travers-Stafford）十五歲的女兒艾麗克西（Alexi）去朋友家玩時，發現一包打開的 Chips Ahoy 巧克力餅乾。艾麗克西對花生嚴重過敏，但她以為這包餅乾跟她平常在家吃的紅色包裝、不含堅果的餅乾是一樣的，所以便放了一塊進嘴裡。

　　她立刻察覺到急性嚴重過敏即將發作的第一個跡象──嘴裡感到刺痛，於是立刻回家。艾麗克西等待救護人員期間，媽媽給她打了兩劑EpiPen，注入兩份完整劑量的腎上腺素，希望它們能延遲她的過敏反應，讓她能夠撐到醫院接受急救。然而，即便知道自己有食物過敏、吃東西很小心，也打了 EpiPen，艾麗克西還是因為吃了一塊含有花生的餅乾，在短短一個半小時後過世了。

　　「身為她的母親，我一再教導她什麼東西能吃、什麼不行。我感到

既失望又憤怒，因為她明明知道自己有哪些禁忌、知道要注意相似的包裝，也知道什麼東西『安全』。」凱莉事後在臉書上發表了一篇情緒激動的文章，詳細描述導致女兒過世的這起事件，她懇求食品製造商的標籤和包裝要更一致。凱莉說，她的目的是不想要有家庭經歷類似的悲劇。我坐下來讀她的故事時，距離她女兒離開人世才兩週，但那時凱莉這則貼文已經有兩萬多條評論，被轉發超過七十九萬次。各大新聞媒體也報導了這起事件，艾麗克西的故事引發全美熱議，討論起美國人的過敏問題，以及我們應該如何採取什麼措施因應它。

　　雖然大多數的報導、回應和網路評論都對凱莉的事深表同情，但也有些人質疑，生產Chips Ahoy!的納貝斯克公司（Nabisco）公司是否應該對艾麗克西的死負部分責任。對此，納貝斯克公司的母公司億滋國際（Mondelēz International）的代表回應表示，該公司非常嚴厲看待過敏問題，也盡力確保他們的食品有清楚的標示，並補充說：「我們鼓勵消費者在購買或食用我們的任何產品時，詳細閱讀包裝上的標示，以確認產品是否含有過敏原等相關成分（補充說明一下，加了Reese花生醬杯的Chips Ahoy!包裝不管在正面或側面，都利用文字和圖片明顯指出了裡面含有花生醬杯）。〔8〕

　　隨著艾麗克西過世的報導不斷流傳並引起迴響，大眾也因為對過敏的認知不同而分成了兩派，有一派的人認為過敏患者自己應該更加警覺，另一派的人則認為食品公司的標示應該更嚴謹。跟患有致命型過敏疾病的人關係愈近，就愈同意凱莉主張的包裝要更清楚。在這個情況

8　Elizabeth DiFilippo, "Mother's heartbreaking warning after daughter with peanut allergy dies from eating cookie," in *Yahoo! Finance News*, July 18, 2018. https://finance.yahoo.com/news/mothers-heartbreaking-warning-daughter-peanut-allergy-dies-eating-cookie-2-140139277.html

下，大家並沒有因為非常熟悉過敏而輕忽它，相反的，它帶來了理解、同情和憤怒。

我訪談過敏專家時，經常聽到他們提醒過敏是群體問題。由於過敏很少致死，因此我們很容易將它視作輕微的疾病。加上它不會傳染，所以經常被認為是個人的醫療問題。但是在研究和撰寫這本書的過程中，我開始相信，過敏不僅是個人的問題、生物性的問題，還是不折不扣的社會問題。

過敏患者是我們的環境和日常習慣集體改變的第一批受害者。如果患者周遭的人不願意配合，他們就無法避開化學物質、花粉和蛋白質等過敏原。一些簡單的行為，像是不要在近距離（例如在餐桌或飛機上）吃特定食物，已經成了文化戰場。從在飛機上不提供含有花生的零食，到新的食品標籤法令，每一個為過敏患者而訂的政策都曾遭到大肆撻伐。遇到由環境因子造成或引起的疾病時，個人的權利與責任與對群體健康的保護與促進之間，總是存在著緊張關係。（像近來的新冠肺炎疫情期間是否應該戴口罩、學校和商店是否應該關閉，以及是否該保持社交距離等，也都凸顯了這層關係。）

然而，這兩個故事都凸顯了一件事：過敏問題的本質迫使我們去思考，身為社會的一員，我們對彼此負有什麼責任，並提出一些令人不太自在的問題，像是：

- 過敏患者的健康是誰的責任？
- 杜絕過敏原是誰的責任？
- 為了某些人的健康，就禁止香水、植物和特定食物出現在公共場所，這樣做公平嗎？
- 企業應該為大眾的整體健康負多大責任？

- 我們應該為了保護群體中每一個人的健康，制定規則或法律來限制其他人的個人權利嗎？

　　這些關鍵問題反應出，為了人類整體的健康與福祉（不光是過敏問題而已），在制定社會和環境政策時不得不面對的利害關係。現在，藉由幾個近期為保護過敏患者所制定的聯邦和地方法規，我們來仔細看看這些問題是怎麼解決的。

◎ 社會變遷的規範：食物標籤法與食物過敏

　　如果你是在1990年之前長大的，可能會記得當時買包裝食品時，無法知道它含有多少熱量。早在1906年，美國聯邦政府就為了防止食品加入不安全的添加劑，以及杜絕不實廣告，強制要求所有食品必須標示成分。然而直到1990年，肥胖症發生率急遽上升（與飲食相關的嚴重慢性疾病，例如第二型糖尿病患者也隨之增加），美國國會才通過《營養標籤和教育法》（Nutrition Labeling and Education Act，簡稱NLEA），將食品包裝的營養標示標準化。

　　同時，食物過敏發生率也逐漸攀升。新的營養標籤雖然提供了消費者更多與食物相關的資訊，但並沒有為在超市走道徘徊的食物過敏者解決難題。艾略特與羅思琳・傑夫食物過敏研究中心的史考特・希雪爾醫師很清楚當時的情形，原因之一是他本身的研究將協助改變這個狀況。

　　「那時的食品標籤上可能會標示像『天然香料』的字眼，但你不知道那是什麼意思。你吃的食品可能含有各種祕密成分，而且還是用化學名稱標示。所以你必須懂『酪蛋白』（casein）就是指牛奶蛋白質，因為上面只會標示酪蛋白。」

　　要是你不知道什麼是酪蛋白，但有一個對牛奶過敏的孩子，那你的麻煩就大了──2002年，希雪爾和研究夥伴針對食物過敏孩童的父母做了一項研究，發現只有7％的父母能夠從十四個含有牛奶的成分標籤中，正確辨識出它們；只有一半的父母能夠在五個含有花生的食品成分標籤中，看出它含有花生。[9] 這些數字並不理想，舉個例子，我懷疑我們當中有人知道燕麥棒標籤上的 *Arachis hypogaea* 是就花生。

　　希雪爾、過敏孩童的父母，以及大多數過敏專科和小兒科醫生都很清楚，必須採取某些措施來幫助大家避開過敏原。當時最大的食物過敏倡導組織「食物過敏網絡」（Food Allergy Network，簡稱 FAN）決定幫忙追蹤這個問題。2000年代早期，該組織每天都會從成員收到數百篇可以信任的報告，指出哪些包裝食物的標籤不恰當，有可能造成危險。

　　NLEA通過十年後，FDA在一項隨機的食品審查中發現，至少有25％的食品標籤錯誤或不恰當，例如沒有在成分中列出雞蛋和花生。步入二十一世紀之際，就連FDA也認為現有的食品標籤法已經明顯不足。這催生了有史以來第一個跟過敏直接相關的聯邦法律：2004年的《食品過敏原標籤和消費者保護法》（Food Allergen Labeling and Consumer Protection Act，簡稱FALCPA）。

　　做為NLEA的修訂，該法律的目的是幫助消費者辨別包裝食品的成分。FALCPA頒布後，製造商必須列出食品中的所有成分，而且主要過敏原必須以通用名稱表示。該法案規定，只要該市售產品含有八大最常見過敏原，就算只是微量，也必須在標籤上清楚標示出來。

9　P. Joshi, S. Mofidi, and S. H. Sicherer, "Interpretation of Commercial Food Ingredient Labels by Parents of Food-Allergic Children," *Journal of Allergy and Clinical Immunology* 109, no. 6 (June 2002): 1019–21.

雖然這項新的標籤法讓過敏患者在超市購物時容易一些，但是還有很多完善的空間——凱莉‧崔佛斯－史塔佛的女兒艾麗克西的悲劇還是發生了。FALCPA最大的問題，是許多不含過敏原的食品和「含有」過敏原的食品，是在相同的機器或生產線上生產的。如果億滋國際公司用相同的設備或機器製作Oreo餅乾和含有花生醬的Chips Ahoy！餅乾，就會有交叉汙染的風險。製造商通常會在可能受影響的食品加上警告或建議標籤。

但是正如律師莎拉‧貝斯諾夫（Sarah Besnoff）在2014年的《賓州大學法律評論》（*University of Pennsylvania Law Review*）中解釋的，FALCPA並「沒有具體規定如何列出交叉接觸警告，沒有要求食品製造商應該如何評估交叉接觸、發現交叉接觸風險時又該如何提出報告，也沒有規定公司的建議標籤應該包含哪些內容。因此到鄰近的商店大略瀏覽一下，你會看到各式各樣的警告標籤，像是『本產品可能含有……』、『該產品在……的機器上加工』、『我們無法保證……』等。這些警告都沒有解釋，他們如何測量這種交叉接觸的風險（如果有測量的話）、潛在汙染發生在生產過程的哪個階段，或者交叉感染的知覺風險是來自測量、推測，還是更糟的，來自緊張兮兮的法務部」。[10]

大多數大型食品製造商都已經意識到食物過敏問題日益嚴重，並開始採用無過敏原生產設施，以確保他們的產品安全無虞。這個方向是正確的，它為必須確保自身安全的過敏患者減輕了一些負擔。但儘管如此，預防性的過敏標籤在國內和全球都尚未標準化和受監管。在沒有標準法律監管，甚至缺乏FDA指導的情況下，食品製造商只能各自為政。

---

10 Sarah Besnoff, "May Contain: Allergen Labeling Regulations," *University of Pennsylvania Law Review* 162, no. 6 (May 2014): 1465–93.

近期一份以美國和加拿大食物過敏患者為對象的研究指出，有近半數的人以為建議標籤是法律規定的[11]；三分之一的人以為，該標籤與食品中所含的過敏原量多寡有關。有過嚴重過敏反應的人，很可能會避開任何帶有建議標籤的商品。

換句話說，雖然製造商已經著手改進，食物過敏患者逛超市時，依舊由於標示不清、資訊不完整而無所適從。保護食物過敏患者的責任，幾乎還是全落在他們自己的肩上。缺乏聯邦政府監管的法規和政策，過敏患者和他們的家人只能自己琢磨，哪些食物和製造商「比較安全」。我們這個社會應該自問，這是否公平可取。我猜想，就算我們自己沒有食物過敏、無法直接感受食品建議標籤帶給患者的不確定感，但都會認同食物對每一個人都應該是安全的。所以，接下來要問的是：應該如何規範食品工業，以確保這一點呢？

◎ 環境變遷的規範：景觀綠化與呼吸道過敏

瑪麗・艾倫・泰勒（Mary Ellen Taylor）自 1986 年開始自營景觀設計公司，有將近四十年，她一直在德拉瓦州的住家附近從事覆土[12]、割草、修剪和種植的工作。她有一個小工作團隊，成員包括她的丈夫。她喜愛這份工作。

有趣的是，瑪麗・艾倫患有氣喘和呼吸道過敏。她小時候沒有任何過敏，但是後來開始出現——這或許跟她從事園藝設計，一再接觸過敏

---

11 M. J. Marchisotto et al., "Food Allergen Labeling and Purchasing Habits in the United States and Canada," *Journal of Allergy and Clinical Immunology: In Practice* 5, no. 2 (March–April 2017): 345–51.

12 譯註：在土壤表面覆蓋一層保護性材料，如木屑、草皮、樹葉等，以保持土壤的濕度和溫度，並抑制雜草生長。

原有關（跟我們在第五章看到的植物學家命運相同）。她在三十歲左右第一次出現呼吸道過敏反應，當時她在自己的院子裡覆土大約五碼長，接著就因為氣喘而被送急診了。從那時起，她因氣喘發作進了急診室好幾次。多年來，她一直使用緊急吸入器、類固醇吸入器，並且每天吃抗組織胺來控制過敏。不過，現在她盡量不用類固醇了，因為她知道類固醇對骨質密度和牙齒有負面影響。

「我最常接觸的過敏原是貓皮屑、黴菌和草，」2021年底，瑪麗・艾倫在電話上這麼告訴我。我當時打電話給她，是想要知道專業景觀師怎麼處理呼吸道過敏問題，以及她在設計園藝時是否會考慮花粉量。「我使用的覆土裡含有黴菌，我的周圍永遠是草。所以當我知道它們是我的過敏原時，我心想，這下可好了。」

現在瑪麗・艾倫盡量把覆土工作交給其他人。她還是會採集土壤樣本做分析（這是景觀設計師典型的任務），也還是會親自種些植物，但事後她會確保自己的手洗乾淨。她也會隨身帶著吸入器，萬一忘了，就立刻掉頭回家拿。

我問瑪麗・艾倫，過敏性氣喘對她的工作有什麼影響，畢竟她是靠植物為生的。

「我在景觀環境中變得非常專注，」她解釋道。「我有沒有碰到什麼東西？周圍有沒有什麼觸發因子？」

就像患有過敏的許多人一樣，瑪麗・艾倫努力適應周遭環境。儘管如此，她說她幫客戶挑選植物或做設計時，不會把自身的過敏列入考慮。事實上她告訴我，除非客戶特別要求，否則景觀設計師不太會考慮花粉之類的事。在她的整個職業生涯中，只有一名女性客戶表示自己的過敏相當嚴重。瑪麗・艾倫一開始不懂為什麼這名客戶想要有花圃，後

來才知道她想要坐在屋裡，遠遠的欣賞它們。

「大多數時候，我會試著讓客戶每個季節都有植物在開花，並且讓他們要的植物顏色和種類與整個景觀是搭的。」瑪麗・艾倫說，「這就是我的設計工作內容，我從來沒有想過，『天啊，這樣做會讓人打噴嚏嗎？』之類的問題。」

聊到這裡，我很好奇在她的工作領域，大家是否會顧慮呼吸道過敏和花粉量。專業景觀協會或雜誌討論過這個議題嗎？

「我參加了幾個景觀協會，不過從來沒有人提過這個議題。」瑪麗・艾倫說道，「我們會在研討會學習不同的植物和工具，但是從來沒有提及過敏。我後來才恍然大悟，嚴重過敏的人不會從事景觀工作，來諮詢的人通常也只想待在室內，把這些工作交給我們。」

她告訴我，當前專業景觀設計的流行趨勢是採用本土植物。因應環境問題，有愈來愈多人提倡使用本地的樹木、灌木和草，而不是流行了幾十年的「外來」物種（還記得第五章提到的中國榆樹嗎？）本土植物也會產生大量花粉，但它們好歹有用。即便它們的花粉量與外來植物相比好不到哪兒去，至少當地的蜜蜂、蝴蝶和其他動物喜歡它。

＊　　＊　　＊

「外來植物」是指非自然存在於當地生態系的植物。事實上，有些市政府會由於花粉的關係，而種植特定植物——亞利桑那州皮馬郡（Pima）就是典型的例子。

橄欖樹最早是由天主教傳教士在1700年代，經由美國西岸引進美國。雖然橄欖樹的原產地是地中海和某些非洲與亞洲地區，但亞利桑那州沙漠乾旱的環境非常適合它生長。橄欖樹極為耐旱、需要的水分非常

少，很適合做為乾燥地區的景觀植物。然而它有一個缺點，就是每年都有兩個月會製造大量花粉，導致許多人出現過敏反應。

皮馬郡當地的政府官員注意到，橄欖樹正在破壞亞利桑那州做為「過敏和氣喘患者宜居地」的聲譽，所以當局便在1984年禁止將來繼續種植橄欖樹（也基於同樣的原因，禁止種植德州桑樹，並要求種了百慕達草的人必須定期修剪）。這是美國第一個因為花粉量而禁止種植特定植物的郡。一年後，內華達州的博爾德市（Boulder City）也跟進了。

皮馬郡的官員表示，實施禁令三年後，當地空氣明顯變乾淨了。然而，該郡居民呼吸道過敏的現象卻沒有跟著消失。為什麼？因為還有當地原生植物（像是豆科灌木）的花粉。

我打電話到皮馬郡，想要進一步了解這個禁令，但沒有熟悉該禁令的人可以跟我談話。我在做這部分研究時，開始注意到一些奇怪的事：沒有任何地方政府的公園與休憩辦公室人員，願意跟我討論花粉的事。相信我，我真的試過了。我打電話到包括紐約市和芝加哥在內的幾個城市，但都沒有下文。我想花粉終究還是個政治問題。至於應該如何集結力量來幫助季節性過敏患者，並沒有一個「好」的答案，因為我們不可能擺脫花粉。事實上，任何減少花粉量的做法都不太環保。那麼，該怎麼辦呢？

應該完全禁止非原生種的花草樹木嗎？應該試著規範每個地理區可以種植多少會產生花粉的植物嗎？還是這部分讓有呼吸道過敏的人自己想辦法，我們則把焦點放在除掉空氣中更危險的東西，例如微粒物質？

這些問題的答案並不明確。至少在皮馬郡，禁止種植特定植物並不是那麼有效。總之，制定環境過敏政策一點兒都不容易。讀到本書的最後一章，你大概早已經明白這一點。

▎過敏的未來

　　歸根究柢，我們現今的政策和法律，反映了這個時代的主流文化典範。我們如何看待過敏、我們消費的媒體如何呈現過敏，以及過敏知識的普及程度，都會影響我們這個社會決定如何因應這些問題。

　　在我看來，將來的過敏政策應該由以下幾個問題主導：有鑑於全球過敏發生率在未來幾十年會繼續攀升，我們是否應該透過新的法律、法規和文化規範等，來幫助預防或緩解過敏問題？我們應該捨棄一些習慣和傳統，好讓這個世界更適合所有人居住嗎？還是我們應該要求過敏患者本身，繼續對自己的過敏負完全的責任呢？

　　我們的選擇，將對未來幾個世代的免疫系統健康，帶來重要的影響。

結語　咎由自取──
新冠肺炎疫情期間的過敏
Epilogue: rritating Ourselves to Death—
Allergy in the Time of COVID-19

> 持續接觸低量有毒物質，各種病理問題終將接踵而來，造成生理上
> 的折磨、加重醫療負擔，降低生活品質。[1]
> ── 法裔美國微生物學家　勒內・杜博斯（René Dubos），1996 年

　　我在收尾這本書的時候苦苦思索了很久。我們一次又一次發現，過
敏這個問題如此複雜。我們認識到，過敏與我們生物上與社會面的脆弱
有關，也了解在變動不居的環境中生活，面臨的挑戰有多大。這本書提
到許多既可怕又令人沮喪的事，但我還是想留給大家樂觀的印象。

　　但殘酷的是，我們操勞過度的免疫系統在二十一世紀過得並不好。
全球整體空氣品質下降──空氣汙染加劇、花粉量增加，正緩緩導致所
有人變得呼吸困難。令我們身陷這種災難的，不只是氣候變遷或我們與
自然環境的關係，而是現代生活方式的一切。食物生產方式和飲食改
變、比以往更依賴抗生素等，都是過敏發生率上升的原因。新的化學和
工業產品也使我們的皮膚飽受刺激。人類過去兩百年來所做的每一件事
（就像新的 α-半乳糖過敏所證明的），都在緩慢、悄然無聲、持續不斷

1　René Dubos, *Man and His Environment: Biomedical Knowledge and Social Action* (Washington,
　　D.C.: Pan American Health Organization/World Health Organization, 1966):168.

的刺激我們，而過敏患者就像糟糕的大環境中的示警者。現在受折磨的或許是他們，但他們反映了我們所有人未來的命運。就像某個過敏專家說的，過敏是「環境變遷如何影響健康的縮影」。

我們確實在把自己逼上絕路，所以重點在於：接下來該怎麼做？我們有兩個選擇：（A）什麼都不做。看著人類的免疫系統在二十一世紀的生活中，繼續受到過度刺激，也繼續缺乏訓練，放任過敏情形日益惡化；或是（B）認清過敏疾病是因為我們而盛行起來，所以開始集體重新思考該如何過每一天，以改變我們與周圍環境的關係，轉向更永續的生活方式。

我想要樂觀地認為大家會選擇B，但是就像好醫生常說的，人們有時候偏偏不做對自己有利的事，尤其是有人要求他們徹底改變想法與行為時。但是，如果不去重新思考我們與周遭微觀世界的關係，迎接我們的會是什麼樣的未來呢？

2020年1月，全球逐漸意識到，人類正面臨一場幾個世紀以來規模最大、死亡人數最眾的全球疫情，以致必須重新審視我們與環境（特別是那些看不見的東西）之間的關係。我們的周圍到處是顯微顆粒（有好的、也有壞的）。微生物群裡的微生物一直常伴左右，它們當中有些是人類的關鍵組成；說我們不完全是人類，充其量只能說我們的大部分組成屬於人類，一點兒也不誇張。

就在你翻看到這頁的當下，你體內的微生物已經多過人類細胞。「你」其實是由微生物和人體細胞組成的集合，它們聯合運作、形成並表現為一個「人類」。還記得最初我們談過敏的歷史時，提到由四種水螅體組成、以單一個體運作的僧帽水母嗎？我們就像那樣。你是由一群細菌和病毒組合，拿著手機、穿著鞋子，會走路的個體。換句話說，你

是無數細胞——既有人類的、也有不屬於人類的細胞——共生而成，這個星球上的「高等生物」都是如此。

英國環境、漁業和水產養殖科學中心（Centre for Environment, Fisheries and Aquaculture Science）和艾克希特大學（University of Exeter）研究團隊的領導成員大衛·貝斯（David Bass）博士表示：「我們體內絕大多數的細胞是屬於細菌，而不是人類的。因此，我們就像會行走的生態系統，是許多不同生物群交互作用的群落。」[2]

這是很有趣的資訊，但是你可能會想：這與這本書有什麼關係？如果人體的免疫系統就像身體的看守者，負責維持全身有益和有害細胞之間的平衡，那麼，如同凱瑟琳·納格勒和同儕一再強調的，我們體內的微生物群不但是改善身體健康的關鍵，也是了解免疫系統如何作用的重點。如果免疫療法的部分成功可以做為參考，那麼研究微生物群（或說人類細胞和體內的細菌或病毒間的交互作用），也許就能幫助我們完整揭開過敏這個謎團。

如果過敏真的有「治癒方法」，一定跟我們平常說的「細菌」脫不了關係。因為我們發現，有些細菌其實是人類的朋友，而不是敵人。想要身體健康，在我們的周遭和體內就必須擁有好的微生物群；少了它們，我們就沒辦法好好過日子。

對於我這個一直在研究病毒的人，這一點我並不驚訝。病毒和細菌無所不在，它們是組成生命的基石。在最深的海洋、最乾燥的沙漠等其他生物無法生存的地方，都有它們的蹤影，那麼它們如何能不攸關我們的健康與生存呢？知道我們屬於生態系的一分子、是它不可分離的一部

2　University of Exeter. "The 'pathobiome'—a new understanding of disease." ScienceDaily. www.sciencedaily.com/releases/2019/09/190912113238.htm (accessed August 26, 2022).

分，讓我得到了慰藉。如果可以重新思考身為人類是什麼意義，知道我們不只要和微生物群共存，還要跟它們培養和睦的關係，那麼我想，過敏也會成為過去的事，就像天花或更近期一點的小兒麻痺一樣。

新冠肺炎疫情讓我們知道，我們迫切需要更加了解人類行為如何影響微觀世界，以及我們的免疫系統如何與它互動。疫情期間的研究認為，新冠肺炎的發生率會隨空氣中的花粉量增加而提高──事實上，有44%的新冠肺炎感染率變化跟花粉量有關。原因有二：第一，花粉量高會削弱免疫系統的反應能力，讓病毒顆粒躲過負荷量超載的免疫系統。你可以把花粉和病毒想像成想要擠進體育館的人群，如果沒有花粉干擾，免疫系統會更容易辨識並阻擋病毒；第二，病毒顆粒會附著在空氣中流動的花粉上，從而飄浮得更久、也飄得比正常情況更遠。這類複雜的環境互動，以及它們對免疫系統帶來的影響，很可能就決定了我們在疫情中是得以倖存，還是會不幸死亡。進一步了解我們的基本免疫功能，以及免疫系統如何對不同顆粒做出反應，或許有助於開發出更有效的預防工具與治療方法。

我寫這本書的時候，SARS-CoV-2的病毒變異株Omicron正使得新冠肺炎的感染人數急遽攀升，世界各地的醫療院所擠滿了未接種疫苗的人。儘管如此，世界已經開始從2020年3月生效的隔離與社交距離政策中走出來了。現有的疫苗（有許多採用了突破性的mRNA技術）仍可以有效預防新冠肺炎重症。只不過，免疫學家和病毒學家雖然更加了解人類的免疫功能，卻依舊對我們的免疫系統感到憂心。研究人員不知道隔離和保持社交距離，會不會在我們恢復與他人接觸後造成影響。許多人警告說，由於免疫系統在隔離期間缺少鍛鍊，孩子們重返校園、營隊、恢復和玩伴玩耍後，會比平常更容易生病。

事實是，我們不知道新冠疫情會對人類身體帶來什麼影響；我們都是這個出其不意的大規模實驗的一部分。世界各地的科學家都在努力跟上它的發展。在SARS-CoV-2造成的死亡、經濟災難和社會混亂之中，唯一一絲好處是：在它結束之際，我們將會更加了解人類的免疫系統。

新冠疫情剛發生時，全世界大約有八千名免疫學家。我希望隨著新冠肺炎和全球各地的過敏發生率上升，有更多人投入這個領域。事實上，我在寫這本書期間認識的免疫學家和過敏專家，使我對未來抱持很大的希望。這些專家沒有例外，都是我有幸遇到的最聰明、最大方、也最敬業的人。他們決心要解開過敏反應的謎團、緩解我們受到的免疫刺激，並將我們擁有的所有科學與技術能力全都使上，進而重新塑造及平衡人類與環境之間的關係。知道有這群有能力且充滿愛心的人在看顧著我們，讓我晚上可以睡得安穩一點——我希望你也是如此。

研究和撰寫這本書大大改變了我。我開始尋找對自身免疫系統有利的做法：多吃一點天然食物、少吃一點加工食品；睡眠和運動都要充足；我不再每天淋浴，也不那麼頻繁的洗床單；我致力減少我的碳足跡；我用選票支持對氣候變遷和環境保護採取行動的候選人；我塗抹在皮膚上的東西變少了。我鼓勵你也利用這本書提供的訊息，重新思考你的習慣和行為。即便我們已經對自己和自然環境造成了許多傷害，但是我相信，現在選擇選項B還不遲。

▎我父親的死，不是表面看來那麼簡單……

現在，我更了解父親的死因了，也更明白我跟他之間的各種關聯，包括遺傳和個性上的關聯。我父親容易動怒（這是兩度參與越戰的後遺

症）；他經常感到焦慮和憂鬱，因為這樣而吃太多東西、抽太多菸、喝太多酒。也就是說，他在二十世紀應付生活的方式，跟我們大多數人在二十一世紀用的方法無異。

我父親因為被蜜蜂螫咬去世了，但那不是殺死他的唯一原因。如果他不抽菸，那天就不會打開車窗，蜜蜂就不會飛進來；他沒有 EpiPen 是因為認為它太貴了；他抽菸是因為生活壓力大；生活壓力大是因為他沒有上大學；他沒有上大學則是由於他在十八歲時從軍了——至於為什麼這麼做，他有他的理由。

如今我已經比他過世時的年紀要大，我知道生活很複雜。我也經常備感壓力，並做一些沒道理的事，像是沒有隨身帶著 EpiPen（但應該很快就會改正）。我對過敏疾病很感興趣，因為只要你在這個失衡的世界生活，就可能遇到這個問題。過敏是一種奇怪的「疾病」。它不是因為你做錯什麼事造成的，但它也可以說是每個人的錯造成的。你沒有生病，但也並不健康。如果免疫系統被錯誤的因子觸發，那麼你的免疫反應在保護你的同時，也可能殺死你。

我父親經歷過慘烈的戰爭，又在動盪的 1960 年代長大，我認為他直覺上應該可以理解這一切。他知道溝通不良和打錯仗的後果。為了弄清楚我父親、我自己，以及我的許多朋友發生了什麼事，我踏上了這段旅程。一開始，我只是想要檢視美國人的過敏問題，但最後我發現，隨著人類一再改變我們的環境、改造我們所處的世界，這些事其實發生在我們每一個人身上。歸根究柢，過敏關乎我們人類的脆弱，包括生物性與社會面的脆弱。無論是好是壞，過敏證明了我們處在愈來愈令人不適的世界中，而要有效治療過敏，必須集結所有人的力量。

謝詞
Acknowledgments

寫一本書通常需要花上幾年。我用了五年做研究並撰寫這本書。之所以這麼做，是因為在跟寫過書的好友、醫療人類學家 Eric Plemons 抱怨沒有關於過敏的好書時，他提醒我，我自己就是學者，如果沒有人寫，就自己寫一本……於是，我就這麼做了。Eric 無比的耐心和良好的建議，讓這本書有了現在的模樣。我的好友和同事、本身也是作家的 Billy Middleton，幫我審閱了這本書的多份草稿，讓它變得更有力。我還要感謝我過去的學生，他們在這本書最初的成形階段，幫助我尋找資訊並進行採訪，特別是正在就讀醫學系的 Olivia Schreiber，我深以她為榮。

我精力充沛的經紀人 Isabelle Bleecker 讀了我寫的所有內容，接聽了每一通我驚慌失措的電話，即使在星期五下班後也不例外。每個作家都應該跟我一樣，有幸擁有像她這樣的經紀人。我優秀的編輯 Caitlin McKenna，打從一開始就知道這個計畫的規模和野心，並把它塑造成了我們想要的樣子。有這麼慷慨大方的編輯實在非常幸運。

我在 Random House 出版社的協力團隊也一樣優秀。天知道 Noa Shapiro 是怎麼做到這一切的，但她從容自如的做到了。

這個計畫開始時，我很榮幸獲得了美國國家人文基金會的公共學者獎助金（National Endowment for the Humanities Public Scholars Award，但這本書中的任何觀點、發現、結論或建議，不見得反映該基金會的立

場）。這讓我得以從教學工作休息一年，來進行這本書大部分的研究工作。它也資助一項關於美國人對過敏的想法與態度的調查。你也許不知道，調查工作所費不貲，因此對於能在 NEH 慷慨資助下進行這項工作，我感到非常幸運。在這方面，我還要感謝好友 Will Hart 和 PSB Insights，讓我免費在他們的市場傾向調查中，提出一些與過敏有關的問題。我永遠不會忘記他們的慷慨。我還要謝謝紐約醫學院巴里與波比‧科勒博士稀有圖書閱覽室（Drs. Barry and Bobbi Coller Rare Book Reading Room）、以及國家醫學圖書館優秀的圖書管理員和工作人員。謝謝你們幫我找到了一些早期過敏病史上極其罕見且關鍵的文獻。我必須說，圖書館員是學術研究領域的無名英雄。（請支持你們在地的圖書館！它們永遠需要更多資金。）

我要感謝每一位願意和我探討過敏議題的科學家、臨床醫師和患者。過去五年來我所訪談的專家，是我有幸遇到的最慷慨善良的人。患者們也很大方的跟我聊起他們的經驗，讓這本書更加貼近個人、也更務實，實在太感謝他們了。然而，我要提出兩位付出特別多的科學家。首先是史蒂芬‧加利，他耐心的閱讀了整份手稿，並仔細而婉轉的指出了我犯的科學錯誤。另一位是凱瑟琳‧納格勒，她讀了我的手稿兩次，以確認我的所有科學解釋都正確無誤——這在我們這一行可說猶如聖人，所以我說過敏專家是最棒的！

我還要特別感謝三名把我塑造成作家和思想家的人。首先是新罕布什爾大學的前新聞系主任 Jane Harrigan，她堅信我能成為作家，到現在仍不時鼓勵我；另一位是傑出的人類學家 Stefan Helmreich，他說服我，如果我拿到人類學博士學位，就可以研究任何我想研究的東西，並且做得很開心——他說的沒錯；第三位是醫療人類學家 Vincanne Adams，

她也是我在加州大學柏克萊分校與加州大學舊金山分校的論文指導教授之一，她建議我投入新聞學，利用它來成為更好、更有影響力的醫學學者，而她的建議是對的。這幾位教授證明了，老師可以透過各種方式改變一個人的人生軌跡。如果沒有這麼了不起的榜樣，我現在不會坐在這裡寫這篇文章。

最後，我由衷感謝我的朋友、同事，還有人生伴侶Max。沒有人需要百般容忍一個試圖寫一本難得要命的書、喋喋不休個沒完的人……但你們還是這麼做了。以後你們不用再承受這些事或聽我的謬論了，雖然我知道你們還是會這麼做。

▌延伸閱讀推薦

Braun, Lundy. *Breathing Race into the Machine: The Surprising Career of the Spirometer from Plantation to Genetics*. Minneapolis: University of Minnesota Press, 2014.

Jackson, Mark. Allergy: *The History of a Modern Malady*. London: Reaktion Books, 2006.

Mitman, Gregg. *Breathing Space: How Allergies Shape Our Lives and Landscapes*. New Haven, Conn.: Yale University Press, 2007..

Sicherer, Scott H. *Food Allergies: A Complete Guide for Eating When Your Life Depends on It*. Baltimore: Johns Hopkins University Press, 2013.

Smith, Matthew. *Another Person's Poison: A History of Food Allergy*. New York: Columbia University Press, 2015.

◎ 相關資源網站

史黛西・斯特納經營的食物過敏臉書社團：https://www.facebook.com/groups/foodallergytreatmenttalk/

艾蜜利・布朗的食物平等行動網站：https://foodequalityinitiative.org/

美國國家濕疹協會：https://nationaleczema.org/

食物過敏研究與教育（FARE）：https://www.foodallergy.org/

美國氣喘與過敏基金會：https://www.aafa.org/

INSIDE 35

過敏 從成因、診斷、醫療到社會環境，認識當代最大流行病

ALLERGIC
Our Irritated Bodies in a Changing World

作　　者　泰瑞莎・麥克菲爾（Theresa MacPhail）
譯　　者　張瓊懿
總 編 輯　林慧雯
特約文編　周書宇
封面設計　黃暐鵬
內頁排版　金日工作室（黃新鈞）

出　　版　行路／遠足文化事業股份有限公司
發　　行　遠足文化事業股份有限公司（讀書共和國出版集團）
地　　址　231新北市新店區民權路108之2號9樓
電　　話　（02）2218-1417；客服專線　0800-221-029
客服信箱　service@bookrep.com.tw
郵撥帳號　19504465　遠足文化事業股份有限公司

法律顧問　華洋法律事務所　蘇文生律師
印　　製　韋懋實業有限公司
出版日期　2024年11月　初版一刷
定　　價　499元

I S B N　9786267244722（紙本）
　　　　　9786267244708（PDF）
　　　　　9786267244715（EPUB）

行路Facebook
www.facebook.com/
WalkingPublishing

儲值「閱讀護照」，
購書便捷又優惠。

線上填寫
讀者回函

國家圖書館預行編目資料

過敏：從成因、診斷、醫療到社會環境，
認識當代最大流行病
泰瑞莎・麥克菲爾（Theresa MacPhail）著；張瓊懿譯
―初版―新北市：行路出版，
遠足文化事業股份有限公司發行，2024.11
面；公分（Inside；35）
譯自：Allergic: Our Irritated Bodies in a Changing World
ISBN　978-626-7244-72-2（平裝）
1.CST：過敏性疾病　2.CST：歷史
415.227　　　　　　　　　　　　　　　113015874

ALLERGIC:
How Our Immune System Reacts to a Changing World
by Dr. Theresa MacPhail
Copyright© 2023 by Theresa MacPhail
Published by arrangement with Nordlyset Literary Agency
through Bardon-Chinese Media Agency
Complex Chinese translation copyright © 2024
by The Walk Publishing,
A Division of Walkers Cultural Enterprise Ltd.
ALL RIGHTS RESERVED.